国家卫生健康委员会"十三五"规划教材

全国高等职业教育教材

供医学检验技术专业用

输血检验技术

第 2 版

主　编　张家忠　陶　玲

副主编　张晨光　廖晓林　陈秉宇

编　者（以姓氏笔画为序）

吕长坤（商丘医学高等专科学校）　　　　周　艳（皖北卫生职业学院）

孙业富（扬州市职业大学）　　　　　　　孟德娣（安徽医学高等专科学校）

孙园园（河南医学高等专科学校）　　　　胡贵宾（襄阳市中心血站）

牟凤林（重庆三峡医药高等专科学校）　　翁书苹（山东医学高等专科学校）

邱　芳（赣南医学院第一附属医院）　　　郭　华（襄阳职业技术学院）

张家忠（襄阳职业技术学院）　　　　　　郭学霖（楚雄医药高等专科学校）

张晨光（新乡医学院）　　　　　　　　　陶　玲（信阳职业技术学院）

张婧婧（新乡医学院）　　　　　　　　　廖晓林（宜春职业技术学院）

陈秉宇（杭州医学院）

人民卫生出版社

图书在版编目（CIP）数据

输血检验技术/张家忠,陶玲主编. —2版. —北
京：人民卫生出版社，2020
ISBN 978-7-117-29952-7

Ⅰ.①输… Ⅱ.①张…②陶… Ⅲ.①输血-血液检
查-职业教育-教材 Ⅳ.①R446.11

中国版本图书馆 CIP 数据核字(2020)第 065159 号

| 人卫智网 | www.ipmph.com | 医学教育、学术、考试、健康，购书智慧智能综合服务平台 |
| 人卫官网 | www.pmph.com | 人卫官方资讯发布平台 |

输血检验技术

第 2 版

主　　编：张家忠　　陶　玲
出版发行：人民卫生出版社(中继线 010-59780011)
地　　址：北京市朝阳区潘家园南里 19 号
邮　　编：100021
E - mail：pmph @ pmph.com
购书热线：010-59787592　010-59787584　010-65264830
印　　刷：人卫印务（北京）有限公司
经　　销：新华书店
开　　本：850×1168　1/16　印张：12　插页：8
字　　数：380 千字
版　　次：2016 年 12 月第 1 版　　2020 年 6 月第 2 版
　　　　　2024 年 10 月第 2 版第 10 次印刷(总第 11 次印刷)
标准书号：ISBN 978-7-117-29952-7
定　　价：42.00 元
打击盗版举报电话:010-59787491　E-mail:WQ @ pmph.com
质量问题联系电话:010-59787234　E-mail:zhiliang @ pmph.com

为了深入贯彻落实党的二十大精神,落实全国教育大会和《国家职业教育改革实施方案》新要求,更好地服务医学检验人才培养,人民卫生出版社在教育部、国家卫生健康委员会的领导和全国卫生职业教育教学指导委员会的支持下,成立了第二届全国高等职业教育医学检验技术专业教育教材建设评审委员会,启动了第五轮全国高等职业教育医学检验技术专业规划教材的修订工作。

全国高等职业教育医学检验技术专业规划教材自1997年第一轮出版以来,已历经多次修订,在使用中不断提升和完善,已经发展成为职业教育医学检验技术专业影响最大、使用最广、广为认可的经典教材。本次修订是在2015年出版的第四轮25种教材(含配套教材6种)基础上,经过认真细致的调研与论证,坚持传承与创新,全面贯彻专业教学标准,加强立体化建设,以求突出职业教育教材实用性,体现医学检验专业特色:

1. **坚持编写精品教材** 本轮修订得到了全国上百所学校、医院的响应和支持,300多位教学和临床专家参与了编写工作,保证了教材编写的权威性和代表性,坚持"三基、五性、三特定"编写原则,内容紧贴临床检验岗位实际、精益求精,力争打造职业教育精品教材。

2. **紧密对接教学标准** 修订工作紧密对接高等职业教育医学检验技术专业教学标准,明确培养需求,以岗位为导向,以就业为目标,以技能为核心,以服务为宗旨,注重整体优化,增加了《医学检验技术导论》,着力打造完善的医学检验教材体系。

3. **全面反映知识更新** 新版教材增加了医学检验技术专业新知识、新技术,强化检验操作技能的培养,体现医学检验发展和临床检验工作岗位需求,适应职业教育需求,推进教材的升级和创新。

4. **积极推进融合创新** 版式设计体现教材内容与线上数字教学内容融合对接,为学习理解、巩固知识提供了全新的途径与独特的体验,让学习方式多样化、学习内容形象化、学习过程人性化、学习体验真实化。

本轮规划教材共25种(含配套教材5种),均为国家卫生健康委员会"十三五"规划教材。

教材目录

序号	教材名称	版次	主编	配套教材
1	临床检验基础	第5版	张纪云　龚道元	√
2	微生物学检验	第5版	李剑平　吴正吉	√
3	免疫学检验	第5版	林逢春　孙中文	√
4	寄生虫学检验	第5版	汪晓静	
5	生物化学检验	第5版	刘观昌　侯振江	√
6	血液学检验	第5版	黄斌伦　杨晓斌	√
7	输血检验技术	第2版	张家忠　陶　玲	
8	临床检验仪器	第3版	吴佳学　彭裕红	
9	临床实验室管理	第2版	李　艳　廖　璞	
10	医学检验技术导论	第1版	李敏霞　胡　野	
11	正常人体结构与机能	第2版	苏莉芬　刘伏祥	
12	临床医学概论	第3版	薛宏伟　高健群	
13	病理学与检验技术	第2版	徐云生　张　忠	
14	分子生物学检验技术	第2版	王志刚	
15	无机化学	第2版	王美玲　赵桂欣	
16	分析化学	第2版	闫冬良　周建庆	
17	有机化学	第2版	曹晓群　张　威	
18	生物化学	第2版	范　明　徐　敏	
19	医学统计学	第2版	李新林	
20	医学检验技术英语	第2版	张　刚	

第二届全国高等职业教育医学检验技术专业教育教材建设评审委员会名单

主任委员

胡　野　张纪云　杨　晋

秘 书 长

金月玲　黄斌伦　窦天舒

委　　员（按姓氏笔画排序）

王海河　王翠玲　刘观昌　刘家秀　孙中文　李　晖
李好蓉　李剑平　李敏霞　杨　拓　杨大干　吴　茅
张家忠　陈　菁　陈芳梅　林逢春　郑文芝　赵红霞
胡雪琴　侯振江　夏金华　高　义　曹德明　龚道元

秘　　书

许贵强

数字内容编者名单

主　编　张家忠　郭　华

副主编　张婧婧　孙园园　周　艳

编　者（以姓氏笔画为序）

吕长坤（商丘医学高等专科学校）

孙园园（河南医学高等专科学校）

牟凤林（重庆三峡医药高等专科学校）

张家忠（襄阳职业技术学院）

张婧婧（新乡医学院）

周　艳（皖北卫生职业学院）

孟德娣（安徽医学高等专科学校）

郭　华（襄阳职业技术学院）

郭学霖（楚雄医药高等专科学校）

陶　玲（信阳职业技术学院）

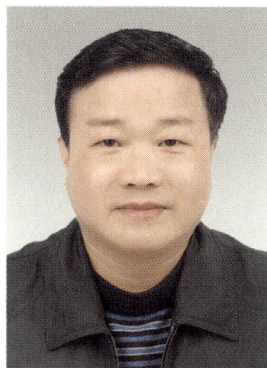

张家忠，副教授，襄阳职业技术学院医学院副院长、教学名师。全国职业院校医学检验技术专业技能竞赛项目组组长，全国医学检验技术专业大学生在线形态学大赛专家评委，全国卫生职业教育检验专业研究会常委，襄阳市医学会输血专业委员会常委。执教临床检验基础、血液学检验、临床输血检验技术等课程，主持教育部职业教育医学检验技术专业教学资源库（临床输血检验技术）课程资源建设。主编、参编全国规划教材多部，发表论文30余篇，获湖北省教学成果三等奖一项。

寄语：

希望同学们牢固树立以"人民的健康为中心"的理念，努力学习，秉承爱岗敬业、精益求精的工匠精神，做一名合格的临床输血守门人。

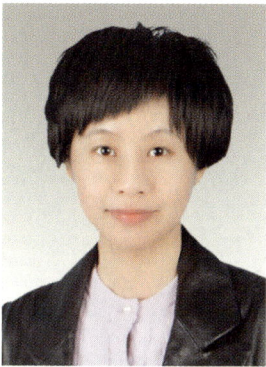

陶玲，教授、副主任技师，信阳职业技术学院检验技术学院院长，信阳市老年医学研究检测重点实验室负责人，中华检验医学教育学院河南分院副院长。河南省老年医学会检验分委会副主任委员，第十届全国卫生职业教育医学检验专业研究会常务委员。主持省部级科研项目 1 项，省级教学质量工程项目 2 项，省级在线开放课程 1 门，河南省创新行动发展计划项目 3 项，负责教育部医学检验协同创新发展中心项目 1 项；获市科学技术进步奖一等奖 2 项、二等奖 2 项；发表高水平学术论文 10 余篇；获国家级专利成果 2 项。主编教材 3 部，参编教材多部。河南省学术技术带头人、文明教师、信阳市拔尖人才、优秀青年科技专家、首批享受信阳市政府特殊津贴专家。

寄语：

"安全输血，检验先行。"输血检验技术是临床安全用血的重要保障，在医疗实践的飞速发展中有着极为重要的地位和作用，希望同学们能肩负责任，认真学习，刻苦钻研，掌握扎实的专业技能，为生命健康保驾护航。

医学检验技术专业为各级医院、中心血站、疾病控制中心、医学独立实验室等医疗卫生单位培养高素质技能型医学检验专门人才,其就业岗位包括医疗卫生单位的检验科、输血科(血库)、中心血站等。临床输血是一种重要的治疗手段,在抢救病人、施行手术等临床医疗中有极为重要的位置。无偿献血、严格筛查血液和临床合理用血是保证输血安全性和有效性的重要手段。为了适应医学检验技术专业人才培养目标的需要,我们组织国内从事输血检验教学、临床以及血站工作的优秀专家编写了本教材。

本教材认真贯彻落实党的二十大精神,以工作过程为导向,按照献血员的教育、动员、招募→献血员体检→血液采集→血型及输血相关感染病原学标志物检测→血液成分制备→临床输血整个流程进行编排,并对医疗卫生单位输血科(库)和中心血站工作环节与流程、工作任务进行了解构;在强化现代输血的基本理论、相关检测技术的同时,也介绍了血液辐照、自体输血等输血新技术的应用,使教材内容与岗位工作任务对接,突出应用性、实践性和实用性的特点。

本教材供高等职业教育医学检验技术专业学生使用,也可作为医疗卫生机构输血科(库)、中心血站工作人员的参考书。

输血学是一门年轻而又发展迅速的学科,由于编者学术水平和编写能力有限,书中难免有错误或不妥之处,恳请专家和读者提出宝贵意见。

张家忠　陶　玲

2023 年 10 月

目 录

绪论

学习目标

1. 掌握输血医学的概念及现代输血医学的主要研究领域。
2. 了解输血相关的发展简史。

输血医学（transfusion medicine）的发展至今已超过一个世纪，它综合运用临床医学、免疫学、遗传学、病毒学、分子生物学、细胞生物学、低温生物学及生物工程学等学科的医学和技术手段，围绕如何安全有效地将献血者血液输给患者进行救治这一中心，对输血进行研究、开发、应用与管理的科学。我国将输血医学定义为，输血医学是临床医学的重要组成部分，主要研究与血液和输血相关的基础理论、血液免疫机制与临床治疗、技术应用与扩展、献血服务与血液质量、成分输血与血液制品应用、经血液传播疾病的预防与治疗、信息化管理等，研究和推广输血新技术，达到输血的科学性、安全性、有效性和可及性。临床输血检验技术是输血医学新衍生的一个分支，更偏重于实验室技术与管理，与输血医学有机结合，为临床输血提供技术、产品和方案保障。

一、国外输血医学的发展

（一）输血

文献记载表明，16 世纪时人们已认识到血液对于人的生命是非常重要的，并且开始有盲目的、带有迷信色彩的关于"输血"的设想。能够将这种设想转化为现实，得益于 1616 年英国生理学家兼医生 Harvey 发现的血液循环系统，该系统的发现为输血奠定了科学依据。1665 年，牛津大学科学家 Lower 完成了首例动物间的输血试验；1667 年，法国医生 Denis 将羊血输入一名 15 岁男孩的静脉，完成了动物血输给人；1818 年，英国妇产科医生 Blundell 将健康人的血输给大出血的产妇，开创了直接输血法，是第一个实施人-人输血的先驱者。此后，随着对血液成分及其功能研究的深入，输血技术走上科学轨道并逐步取得重大突破。

（二）血型系统的发现

1900 年，奥地利维也纳大学 Landsteiner 首先发现人类 ABO 血型系统，堪称是现代输血发展史上的伟大里程碑，这是现代输血医学的分水岭，使得输血治疗建立在了科学的理论基础之上。正是在此研究成果的转化和继续发展基础上，才有了血型鉴定、交叉配血等输血医学经典的血型血清学技术，并逐步形成了包括抗球蛋白试验在内的免疫血液学，而血清学技术基本理论又反过来促进了 P、M 和 N 等一系列其他血型系统的发现，特别是 1939 年 Landsteiner 和 Wiener 发现 Rh 血型系统。

（三）血液保存剂与塑料输血器材

在抗凝剂应用之前，输血必须在血液采集后立即进行。1914 年，比利时学者 Hustin 发现枸橼酸盐

笔记

的抗凝作用,为血液体外保存奠定了理论基础;1918 年,美国军队志愿医生 Robertson 提出葡萄糖-枸橼酸钠配方,用于血液采集和保存,使血液体外保存成为可能。同年,他在第一次世界大战的西线创建了世界上第一家战地血库。1943 年第二次世界大战时,Loutit 和 Mollison 研制了 ACD(枸橼酸-枸橼酸钠-葡萄糖)配方,可以使血液在血库保存 3 周。时至今日,全球采供血机构仍在使用 ACD 抗凝剂配方,其他抗凝剂也是在此基础上改良的配方。当时的输血实践,采血、输血一直应用带橡胶塞的玻璃瓶,不仅不方便,而且可引起输血反应。1952 年,Walter 和 Murphy 在生物工程学研究基础上发明了塑料血袋,随后 Gibson 又进一步改良制成多联密闭血袋系统,使得血液采集、分离、保存直至输注都在密闭系统中进行,大大降低了污染的危险。

(四)成分输血

在充分研究各种血细胞、血浆成分的物理特性、生化特点和生理功能的基础上将血液分离成不同的成分应用于临床,可称得上输血医学史上的一场革命。20 世纪 70 年代血细胞分离机、血浆单采机的发明,此使得单采 RBC、血小板(Plt)、粒细胞、单个核细胞(包括外周血造血干/祖细胞)、血浆成为可能。随着对各种血液成分生物特征了解的深入,各种专用保存液(包括造血干细胞冷冻保存)应运而生,血液成分的保存期限更长、保存效果更好,极大促进了成分输血的发展。

(五)自体输血

自体输血是输血方法的一种,它是将接受手术者的血液或血液成分预先或在术中采集、贮存,再回输给受术者。20 世纪 80 年代后人们认识到输血可传播肝炎和艾滋病等疾病后,自体输血得到了较大发展。自体输血比异体输血更安全,可以杜绝经输血传播的疾病,如病毒性肝炎、梅毒、疟疾、艾滋病等。自体输血可避免异体输血可能发生的溶血反应、非溶血性发热反应、输血引起的急性肺损伤、输血引起的心肌损伤、细菌污染、过敏反应、大量输血后凝血病等风险。

(六)血液检测

从 20 世纪 40 年代起,医学界关注到输血可以感染疾病,于是引进测试来提高血液的安全性。初期的测试只限于梅毒,现在已扩展到乙型肝炎病毒、丙型肝炎病毒及艾滋病毒等。固相检测试验技术的开发和日臻成熟的酶联免疫吸附试验(ELISA)使血液批量化检验得以实现,而自动加样设备、酶免反应结果自动读取与处理系统实现了血液检测的自动化,近年来推广的核酸检测技术(NAT)也在输血检验中得以应用,这些措施已经使输血传播疾病的危险大大降低。

二、国内输血医学的发展

我国古代有过类似欧洲的饮血祛病的方法。

1918 年,刘瑞恒和 Kilgore 等在上海首先报告中国人的血型。1921 年,北方协和医院(现北京协和医院)采用直接输血法开展临床输血,并对献血者进行登记、编号和体格检查。1947 年,南京中央医院血库成立,开始用 4℃冷藏箱保存全血。1948 年,易见龙和周衍椒报告了 782 名中国人 Rh 血型的检测结果,阴性率为 1.9%。

新中国成立后我国的输血事业得到了蓬勃发展。1951 年,肖星甫编著的《输血与血库》一书问世。1953 年,军委后勤卫生部沈阳中心血库建立,是我国第一所大型血库。1957 年,在天津成立了中国医学科学院输血及血液学研究所(血研所)。1963 年,《天津医药杂志》出版发行了我国第一份输血杂志《输血及血液附刊》。1977 年,《输血及血液学》杂志创刊。1978 年至今我国输血事业有了突飞猛进的发展,全国各大中城市相继建立了血液中心(站),医院普遍建立了输血科(血库),国务院发文在全国实行公民义务献血制度,各地纷纷制订公民献血条例。1988 年,中国输血协会成立。同年,《中国输血杂志》创刊。1988 年 10 月 1 日,我国正式实施《中华人民共和国献血法》(以下简称《献血法》)。与此同时,卫生部多次发文强调加强输血管理工作,相继在 1999 年颁布《医疗机构临床用血管理办法(试行)》、2000 年颁布《临床输血技术规范》、2012 年颁布《血站技术操作规程》(2015 年进行了修订)等规范化文件,使我国输血事业步入规范化与法制化轨道。

三、现代输血医学的主要领域

随着输血医学以及与输血相关的学科深入发展,为临床最大限度地安全有效输血提供了保障。

现代输血医学所涉及的领域主要包括免疫血液学、输血安全和输血质量管理等方面。

（一）免疫血液学

免疫血液学是现代输血医学的重要领域之一。随着分子生物学的发展,输血医学的研究方法也由原来的血清学方法发展到分子生物技术,不断有新的血型抗原和血型系统被发现,对 HLA 系统、血小板抗原系统、血清蛋白型和红细胞酶型的研究也更加深入,使临床输血的配合水平不断提高并保证了输血的疗效,同时减少了免疫性输血不良反应的发生。

（二）输血安全

世界卫生组织(WHO)为输血安全提出三大战略,即无偿献血、严格筛查血液和临床合理用血。无偿献血作为临床用血的来源,是保证输血安全的前提和基础。至少献过三次血并保持每年献血一次的无偿献血者其血液更为安全。

虽然献血者在献血前均进行严格的体格检查,血液的采集到成分血的制备均使用无菌技术防止细菌污染,血液在输血前根据规定进行严格的筛查,但人为差错、病毒变异、窗口期以及未列入国家规定筛查范围内的病原体等因素的存在,仍然有输血传播传染病的危险。乙型肝炎病毒(HBV)、丙型肝炎病毒(HCV)、人类免疫缺陷病毒(HIV)等均已纳入国家法定检测项目,免疫学检测方法结合核酸检测技术提高了病毒筛查的灵敏度、缩短了窗口期,病毒灭活、白细胞过滤、血液辐照等技术在输血领域广泛应用,都大大降低了输血传播疾病的危险性。

严格掌握输血适应证,选择合适的时间、正确的血液成分以及恰当的剂量,合理用血和成分输血,是降低输血不良反应、保证输血安全的重要措施。

（三）输血质量管理

输血质量管理的目标就是要保证血液制品的质量与配血的绝对可靠,从而保证输血的疗效和安全性。从 1988 年至今我国颁布了一系列法律法规,对各级血液中心(站)、医疗机构输血科的建设和规范化管理作出了相应要求,使输血工作有法可依、有章可循。加强输血全过程的质量控制,建立 GMP、ISO 等全面输血质量管理体系并进行持续改进,以最大限度地降低输血风险。

四、临床输血检验技术主要内容和学习方法

随着与输血相关的临床医学、免疫学、分子生物学、遗传学、病毒学、细胞生物学、低温生物学等学科的交叉和渗透,输血医学得到了迅速发展。临床输血新方法、新技术层出不穷,从异体输血到自体输血,从输全血到成分输血,从人源性血液制品到生物技术制品,从替补性输血到治疗性输血,再到临床开展的 HLA 组织配型、基因治疗、干细胞培养等技术,这要求从事输血检验的医务工作者必须掌握临床输血检验基本理论知识与技术。本教材系统讲述了安全献血、血型检测技术、输血相关疾病检测、血液成分制备技术、血液及成分制品的管理与运输、临床输血流程、血液成分的临床应用、自体输血技术、输血不良反应、新生儿溶血病的实验室检查、临床输血管理等临床输血检验的基础理论和基本技术。在学习时应加强基础理论学习,掌握临床采、供血过程中各种检验的基本原理及质量控制,临床发血、用血、输血实施、输血相关并发症的防治、输血后质量控制等科学用血的基础理论,重视实践技能训练和临床实践,强化质量意识,保证输血的安全性和有效性。

本章小结

输血医学是运用临床医学、免疫学、遗传学、病毒学、分子生物学、细胞生物学、低温生物学及生物工程学等学科的医学和技术手段,围绕如何安全有效地将献血者血液输给患者进行救治这一中心,对采血-供血-应用等环节进行研究、开发、应用与管理的科学。血型系统的发现、血液保存剂与塑料输血器材的应用、成分输血、血液检测、自体输血技术等促进了现代输血的发展。《献血法》的实施及相关法律法规的颁布使我国的输血技术步入规范化与法制化轨道。无偿献血、严格筛查献血者和临床合理用血是 WHO 为输血安全提出的三大战略,为输血安全提供了强有力的保障。

（张家忠　陶玲）

扫一扫,测一测

思考题

现代输血史上发生了哪些重要事件?对现代输血发展有何影响?

01章PPT

1. 掌握献血者的教育、动员和招募的目标及方法;献血者的健康检查标准及检查项目。
2. 熟悉血液采集流程和采血质量控制。
3. 了解献血不良反应、并发症及处理。
4. 具有安全献血的意识,能够评价血站开展的教育、动员和招募献血者活动的效率和效果。
5. 能够对献血过程中出现的不良反应程度作出正确的评估。

血液是生命过程中不可或缺的特殊资源,在身体中担负着输送氧气和营养物质、排出二氧化碳和代谢废物的作用,被誉为生命之河。一旦体内失血过多或重要组织器官缺血时,就会导致生命危险。无论是在战时或平时,临床输血均是一种重要的治疗手段,在抢救病人、施行手术以及各种血液病等临床医疗中占有极为重要的地位。迄今为止,血液仍然是一种稀缺资源,尚无人工合成替代品可用,唯一的获取途径是来自于献血者的捐献,即健康人捐献自身的血液和血液成分而挽救需要补充血液的病人。献血也称供血。

献血关系到献血者和用血者安全,在确保献血者安全同时,也要避免受血者因输血而导致疾病的发生和发展。为临床提供安全、有效和充足的血液,安全献血是重要前提。目前献血者主要有三种类型:家庭或家庭替代献血者、有偿或职业献血者及志愿无偿献血者。《献血法》规定:国家实行无偿献血制度,提倡18~55周岁的健康公民自愿献血。WHO目标是到2020年实现世界各国所有血液供应全部来自志愿无偿献血者。志愿无偿献血者是指"出于自愿提供自身的血液、血浆或其他血液成分而不获取任何报酬的人",也就是指为拯救他人生命自愿捐献全血、血浆或其他血液成分而不收取钱或其他报酬的献血者。无偿献血是一种无私奉献、救死扶伤的人道主义行为,是一项有益于全社会的公益事业活动,应成为我国输血事业未来发展的总方向。

无偿献血来源广泛。在我国,尤其是1998年《献血法》颁布实施以来,绝大部分地区都实现了无偿献血。无偿献血的主要优点在于,献血时没有任何压力,血液质量可能更接近低危献血者国家标准。志愿无偿献血者可能更愿意经常性献血,这对建立稳定的献血者队伍、保证充足的血液供应尤为重要。但无偿献血并不能完全保障每次血源都是安全的,有些人未意识到血液安全的重要性或责任意识淡薄,或认为血液通过检测可完全避免经血传播疾病,还有些人借献血的名义进行健康检查,这其中可能存在健康状况不佳的高危人群。倘若检测不到位或窗口期感染,就会存在输血传播疾病的危险。安全的血液挽救生命,不安全的血液危害健康甚至危及生命。从全局来讲,血液安全关系到全民健康问题。因此,需要在全社会广泛开展安全献血的宣传教育,提高公民的安全献血意识,加强行业规范,严格执行献血者的选择程序,从源头筑牢血液安全的坚实防线。

笔记

开展以血液安全为主题的宣传教育活动,旨在引导公民安全献血。利用各种媒体或平台普及有关血液生理知识和无偿献血知识,以提高公民参加无偿献血意识,让无偿献血成为一项人人都愿意加入的公益事业活动,以满足日益增长的临床用血需要。

第一节 献血者的教育、动员和招募

安全、充足的血液供应是每个采供血机构的工作重心和追求目标。要实现这一目标,需要政府强有力的领导、全社会的大力支持以及采供血机构的不懈努力。采供血机构要以"低危人群"为招募对象,建立健全无偿献血工作的长效机制和应急机制,持续开展无偿献血的宣传教育活动,普及无偿献血知识,积极营造"血液安全从我做起"的社会氛围,促使人们成为固定自愿无偿献血者。努力实现由随机献血向固定和预约献血转移,由一次偶然献血向多次重复献血转移,保障充足的血液供应,构筑起"血液安全"的第一道屏障。

安全的献血者是保证供血安全的首要条件,具有健康生活方式的固定献血者所献出的血液是最为安全的血液。WHO 号召"血液安全从我做起",倡导健康的生活方式,鼓励定期献血。国际上一般认为,至少献血三次并保持每年至少献血一次的人被看作是固定献血者。固定献血者确保了充足的血源,在遇到紧急情况时会成为献血的主要成员。

一、献血者教育、动员和招募的目标

献血被当作是一项挽救生命的重要活动。从有偿向无偿献血的转变过程中,经历了一个由量变到质变的过程,社会广泛的宣传教育以及对献血者的重视功不可没。我国自《献血法》正式实施以来,各级政府及卫生行政部门高度重视发展无偿献血事业,有计划、有针对性地开展多渠道、多形式、受大众欢迎的活动,宣传献血科普常识及有关政策法规,让献血者认识到无偿献血的重要意义,同时了解血液的生理、血液的用途、血液检测的项目及必要性等。使"献血无碍健康"这一理念成为全社会公民都愿意接受的事实,并自愿把献血看成是每个公民应尽的人道主义义务,是利人利己的好事。但是血液是特殊的资源,它可能携带病毒、病菌等病原微生物,给受血者带来极其严重的危害。为了保证血液安全,血站工作人员有责任告诫献血者,在健康状况不佳、带有输血传染病以及有危险行为时不能参加献血。

无偿献血者比家庭或替代献血者,尤其是比商业和职业有偿献血者安全得多。同样,固定献血者要比通过教育后新的献血者安全得多。他们深知自身承担的责任和义务,且经过多次输血相关传染病的筛检,被认为是低危献血者。这些人通过普及献血生理知识,通过正确的教育、鼓励和动员后就可能成为自愿无偿献血者,进而成为固定的献血者。确保潜在献血者在了解血液安全的重要性后,促使他们在健康状况不佳或有经血传播的疾病危险时退出献血。因此,建立一支固定无偿献血者队伍是保证安全、充足血液供应的有效方法,也是献血者教育、动员和招募的目标,而其中教育并重视潜在的献血者是招募献血者战略中最基本的部分。

二、献血者教育、动员和招募活动的方法

不同的招募对象,其基本情况各不相同,如经济状况、受教育程度、接受信息的渠道等方面存在较大差异,对献血者教育、动员和招募的方法应具有针对性。只有这样,才能做到有的放矢,确保献血者招募活动取得预期的效果。时代在变化,人们的生活方式和意识形态也在不断更新,献血者教育、动员和招募的方法必须不断调整和改进,如广播、电视、网络都是很好的宣传形式,新媒体(微信、微博)的产生为群众提供了更便捷的互动平台,在宣传教育上所取得的作用也日趋凸显。具体而言,献血者教育、动员和招募的主要方法有:

1. 通过报刊杂志、广播影视、网络电信等形式开展献血者教育、动员和招募工作。
2. 编写献血宣传画、小册子等宣传资料来宣传献血知识、国内外献血动态、表彰献血新人新事。
3. 在城乡繁华地带的公共场所设置献血的宣传板、广告栏等。
4. 以文艺宣传、电视讲座、座谈等形式宣传无偿献血先进事迹。

5. 在重大节日、纪念日,如世界献血者日等,开展献血咨询、知识竞赛等活动。

6. 表彰和奖励献血先进单位及个人,使无偿献血者受到全社会的尊敬。

7. 召开专家、学者座谈会,广泛宣传经血传播的疾病危害性,倡导无偿献血和安全献血,保障血液安全,保护受血者的健康。

8. 邀请社会知名人士为无偿献血工作做形象代言,引导市民参加献血。

9. 成立无偿献血志愿者服务队,队员既是志愿者又是献血者,通过他们的现身说法,让更多的人了解献血的益处,加入到无偿献血者队伍中来。

10. 进入机关、单位、高校、社区等,招募团体献血者献血,使其成为献血淡季和应急献血的重要保障。

三、献血者教育、动员和招募活动的评估

对招募活动进行评价,是验证献血者教育、动员和招募的方法是否有效。这对于不断改进献血招募工作是非常重要的。首先必须设置一些可用来衡量招募效果的统计学指标,如每年的献血人次、定期献血者比例、献血者中带有经输血传播疾病的人数、应急献血招募时献血者的响应度等。在一个周期结束后,对预先设置的指标进行回顾性分析,以此来评估献血者教育、动员和招募的效果。此外,应对每次献血教育、动员和招募的活动做好记录,以便对每次活动的预期效果进行监控。简而言之,能够保持充足和安全的血液供应就可以认为献血者教育、动员和招募工作取得了成功。

评估献血者教育、动员、招募工作的效果如何,可以参考以下指标:

1. 无偿献血的人数是否增加。

2. 再次献血或固定献血者的人数是否增加。

3. 每年每人平均献血次数是否增加(在规定的献血时间范围内)。

4. 由于有输血传染病而不得不永久排除献血的献血者人数是否减少。

5. 血液短缺或告急的次数或天数是否减少。

开展一项有效的献血者教育、动员和招募活动,需要投入大量的人力和物力,还需要全社会的通力合作,尤其是在人们对无偿献血的情况不熟悉时。评估的另一作用是找出阻碍人们成为无偿献血者的原因,包括:

1. 对无偿献血的重要性宣传不够。

2. 因对献血过程担心、害怕而不愿意献血。

3. 缺少社团领导、社会组织和一些有影响的人士支持。

4. 采供血机构服务人员缺乏良好的形象。

5. 由于以前献血时出现过不愉快的经历。

第二节　献血者的健康检查标准及检查项目

一、献血前咨询

献血前咨询是选择和招募献血者的一个必不可少的环节,其意义在于保证献血的安全性。在献血前对献血者健康状况、有无不能献血的危险行为以及对献血者是否有经血传播疾病的危险做出评估,同时解释血液安全的重要性,加深献血者对危险因素的理解程度。要尊重献血者拥有对献血和献血操作过程的知情权,向他们讲述献血的每一个步骤,要耐心回答献血者的问题,消除他们的疑虑。要鼓励和告诫献血者在自检不合格或者有经血传播疾病的危险时主动退出献血或延期献血。

不能主观臆断献血者知道什么是危险行为。献血者往往认为自己感觉没病就是身体健康,其实不然。有时一张简单的宣传单就足以让献血者知道他们为什么处于危险中,并能对接受他们血液的人构成危害。而对初次献血者而言,可能需要更进一步的交流,因为这些人对于安全献血的认识和理解比较肤浅,可能不知道诸如"注射吸毒""同性恋"这样的名词以及为什么有多个性伙伴是危险的,也不知道什么是 HIV 的"窗口期"以及经血传播疾病的症状。对以上问题,要用简单明了的语言来说明,

让他们明白所讲的内容。要引导献血者露实情、讲真话,同时向献血者承诺谈话内容和资料会得到严格保密。

献血前咨询应成为血液中心(血站)的一项工作制度。与献血者进行充分交流,履行告知义务,消除献血者的疑虑和误解,帮助献血者提高对窗口期和高危行为的风险防范意识,使献血者充分理解安全的血液可以拯救他人的生命,不安全的血液会危害受血者的身体健康和生命安全,高危行为可能导致血液具有传染性等血液安全信息,并确保献血者获得和理解献血后保密性弃血的途径和意义。对待重复献血者,每一次的献血前谈话同样重要,因为不能保证他们一直没有高危行为。与献血者交流一定要保持友好态度,表达出真诚,认真倾听献血者的表述,观察献血者的诚实度,同时注意把握献血者的献血动机,用真诚换取献血者的诚实。在取得献血者充分信任的基础上,及时、准确传输血液安全知识方面的信息,最大限度地保证献血前咨询真实、有效。

做好献血前的咨询工作,把好血液安全第一道防线,主要责任在于血液中心(血站),一线岗位需要匹配精通业务的高素质员工。血液中心(血站)要注重对员工的教育与培训,提高员工的血液质量意识、道德水平和业务技能,增强与高危潜在献血者的交流沟通技能,以提高对高危潜在献血者的甄别和屏蔽能力。

献血者往往对自身的健康状况过于乐观或有意隐瞒,这就需要进行耐心细致的了解。要让献血者懂得,为什么他们应该提供准确且完整的健康状况及药物使用情况。告诫他们如果不这样做,不仅可能会危害自己的健康,而且可能危害受血者的健康。倘若献血者明白了向工作人员提供真实、确凿和完整的健康状况资料是为了他们自己的利益,就能放下先前顾虑和担心,认识到对血站工作来说他们的健康和受血者的健康同样重要。如果他们感觉不到血站工作人员的关心和热情,也就不可能成为固定的献血者。

获取献血者健康状况的最简单的方法是在献血者每次来献血时填写一张标准病史调查表,所有涉及血液安全方面的信息都以标准的表格形式呈现出来。使用标准病史调查表有以下优点:

1. 有助于系统地收集每一位献血者的病史情况。

2. 可以避免工作人员在提问时遗漏某些重要的问题。

3. 在工作人员倾听献血者叙述时提醒他们观察献血者的症状。

4. 便于工作人员做出接受献血、延期献血或永久退出献血的决定。

咨询工作应尽可能在非公开场所进行,目的是防止因献血者担心谈话泄密而隐瞒一些重要情况,同时必须让献血者相信血站对取得的所有信息将严格保密。献血者健康记录应由献血者和检查者共同签名并标注日期。献血前咨询的另一项重要工作就是告诉献血者需要做哪些相关检测,特别是与输血相关的感染病原学标志物的检测。应解释检查结果中阳性和阴性的含义,其意义是当检测结果出现阳性时,使献血者有心理准备。

献血前应征得献血者的知情同意并签字,即献血者明确表示对于血站将要采取的每个步骤是明白且同意的,包括献血过程中血液采集操作、可能发生的献血不良反应,以及对血液标本的处理、检测和使用等。献血者有权对献血过程及操作提出疑问,有权拒签献血知情同意书。

二、献血者一般检查

为了进一步了解献血者的健康状况,保障献血者的身体健康和受血者的安全,必须对每一位献血者进行健康检查。健康检查的项目及要求须遵照国家相关规定。我国颁布的《献血者健康检查要求(GB18467)》中对献血者一般检查的项目和要求作了明确的规定:

1. **年龄**　国家提倡献血年龄为18~55周岁;符合健康检查要求的多次献血者年龄可延长至60周岁。

2. **体重**　男性≥50kg,女性≥45kg。

3. **血压**　12.0kPa(90mmHg)≤收缩压<18.7kPa(140mmHg);8.0kPa(60mmHg)≤舒张压<12.0kPa(90mmHg);脉压≥4.0kPa(30mmHg)。

4. **脉搏**　60~100次/min,高度耐力的运动员≥50次/min,节律整齐。

5. **体温**　正常

0106
文档:窗口期
和高危行为

0107
文档:献血者
登记表

笔记

6. 外观

（1）皮肤无黄染，无创面感染，无大面积皮肤病，浅表淋巴结无明显肿大。

（2）五官无严重疾病，巩膜无黄染，甲状腺不肿大。

（3）四肢无重度及以上残疾，无严重功能障碍及关节无红肿。

（4）双臂静脉穿刺部位无皮肤损伤，无静脉注射药物痕迹。

7. 其他

（1）胸部：心肺正常（心脏生理性杂音可视为正常）。

（2）腹部：腹平软、无肿块、无压痛、肝脾不肿大。

文档：献血前检查记录

三、血液初筛检查项目及标准

（一）血红蛋白测定（HB，强制性项目）

HicN 法：男性 120~160g/L，女性 110~150g/L。如采用硫酸铜法检测血比重：男性 ≥1.052，女性 ≥1.051。

单采血小板献血者：除满足血红蛋白测定要求外，还应同时满足：

1. 红细胞比容（HCT）≥0.36；

2. 采前血小板计数（PLT）≥150×10^9/L 且 <450×10^9/L；

3. 预测采后血小板数（PLT）≥100×10^9/L。

（二）血型鉴定（推荐性项目）

1. ABO 血型（正定型法）。

2. RhD 血型（在有条件的地区以及 Rh 阴性率高的地区做测定）。

（三）丙氨酸氨基转移酶（ALT，推荐性项目）

金标法、酮体粉法：阴性。

ALT 分布于人体的心、肝等器官及血液中，在肝脏中含量最为丰富。红细胞内含量是血浆中的 7 倍。劳累过度、饮酒等使肝脏受到损害或抽血时不注意发生溶血，都可造成 ALT 升高。ALT 一次不合格者，半月内复查 1 次；连续复查 2 次无异常者，仍可以献血。

（四）乙型肝炎病毒（HBV）检测（推荐性项目）

乙型肝炎病毒表面抗原（HBsAg）金标法：阴性。（快速诊断法仅限于非固定采血点的初检使用。）

发生一次阳性者，每隔半月复查 1 次，连查 2 次都阴性，方可献血。连续或先后两次阳性者，不能献血。因为复查 2 次可以排除试验操作中出现的问题，诸如抽血时冒名顶替或标本序号颠倒等。

（五）丙型肝炎病毒（HCV）检测（推荐性项目）

丙型肝炎病毒抗体（HCV）金标法：阴性。

丙肝抗体阳性者可能携带病毒，具有很强的传染性。

（六）人类免疫缺陷病毒（HIV）检测（推荐性项目）

人类免疫缺陷病毒抗体（HIV）金标法：阴性。

一般认为，人类免疫缺陷病毒抗体阳性者可能携带病毒，具有很强的传染性。当出现相应艾滋病症状，可经检查确诊为艾滋病病人。

（七）梅毒（syphilis）试验（推荐性项目）

梅毒试验 RPR 法或 TRUST 法：阴性。

梅毒是一种性传播疾病，也可通过输血传播。

（八）疟原虫检测

疟疾高发地区检测疟原虫。

四、献血资格评定

依据国家颁布的《献血者健康检查要求》《血站技术操作规程》等，献血资格评定结论有三种：①可以献血，即各项检查均符合献血者健康检查的要求；②延期献血，待不能献血的原因消除后方可献血；

③不能献血,献血可能会影响献血者本人的身体健康,或其血液可能危害受血者的安全。

献血者健康评估和献血资格判定完成后,应由献血者和检查者共同签名并标注日期。

第三节 血液的采集技术

一、血液采集的环境要求

(一)固定采血站(点)环境要求

固定采血站(点)是召集献血者参加献血的不变动的采血点。在血液中心、中心血站、中心血库或位于社区中心的固定采血屋均建有这样的采血室。采血的环境应当空气清新、氧气充足且无污染,让人感到舒适、轻松,有助于医护人员与献血者进行感情交流,减少献血不良反应的发生率。

采血环境以采血室为界可分为内环境和外环境。外环境以庭院式风格为佳,进行绿化和美化,如地上铺满草坪,种植一些常青树,长大后枝繁叶茂,春夏时节绿树成荫,处处显得无比清爽和安静,献血者一踏进这里,瞬间变得的精神放松,压力倍减。建筑设计按采血流程布局,每个工作间都有明显的标示牌,献血者可根据标示牌有序流动。工作间外墙张贴献血宣传画,配置献血知识等宣传栏目。外环境要做到人流、物流分开,避免交叉感染,工作人员的流动与献血者的流动方向也应分开。内环境则以朴素、文雅、色调清淡为主格调,有良好的采光效果,尽量采用自然光,光照适度,避免阳光直射。房间必须通风良好,温度适宜。在室内放置音响、电视机等影音设备,播放一些轻松愉快的影视节目以转移献血者的注意力,消除恐惧感。内、外环境均应保持安静,禁止人员喧哗,减少机器发出的噪声。凡常规采血使用的器械和物品,要保持清洁干净,并安放在固定位置。室内空气及所用器材要定期消毒,并采样抽检进行细菌培养,如培养结果不达标,就要进行完全、彻底的消毒。

(二)流动采血点环境要求

流动采血点是指血站组织人员在一些远离固定采血站的地方安置的临时工作点。流动采血工作能为远离固定采血点的市民献血者提供方便,并且通过流动采血活动的宣传,可在一定程度上增加无偿献血的人数。组织流动采血工作应安排细致,如采血点的选择、各种仪器的运送、车辆的安排以及经费预算等都应考虑周全。

流动采血工作选择好采血点位置非常关键。一个合适的采血地点,往往可以获得很高的采血量,还能降低采血成本。流动采血工作通常选择在流动人口密度较高的高校、乡村或者社区中心、工厂和商业繁华区进行,停放一辆流动采血车就成了一个临时采血点。相比固定采血点,流动采血点的条件相对较差,但同样必须达到规定的要求。采血前必须布置好采血场所,要确保环境的干净整齐,保证有清洁的水源供应、方便的公厕条件、充足的光线、舒适的休息条件。采血车内配有专门仪器、设备和材料。保存好每次流动献血活动的记录,为将来选择采血点提供参考。

二、采血器材准备

(一)器具

器具包括血压计、体重秤、体温计、止血钳、采血椅、采血秤、热合机、储血冰箱、条形码阅读器,还可根据工作需要配备生化分析仪、加样器、离心机等。

(二)采血容器

采血容器采用一次性密闭多联塑料血袋系统,一般选用三联(或四联、五联)血袋(图1-1),包含一个含有全血保养液的首袋,用于全血的采集,一个含有红细胞添加液的子袋及一个或两个以上空的转移袋,用于成分血的制备。各个塑料单袋通过二通或三通塑料管道连接成密闭系统,袋与袋之间一般采用折通管或夹片控制血液的互通。常用全血保养液主要有 ACD 保养液、CPD 保养液和 CPDA 保养液(表1-1)。

(三)其他材料

其他材料包括一次性采血针(或注射器)、止血带、标本管、献血条形码、无菌纱布、无菌棉签、医用胶布、医用手套、医用消毒剂、各种血液初筛检测项目试剂(如血型检测试剂、血红蛋白检测试剂、乙型肝炎病毒金标试剂、ALT 检测试剂等)。

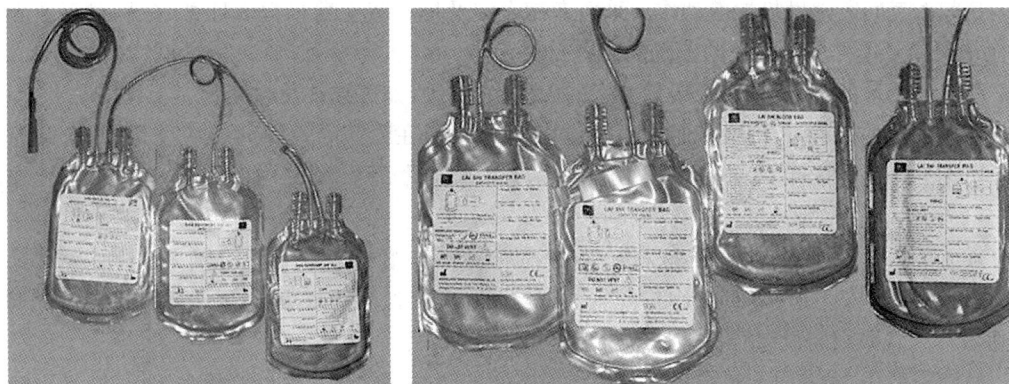

图 1-1 血袋
左：三联血袋；右：四联血袋。

表 1-1 常用全血保存液

| 种类 | 成分及含量 | | | | | pH | 红细胞保存时间/d |
	枸橼酸三钠·2H₂O/ g·L⁻¹	枸橼酸· H₂O/ g·L⁻¹	磷酸二氢钠·H₂O/ g·L⁻¹	无水葡萄糖/ g·L⁻¹	腺嘌呤/ mg·L⁻¹		
ACD-A	22.0	8.0	—	24.5	—	5.03	21
ACD-B	13.2	4.4	—	14.7	—	5.03	21
CPD	26.3	3.27	2.22	25.5	—	5.63	21
CPDA-1	26.3	3.27	2.22	25.5	173	5.63	35

三、献血者的核对

采血是一项严谨的工作，为了防止采血过程中人为的或技术性差错，每一步骤都要有严格的检查核对制度。献血者本人相貌与其持有的有效身份证件(包括居民身份证、居民社会保障卡、驾驶证、军(警)官证、士兵证、港澳通行证和台胞证以及外国公民护照等)原件中的照片是否相符，体检表中填写的姓名、性别、年龄、血型信息、体检日期是否完整、准确。是否有体检合格证(章)。采血前仔细观察献血者面色是否苍白，肘窝部是否有新穿刺痕迹，合格者方可献血。

四、静脉穿刺的选择和准备

一般选择肘正中静脉、头静脉、前臂正中静脉、贵要静脉等进行穿刺，要求静脉清晰可见、粗大、充盈饱满、弹性好、较固定、不易滑动。采血者用示指指腹上下左右触摸，确定其位置、粗细和弹性，选择最佳穿刺位点和路径；使用止血带可使静脉充盈，便于触及和穿刺。穿刺部位应选择无损伤、炎症、皮疹、皮癣、瘢痕的皮肤区域。同时检查塑料血袋有无渗漏，抗凝剂是否浑浊。

五、血液采集流程

1. **皮肤消毒准备** 以穿刺点为中心，用消毒棉拭自内向外螺旋式旋转擦拭，消毒面积不得小于6cm×8cm，作用1~3min，重复消毒2~3遍。

2. 在献血者上臂扎上止血带，并嘱咐献血者握紧拳头。

3. 采血者打开穿刺针，取下护针帽，一只手绷紧皮肤，用另一只手持稳穿刺针的柄部，将针头斜面向上与皮肤呈30°~50°角刺入皮肤，然后改变角度呈10°左右刺入静脉，针尖入静脉后须沿静脉方向推进0.5~1cm左右，见到回血时即刻固定针头位置，并用消毒纸块盖好穿刺孔。开动摆动器，慢慢摇动采血袋。

4. 让献血者间断地做松握拳动作。采血者在血袋及体检表上盖采血者印章,分别对献血者的血袋、献血记录和复检的血样管上贴上的条码进行标识。

5. 注意采血量的变化,同时观察献血者的面色、表情等,如有异常及时处理。

6. 当血量达到要求时,嘱咐献血者松拳,同时用止血钳在距针尾 2～3cm 处夹住,松开止血带。

7. 用无菌棉球轻按针刺点,迅速拔出采血针,嘱咐献血者用手指压住针刺点 3～5min,防止血液渗入皮下。

8. 采血结束时,再次核对献血者身份、血袋、血液标本和相关记录,确保准确无误。让献血员离开采血区域至休息厅休息 10～20min,由护理人员告知献血者献血后注意事项,发给献血者纪念品和献血证,献血者休息观察期间没有身体不适方可离开。

9. 血液采集后,由专门人员将血袋与止血钳之间的塑料导管热合封口并热合数段,供复查血型和交叉配血用。

10. 将全血及成分血袋上的条形码及编号分别输入管理系统后运往发血室、成分分离室、血标本送交化验室复检。

图片:血液采集流程

六、质量控制

（一）采血前的质量控制

1. 血液采集环境的要求　固定采血站每个房间应保持通风良好、清洁卫生,每天用紫外线灯照射消毒 30min。采血器具设立固定摆放位置,采血前应将各种采血器材准备充分并逐一核查。流动采血室应清扫干净,所用采血器材放在适当位置,关闭门窗,用喷雾消毒剂或用移动式紫外线灯照射消毒。

2. 采血前血袋的检查

（1）产品标识核查。

（2）塑料采血袋的采血针、采血管、输血插口必须连成一个完整的密闭系统,保证采集、分离、输注和储存血液时不被污染。

（3）检查血袋外观,袋体应无色或微黄色,无明显杂质、斑点、气泡。塑料采血袋应平整,在贮存期内不应有粘连。塑料采血袋热合线应透明、均匀。采血管和转移管内外表面光洁,不应有明显条纹、扭结和扁瘪。

（4）血袋的条码应字迹清楚,项目齐全。

（5）血袋生产日期处于有效期内。

3. 消毒

（1）所用消毒剂应达到国家标准要求,一般选用含碘消毒剂,对碘过敏者可选用其他消毒剂;消毒剂应标明启用日期,超过有效期的消毒液必须弃用。

（2）不得触摸已消毒的皮肤,不应靠近已消毒的皮肤讲话。

（二）血液采集中的质量控制

1. 止血带绑扎应在穿刺部位上 6.5～7.0cm 处,松紧适宜。过松,则达不到血管充盈的目的;过紧,则造成深部动脉供血不足。

2. 血液开始流入采血袋后,立即将其与抗凝剂轻匀混合。最好使用连续混合采血仪。如果是手工混合,应每 90s 混合 1 次,使血液与抗凝剂充分混匀。

3. 如果使用的带留样袋的采血袋,松开留样袋夹子,使最先流出的血液流入留样袋,血量控制在 15～20ml,用作血液检测标本。夹闭留样袋夹子,松开阻塞件下端止流夹,使血液流入采血袋。如果使用不带留样袋的采血袋,松开夹子,使血液直接流入采血袋。

4. 维持静脉穿刺点与血袋的落差,保持血流通畅。献血者配合做握拳和松拳动作,以促进静脉回流。发现血流不畅时,及时调整针头位置。当不易观察血流时,应注意观察穿刺部位有无异常及血袋重量是否递增。

5. 控制好采血时间。200ml 全血采集时间>5min,或 400ml 全血采集时间>10min,应给予特殊标识,所采集的全血不可用于制备血小板。200ml 全血采集时间>7min,或 400ml 全血采集时间>13min,

所采集的全血不可用于制备新鲜冰冻血浆。

6. 天冷时血管收缩,不容易看到,可让献血员进入休息室充分休息,饮用热水或手臂局部加热,拍打局部,待血管充盈后开始采血。

7. 采血量达到要求时,嘱献血者松拳,松开止血带,合闭止流夹。用消毒棉球、棉拭轻按静脉穿刺点,拔出针头后即加重按压,并用敷料或弹力绷带进行包扎。

（三）血液采集后的质量控制

1. 对来源于同一献血者的一份血袋、标本管和献血记录只能做一次标识。经核对后,将唯一性条形码标识粘贴在采血袋、标本管、转移袋、血袋导管、献血记录单上。

2. 应在标本管与留样针、静脉穿刺针分离前开始标识,对采血袋和标本管的标识应当连续完成,不应中断。

3. 应在标本管与留样针、静脉穿刺针分离前核查采血袋、血液标本、献血登记表,所标识的献血条形码应该一致。

4. 对每位献血者要告知献血后的注意事项。具体内容主要包括：①穿刺点上的敷料或绷带应保留至少 4h；②多补充水分,食用易消化的食物和水果,避免饮酒,保证充足的睡眠；③献血后 24h 内不宜过度疲劳,不做剧烈运动和高空作业；④告知工作人员的联系方式,如有献血前没能如实告知的可能影响血液安全的高危行为,或者献血后身体感觉明显不适或异常,务必及时与工作人员取得联系。

七、血液采集后的保存与运输

采集的全血多数情况下作为原料血使用,用于制备成分血。全血采集后,应根据制备成分血品种的不同,尽早在合适的温度下保存与运输,并制备为成分血。全血在 2~6℃ 条件下储存,2~10℃ 运输。需要制备浓缩血小板的全血宜在室温或 20~24℃ 保存与运输。

八、献血后的生理恢复

采血后献血者的生理恢复与献血者性别、年龄、献血量、献血间隔时间、献血者营养状况、个体差异等因素相关。人体的血液在不断地新陈代谢,每时每刻都有许多血细胞衰老、死亡,同时又有大量新生细胞生成,以维持人体新陈代谢的平衡。献血后,由于造血功能加强,失去的血细胞很快得到补充,所以一个健康的人按规定献血,对身体不会有任何影响,更不会"伤元气",反而会有利于健康。

（一）血容量的恢复

人的血液量占体重的 8% 左右,约为 4 000~5 000ml,且总量始终维持在较为恒定的水平。一次献血 200~400ml,只占总血量的 5%~10%。献血后,人体"血库"内贮存的血液迅速进入血液循环系统,毛细血管壁周围的组织液也很快透过血管壁进入血管内,再加上献血后适当饮水,经 1~2h 即可恢复血容量。丢失的血浆蛋白质由肝脏合成,一两天内就能得到补充。

（二）红细胞、血红蛋白的恢复

献血后红细胞、血红蛋白的减少与献血量有关,以一次献血 200ml 为例,男性：红细胞、血红蛋白平均下降 $0.3×10^{12}$/L 和 7g/L；女性：分别为 $0.39×10^{12}$/L 和 7~15g/L。随后血液中网织红细胞增多,4~9天达到高峰,平均网织红细胞可达 1.2%,说明骨髓增生活跃。所以献全血 200ml,只需 7~10 天红细胞及血红蛋白就能恢复到献血前水平,通常男性较女性恢复稍快一些。

（三）白细胞、血小板的恢复

采血后献血者白细胞及血小板的变化不完全一致。多数白细胞相应有所降低,分类淋巴细胞相对增加,也有白细胞数量在献血后反而增多者,血小板也如此。因白细胞和血小板本身在体内生存期较短,更新换代快,采血后两者在几天内即可恢复到正常水平。因此,献 200ml 或 400ml 全血对白细胞、血小板的影响是很小的。

（四）血流动力学与血液流变学的变化

一次献血 400ml 对献血者动脉压无显著影响。研究表明,采血后短时间内心脏每分钟血液输出量与每搏输出量均下降 25%~28%，同时外周阻力增加 35%~39%，说明血压的维持靠外周阻力增加起主导作用。采血 4 天后，心脏每分钟血液输出量恢复至采血前的 97.71%，总外周阻力也恢复到 98.84%，每搏输出量恢复到原水平的 89.17%，为维持血循环量和组织供氧，心率增加 9.83%。这些血流动力学的变化说明，机体在采血后产生一系列的生理应激反应来调节生理平衡，维持机体的健康状态，而且这些变化与上述各项血液指标的恢复也是相对一致的。献血后全血黏度、血浆黏度、血细胞比容等均较献血前有所下降，说明采血后血液流变学有所改善，有利于血液流动和氧气的运输。

第四节 献血不良反应、并发症及处理

一、献血不良反应、并发症的诱发因素

《献血者健康检查要求》倡导以安全献血为核心理念，并制定了严格的献血评估程序，在保障血液安全、充足的同时又强调维护献血者和受血者的健康。以健康评估为基本条件严格筛选的符合献血条件的健康人，绝大多数都能很好地完成献血。但个别献血者由于受生理、心理、采血环境以及采血操作技术等因素的影响，可能会在献血中或献血后一定时间内出现头晕、目眩、恶心呕吐、面色苍白、出冷汗、四肢无力等不适症状。尽管这些不良反应持续时间不长，稍作休息便可自行恢复，但在人群中引发的恐惧心理势必会降低群众献血的积极性。因此，针对献血反应发生的原因进行预防以避免其发生，具有深远意义。发生献血不良反应的因素主要有：

（一）精神因素

这是发生献血不良反应的主要原因。特别是初次献血者或非医务人员，或多或少都有些紧张，主要原因是对穿刺针有恐惧感，对献血的生理知识了解太少，有思想顾虑等。《献血法》实施以来，利用电视、报纸、灯箱、杂志、路牌、电梯、宣传册、QQ 群、微信等形式多样地向市民全方位介绍血液生理知识、献血知识、采血前后注意事项、用血返还政策、献血享有的权利等内容，让市民知道健康适龄公民适量献血无损健康、科学献血有益健康、一人献血全家受益。向他们宣传血站使用的采血器材都是经过严格消毒灭菌的一次性用品，因而献血是安全的，不会发生血液传播疾病，以此消除献血顾虑。对来血站登记献血的人，工作人员都要热情接待，介绍血站环境和工作流程，耐心解释疑问，让献血者充分了解有关献血知识，了解血站工作，从而减轻恐惧紧张情绪，减少献血反应的发生。

（二）空腹或饥饿状态献血

献血前在较长时间未进食会引起相对血容量不足，若此时献血，则可能引发一过性血糖过低，出现低血糖反应，表现为头晕、脸色苍白、皮肤冰冷、全身乏力、大汗、恶心、呕吐，甚至昏厥。通常的做法是，让空腹献血者先去进餐，然后再来献血，或者让其喝些糖水、牛奶、糕点，迅速提高血糖，然后献血。

（三）献血前睡眠不足或过度疲劳

人体在睡眠不足或疲劳的时候，机体处于相对敏感且脆弱的状态，此时献血会对机体产生不利影响。对于这类献血者，应耐心解释，劝他们不要在身体不适、过度疲劳、睡眠不足等机体处于应激状态下献血，可在休息好以后或者感觉身体状态好时再献血。

（四）献血环境不理想

人员拥挤、声音嘈杂、空气污浊、气温不适、献血等候时间过长均可使献血者心情烦躁，引起献血反应。采血点应保持清洁、干净，禁止人员喧哗和其他噪声，冬季做好保温，夏季做好防暑降温，营造一个光线充足、安静整洁、温暖适宜的献血环境，使献血者感到温馨快乐、身心放松，有助于减少献血反应的发生。

（五）医护人员服务态度欠佳

采血人员语言生硬、不热情、穿刺技术不熟练、穿刺疼痛等会刺激献血者产生一定的情绪反应和生理变化。采血工作人员应注重语言行为艺术，以友好、热情的服务态度对待每位献血者，最大限度

地满足献血者的心理需求。

（六）献血者体位因素

献血者采血时多取坐位，因下肢肌肉受压，造成静脉张力降低、收缩压下降，血液蓄积于下肢，回心血量减少，心输出量减少，从而影响脑部供血，引起献血反应。献血后起站过急、过猛，以及迅速转换体位，造成脑供血不足，也可导致献血反应。因此，采血完毕献血者一定要在原位休息 3～5min 后再慢慢起来，以减少体位性低血压引起的献血反应。

二、献血不良反应、并发症的分类及处理

献血不良反应是指献血者生理、心理、采血环境以及采血医护人员的工作态度和操作技术等各种因素造成对献血者身体的局部损伤或引起以血容量急剧下降及植物神经功能障碍为特征的综合征。《中华人民共和国卫生行业标准》（WS/T 551-2017）对献血不良反应的分类和处理意见有明确的规定及说明。

（一）献血不良反应分类

1. 以局部表现为主的不良反应

（1）血肿（瘀斑）：因血液从血管穿刺处流出并在皮下软组织中淤积所致。主要表现为皮肤瘀斑、变色、血肿及局部疼痛。随着血肿体积增大，出现肿胀，肿胀压迫周围组织，压迫强度取决于血肿的大小和周围组织的疏松程度。压迫神经时可导致神经症状。

（2）刺入动脉：采血针刺入肱动脉或其分支，表现为肘部轻度疼痛，所采集血液呈鲜红色，采血针随动脉搏动而跳动，血袋异常快速充盈。如刺入动脉可引起大血肿，极有可能出现前臂骨筋膜室综合征、肱动脉假性动脉瘤和动静脉瘘等。

（3）迟发型出血：在献血者离开献血场所解除穿刺部位的按压或包扎绷带之后，穿刺部位重新自发性出血。其原因可能是按压部位不正确或按压时间不够长，或者献血者手臂用力或举重物所致。

2. 以疼痛为主要表现的不良反应

（1）神经刺激：因血肿压迫神经所致。表现为与血肿部位相关的神经放射痛、感觉异常，但血肿可不明显。

（2）神经损伤：采血针进针或拔针时损伤神经。在穿刺进针或拔针时立刻发生放射性剧烈疼痛，常伴有感觉异常。

（3）肌腱损伤：采血针刺伤肌腱。在采血针进针时立即出现的局部非放射性剧痛。

（4）手臂疼痛：献血时或献血后数小时内手臂出现局部放射性疼痛，但没有其他表现。

3. 局部炎症

（1）血栓性静脉炎：与血栓相关的静脉炎症。表现为穿刺部位附近沿血管走向的局部红肿热痛，触痛明显。发生在浅静脉的血栓性静脉炎，表现为皮下有红色条索状物硬结，触痛明显。

（2）局部皮肤过敏：献血者采血部位皮肤对采血过程中使用的医用耗材产生过敏反应，采血部位皮肤出现皮疹、肿胀和瘙痒。

（3）局部感染：采血穿刺部位的感染性炎性反应。表现为局部皮肤红肿、炎性渗出。

4. 以全身表现为主的不良反应 即血管迷走神经反应，其诱因包括献血者心理生理因素以及血容量减少等。多数症状轻微，表现为全身不适、虚弱、面色苍白、出汗、焦虑、眩晕、恶心。少数比较严重，可出现一过性意识丧失（晕厥）、抽搐或大小便失禁。如发生晕厥和摔倒，可导致意外损伤。

5. 单采血液成分相关不良反应

（1）枸橼酸盐反应：枸橼酸盐是单采血液成分常用的抗凝剂，通过螯合钙离子而发挥抗凝作用。在单采过程中，较大量枸橼酸盐回输到献血者体内可引发低钙血症和低镁血症。神经肌肉系统的表现主要有口唇及口周发麻、面部麻木、头晕、抽搐、颤抖、恶心、呕吐，严重者出现腕足强直性痉挛、抽搐。心血管系统的表现主要有低血压、心律不齐、心电图 QT 间期明显延长。

（2）溶血反应：为献血者红细胞膜脆性高或在单采过程中红细胞受到损伤所致。主要表现为寒

笔记

战、发热、烦躁、胸痛、背痛、腹痛、恶心、呕吐、腹泻、面色潮红、呼吸困难、低血压、休克、全身出血及血红蛋白尿、少尿或无尿等。

（3）全身过敏反应:献血者对一次性单采耗材灭菌剂或者单采粒细胞程序采用的添加剂发生过敏反应。主要表现为荨麻疹、眶周水肿、呼吸困难、唇周发红肿胀,严重者可出现喉头水肿、低血压甚至休克。

（4）空气栓塞:为较大量空气通过单采设备或者破漏管路进入静脉系统所致,是单采的罕见不良反应。主要表现为胸部不适、呼吸困难、心动过速、低血压甚至休克。

（二）献血不良反应的处理

在采血中或采血后发生献血不良反应,应针对不同情况给予对症处理。

1. **一般症状**　采血过程中出现面色苍白、头晕目眩等症状,但血压脉搏正常、神志清楚。处理措施:立即停采,体检医生和采血护士安慰献血者,平卧休息,进饮糖水,能缓解症状。对压迫不当而致针眼出血者,用无菌棉球重压或屈肘压迫止血。

2. **一过性脑缺血**　血流速度较快的,献血后不能立即走动,应让献血者稍坐,休息片刻再直立走动,以防止体位改变而引起脑供血不足或低血压。对于有晕针晕血经历的,应劝其避免再次献血,对于献血反应者做好解释工作和回访。

3. **低血糖反应**　多在献血者空腹采血的情况下发生。处理措施:立即平卧,脚抬高,静脉推注高渗葡萄糖液即可缓解。

4. **医源性休克**　与献血者心理素质有关,往往在旁人言语不慎、恫吓等情况下使正在献血者感到害怕,从而产生精神紧张,发生抽搐、昏厥等,但血压脉搏正常。处理措施:立即停采,平卧献血者,并按压人中、合谷等穴位及一般性处理后情况很快好转,同时制止喧闹。

献血反应不仅给献血者造成伤害,给献血事业带来不必要的消极影响,还有可能影响血液质量,对血液安全构成危险隐患。为了更好地做好血液保障,应加强献血服务,预防献血反应的发生,应从各个服务细节做起,不断提高服务水平,从而扩大无偿献血者队伍,保证无偿献血事业健康发展。

本章小结

献血是健康人捐献自身的血液和血液成分为挽救病患做出的崇高行为。安全献血就是要保证献血者的安全,同时使受血者不因输血而导致疾病的发生和发展。我国实行无偿献血制度。无偿献血事业的一项重要任务就是招募无偿献血者,通过多种多样的宣传教育活动,使公民知道适量的献血不仅无害反而可促进人体的新陈代谢,使越来越多的人加入到无偿献血的队伍中。为保证献血、受血者双方的安全,献血前应对献血者进行健康咨询及健康检查,依据《献血者健康检查要求》进行体格检查和血液初筛检查,健康评估合格者才能献血。血站应提供良好的血液采集环境,采集的每个步骤都要严格检查核对,认真选择静脉穿刺部位,准备好采血器材,按血液采集流程采血,并严格做好质量控制。血液采集后应按要求做好保存与运输。献血者献血后应告知其献血后的注意事项。由于受生理、心理、采血环境以及采血操作技术等因素的影响,献血者可能会发生献血不良反应,献血不良反应一旦发生应立即停止献血并进行妥善处理。

（廖晓林　周艳）

01章 扫一扫,测一测

扫一扫,测一测

思考题

1. 最常见的危险献血行为有哪几种？
2. 血液检测合格判定标准是什么？
3. 献血不良反应有哪几种？有何表现？献血反应发生后处理方法是什么？
4. 《血站操作技术规程》要求献血前必须对献血者血液做哪些初筛检查？
5. 采血过程的质量控制如何把握？

笔记

第二章　血型检测技术

学习目标

1. 掌握 ABO 血型和 Rh 血型基本理论，ABO 及 Rh 血型鉴定的原理、技术方法、方法学评价及质量控制；白细胞抗原系统抗原抗体的种类、HLA 基因及其实验室检测；血小板抗原的基本理论知识及其检测技术。

2. 熟悉血型抗原与抗体、ABO 亚型等基本理论知识；ABO 正反定型不符的原因分析和处理措施；HLA 分子国际命名原则；血小板血型系统分类及命名原则；红细胞、HLA、粒细胞和血小板抗原抗体的临床意义。

3. 了解特殊 ABO 血型及其他红细胞血型系统的基本理论；不同 HLA 分子的分布情况，粒细胞抗原抗体组成、命名；血小板血型基因的分子遗传多态性。

4. 能够运用 ABO、Rh 等红细胞血型，HLA、HPA 的血型血清学基本知识，独立开展相关的实验室检查。

5. 具备一定的分析解决临床疑难血型鉴定和交叉配血的能力。

第一节　红细胞血型系统基础理论

自从 20 世纪初 Landsteiner 首先发现红细胞上的 ABO 血型抗原，人类才开始了解、认识血型，随后更多的红细胞血型不断被发现，人类逐渐揭开了血型的奥秘。随着输血新技术的不断涌现，人类血型遗传学、免疫血液学等相关学科也得到进一步发展，输血前沿研究成果逐步被应用和推广，同时也促进和推动了输血医学的发展，使输血成为一种不可替代的临床治疗手段。

人类红细胞血型系统极为复杂，迄今已确认红细胞血型系统有 36 个，如 ABO、Rh、MNS、P1PK、Kell、Lewis、Duffy、Kidd、Diego 等，国际输血协会对其进行了规范分类和命名。红细胞血型系统中，ABO 和 Rh 血型系统最为重要，与临床输血关系密切。红细胞血型的发现使人类真正认识了红细胞免疫学反应，对临床避免溶血性输血反应（hemolytic transfusion reaction，HTR）和防治新生儿溶血病（hemolytic disease of the newborn，HDN）具有非常重要的意义。

一、红细胞血型系统分类和命名

人类红细胞血型系统有三种分类方法，即传统分类、器官和组织血型分类和国际输血协会（international society of blood transfusion，ISBT）分类。传统分类是以简单的方式记述或者以发生同种异体抗体患者姓氏缩写来表示。器官和组织血型分类依据抗原生化性质、分布、抗体性质等进行分类。ISBT

根据红细胞血型抗原的生化特性、遗传学特性、血清学表现等特点进行分类。

（一）传统分类和命名

人类首次采用单个大写英文字母表示血型抗原，如 ABO 血型抗原用 A、B 表示。人类血型也曾使用发现者或患者的姓氏表示，如 LW 抗原(发现者是 Landsteiner 和 Wiener)、Lewis(患者姓氏)。目前常用不同字母大小写及其上标表示，如 A 和 B、S 和 s、Jk^a 和 Jk^b 表示不同血型中的对偶抗原；甚至采用字母、数字等混合来表示抗原，如 Duffy 血型 Fy^a、Fy^b、Fy3、Fy4、Fy5 等。

（二）器官和组织血型分类

根据红细胞抗原的生物化学性质，人红细胞血型抗原表位可分为糖分子和多肽两类。

1. 糖分子抗原　血型抗原结构存在相关性，抗原表位分别位于同一条糖链分子中的不同部位，如 ABO、H、LE、P1PK 及 I 等血型系统，除分布在人红细胞和其他血细胞表面，也广泛分布于人体的各种组织细胞(除中枢神经细胞外)、体液及分泌液中，又称组织血型。与组织血型抗原结构类似的多糖物质广泛存在于自然界各种细菌、真菌、植物和动物细胞表面。

2. 多肽抗原　抗原分子为蛋白质、糖蛋白或脂蛋白，如 Rh、Kell、Kidd、Duffy 等血型系统，绝大多数只分布在人体红细胞或骨髓造血干细胞来源的血细胞膜上，又称器官血型。器官血型抗原及其类似物的抗原只存在于少数高级哺乳动物细胞表面。

（三）ISBT 分类和命名

根据红细胞血型抗原的生化特性、遗传学特性、血清学表现等特点，ISBT 红细胞表面抗原命名专业组于 1995 年颁布了分类和命名方法，将人类红细胞血型分为血型系统、血型集合、高频抗原组和低频抗原组。

1. 血型系统　由单一基因位点或多个紧密连锁基因位点上的等位基因编码的一个或多个抗原组成。至今已发现人类红细胞上有 36 个血型系统。

（1）血型系统的特征：血型系统描述了不同血型抗原之间的关系，一个血型系统是一系列等位基因的产物，而且血型系统基因是独立遗传的，如 ABO 与 MN 血型基因独立遗传，基因编码产生的抗原分属于不同的血型系统，而 MN 与 Ss 是紧密连锁的等位基因，基因编码产生的抗原是一个血型系统。假如某一血型抗原频率在另一血型系统中各抗原间呈均匀分布，说明这两种抗原是独立遗传的。例如，Rh 血型抗原在 A、B、O 和 AB 型个体间的分布频率是相同的，说明 ABO、Rh 血型抗原独立遗传，属于两个血型系统。红细胞血型系统的具体特征见表 2-1。

表 2-1　红细胞血型系统的种类和命名

序号	系统名称	系统符号	抗原数目	基因名称	染色体位置	CD 编号
001	ABO	ABO	4	*ABO*	9q34.2	
002	MNS	MNS	49	*GYPA*, *GYPB*, (*GYPE*)	4q31.21	CD235
003	P1PK	P1PK	3	*A4GALT*	22q13.2	CD77
004	Rh	RH	55	*RHD*, *RHCE*	1p36.11	CD240
005	Lutheran	LU	25	*BCAM*	19q13.2	CD239
006	Kell	KEL	36	*KEL*	7q33	CD238
007	Lewis	LE	6	*FUT3*	19p13.3	
008	Duffy	FY	5	*DARC*	1q21-q22	CD234
009	Kidd	JK	3	*SLC14A1*	18q11-q12	
010	Diego	DI	22	*SLC4A1*	17q21.31	CD233
011	Yt	YT	5	*ACHE*	7q22	
012	Xg	XG	2	*XG*, *MIC2*	Xp22.32	CD99[*]

续表

序号	系统名称	系统符号	抗原数目	基因名称	染色体位置	CD 编号
013	Scianna	SC	7	*ERMAP*	1p34.2	
014	Dombrock	DO	10	*ART4*	12p13-p12	CD297
015	Colton	CO	4	*AQP1*	7p14	
016	Landsteiner Wiener	LW	3	*ICAM4*	19p13.2	CD242
017	Chido/Rodgers	CH/RG	9	*C4A,C4B*	6p21.3	
018	H	H	1	*FUT1*	19q13.33	CD173
019	Kx	XK	1	*XK*	Xp21.1	
020	Gerbich	GE	11	*GYPC*	2q14-q21	CD236
021	Cromer	CROM	20	*CD55*	1q32	CD55
022	Knops	KN	9	*CR1*	1q32.2	CD35
023	Indian	IN	6	*CD44*	11p13	CD44
024	Ok	OK	3	*BSG*	19p13.3	CD147
025	Raph	RAPH	1	*CD151*	11p15.5	CD151
026	John Milton Hagen	JMH	6	*SEMA7A*	15q22.3-q23	CD108
027	I	I	1	*GCNT2*	6p24.2	
028	Globoside	GLOB	2	*B3GALT3*	3q25	
029	Gill	GIL	1	*AQP3*	9p13	
030	Rhassociated glycoprotein	RHAG	3	*RHAG*	6p12.3	CD241
031	FORS	FORS	1	*GBGT1*	9q34.13-q34.3	
032	JR	JR	1	*ABCG2*	4q22.1	CD338
033	LAN	LAN	1	*ABCB6*	2q36	
034	Vel	VEL	2	*SMIM1*	1p36.32	
035	CD59	CD59	1	*CD59*	11p13	CD59
036	Augustine	AUG	4	*SLC29A1*	6p21.1	

注:( )表示没有红细胞产物; * 表示 *MIC2* 的产物。

(2) 血型系统的 ISBT 命名:1996 年 ISBT 发表由该命名专业组确定的红细胞血型抗原、表型、基因和基因型命名和记述方法:6 位数字和字母/数字方式,前者适于计算机语言,后者更适于一般阅读、书写和印刷。

1) 血型基因和基因型表述:基因和基因型用斜体大写字母和数字表示,斜体大写字母表示血型系统,数字表示抗原,如 *Lu^a* 基因可写成 *LU1* 或 *LU*1*,*Lu^a/Lu^b* 基因型可写成 *LU 1/2* 或 *LU*1/2*。无效等位基因或无效基因用 *O* 表示,如 *KEL2,1/O*。

2) 血型抗原表述:分为两种。①6 位数字方式:前 3 位数字表示某一血型系统(001~036),如 001001、001002、001003 分别表示 ABO 血型系统的 A、B、AB 抗原。②字母/数字方式:血型系统符号用 2~5 个大写字母表示,血型抗原用字母加数值表示,如 Rh 血型系统 D 抗原(RH1),Kell 血型系统 K 抗原(KEL1)、k 抗原(KEL2)。

3) 血型表型表述:在血型系统符号后加一个冒号,再逐个列出表示抗原特性的数字,各抗原编码号用逗号隔开,抗原阴性(缺失的)则在该抗原编号前加一个减号("-"),如 KEL(K-k+)表示为 KEL:-1,2。

2. **血型集合(blood group collections)** 在血清学、生物化学、遗传学特征方面具有相关性,但达不到血型系统命名标准,且与血型系统无关的血型抗原,如 Cost、Ii、Er 等。

3. **高频抗原和低频抗原** 不能归为血型系统和血型集合的抗原,按其在人群中的分布频率进行归类,发生频率大于99%者为高频抗原,小于1%者为低频抗原,具体特征见表2-2。

二、红细胞血型抗原与抗体

(一)红细胞血型抗原

红细胞血型抗原为一组表达在人红细胞表面呈立体排列的化学基团,根据生化性质可分为糖分子抗原和多肽分子抗原,两者的差异性比较见图2-1和表2-2。

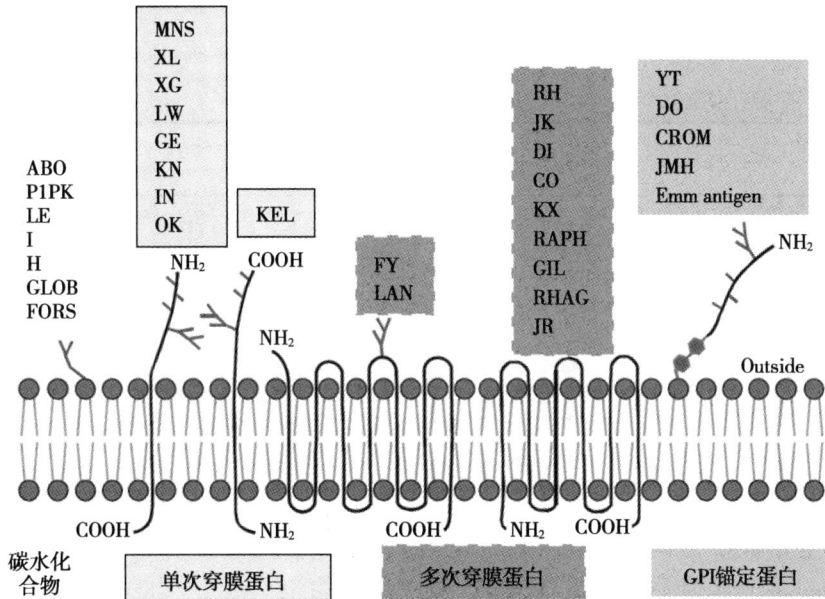

图 2-1 红细胞膜上的血型抗原模式图

表 2-2 糖分子抗原和多肽抗原的差异

抗原决定簇	血型系统的种类	结构	表达部位	表达情况
糖分子	ABO、H、Lewis、P1PK、I、T/Tn	糖蛋白(体液)、糖脂(红细胞)	红细胞、其他细胞、体液(除脑脊液外)	人出生时抗原表达较弱,逐渐发育成熟
多肽	Rh、Kell、Kidd、Duffy、MNS、Digeo、Dombrock	蛋白质、糖蛋白或脂蛋白	红细胞、造血干细胞	人出生时抗原已发育成熟,表达很强

(二)红细胞血型抗体

血型抗体是免疫球蛋白(immunoglobulin,Ig)的一部分,有 IgG、IgM、IgA、IgD 和 IgE 5 类,其中 IgG、IgM 抗体与临床输血关系密切。根据抗体特性和产生原因的不同,可进行分类(表2-3)。

1. **天然抗体与免疫抗体** 机体未发生明显的免疫学反应,血清中却存在缺乏相应抗原的抗体,称为天然抗体,如 ABO 血型系统抗 A、抗 B。天然抗体可能是由于人体遭受到与红细胞血型抗原类似物质(如自然界中的微生物、花粉、粉尘或者接种的疫苗等)刺激产生的 IgM 类抗体,主要存在于 ABO、MNS、P1PK 等血型系统中。免疫抗体是机体经输血、妊娠、移植等特定抗原免疫刺激后产生的抗体,主要为 IgG 型,常见于 Rh、Kell、Duffy、Kidd 等血型系统中。两种抗体的主要区别见表2-4。

2. **完全抗体与不完全抗体** 在电解质或其他因素参与下,与抗原结合后能出现凝集、沉淀、补体结合等肉眼可见的反应,称为完全抗体,如 IgM 抗体。不完全抗体为 IgG 抗体,在盐水介质中能致敏红细胞,但不能出现肉眼可见的凝集,需要通过抗人球蛋白、酶等介质增强反应的敏感性。

表 2-3 红细胞血型抗体的分类和差异性比较

种类	产生原因	类型	抗体举例
天然抗体	自然产生	IgM、IgG	抗 A、抗 B、抗 A,B 和自身冷抗体抗 I 等
免疫抗体	免疫产生	IgM、IgG	Rh、Kidd、Kell、MNS 等血型抗体,如 IgG 型的抗 D、抗 Jk^a、抗 K 等,IgM 型的抗 M、抗 N 等
完全抗体	自然产生和免疫产生	IgM	抗 A、抗 B 和抗 I、抗 M、抗 P 等
不完全抗体	免疫产生	IgG	抗 D、抗 E、抗 Ce、抗 cE、抗 N、抗 Jk^a、抗 K 等
规则抗体	自然产生 ABO 抗体	IgM、IgG	抗 A、抗 B、抗 A,B
不规则抗体	ABO 血型以外的抗体	IgM、IgG	抗 M、抗 P、抗 D、抗 cE、抗 Jk^a、抗 K 等
同种抗体	免疫产生	IgM、IgG	抗 M、抗 P、抗 D、抗 cE、抗 Jk^a、抗 K 等
自身抗体	针对自身抗原产生	IgM、IgG	红细胞抗体

表 2-4 天然抗体和免疫性抗体的差异

特性	天然抗体(IgM)	免疫性抗体(IgG)
血型系统	ABO	Rh、MNS、Kell、Kidd、Duffy 等
相对分子质量	90 万(五聚体)	15 万(单体)
耐热性(70℃)	不稳定	稳定
抗原刺激	无察觉	有察觉
亚类	IgM1、IgM2	IgG1、IgG2、IgG3、IgG4
能否通过胎盘	不能	能
被 2-Me 或 DDT 破坏	能	不能
被血型物质中和	能	不能
与红细胞反应的温度	4~25℃	37℃
与红细胞反应情况	盐水中出现凝集	盐水中不出现凝集;酶、抗人球蛋白等介质中凝集

3. **规则抗体与不规则抗体** 红细胞表面存在某种抗原,血清中规律性地存在着缺乏相应抗原的抗体,符合 Landsteiner 规则,此种抗体称为规则抗体。如 A 型个体血清中存在着抗 B,B 型个体血清中存在着抗 A。凡是不符合 Landsteiner 规则的血型抗体,也就是 ABO 血型系统以外的抗体,称为不规则抗体(又称意外抗体),主要是通过输血、妊娠等免疫刺激产生。ABO 亚型、变异型等个体机体也可产生不规则抗 A_1、抗 B 等。

4. **同种抗体与自身抗体** 同种抗体是指同种属、不同个体之间因抗原刺激产生的抗体,如 Rh 阴性个体因免疫反应产生的抗 D。自身抗体是针对自身抗原产生的抗体,或者是外来物质与机体内某些成分结合后诱导机体产生的抗体,可引起自身免疫性疾病。

5. **外源凝集素** 某些植物含有抗体样物质,能与人红细胞发生凝集反应,称为植物血凝素,如双花扁豆含有抗 A_1、欧洲荆豆含抗 H、禾豆含有抗 M、加纳豆科籽含有抗 B。凝集素物质性质稳定,与抗原反应时间较短,可用于红细胞血型抗原鉴定。

三、ABO 血型系统

ABO 血型是临床上最重要的血型系统之一,因 ABO 血型不合的输血或妊娠诱发红细胞抗原抗体反应可以引起严重的免疫性 HTR 和 HDN。

(一)ABO 血型基因及其遗传

ABO 血型基因位于人类第 9 号染色体长臂(9q34.2),常染色体显性遗传。ABO 血型受控于 3 个

案例导学

笔记

等位基因,即 A、B、O 基因,其中 A、B 是显性基因,O 是无效隐性基因。ABO 血型遗传符合孟德尔遗传学规律,子代从亲代各获得一半的遗传基因,产生相应的血型抗原,所以可以根据双亲血型推断子女可能的血型,有助于亲子鉴定。以 B 型与其他血型婚配为例,介绍 ABO 血型的遗传规律(表 2-5)。

表 2-5 ABO 血型遗传规律

亲代血型	亲代可能的基因型	子代可能的基因型	子代血型
B×A	BO×AO	AB、BO、AO、OO	A、B、AB、O
	BO×AA	AB、AO	A、AB
	BB×AA	AB	AB
	BB×AO	AB、BO	AB、B
B×AB	BO×AB	AB、BO	AB、B
	BB×AB	BB、AB	B、AB
B×O	BB×OO	BO	B
	BO×OO	BO、OO	B、O
B×B	BO×BO	BO、OO	B、O
	BO×BB	BB、BO	B
	BB×BB	BB	B
	BB×BO	BB、BO	B

(二)ABO 抗原的合成

ABO 基因编码形成糖基转移酶,转移糖分子到红细胞膜上,形成 ABO 血型抗原。ABO 血型抗原的合成需要 H 基因的参与,H 基因编码产生 L-岩藻糖基转移酶,转移并连接 L-岩藻糖在糖链末端 D-半乳糖上,形成 H 抗原。在 H 抗原的基础上,A 基因编码产生的 N-乙酰基半乳糖胺转移酶将 N-乙酰半乳糖胺(A 抗原表位)连接到 H 抗原末端的 D-半乳糖上,使之成为 A 抗原;B 基因编码产生的 D-半乳糖基转移酶将 D-半乳糖(B 抗原表位)连接到 H 抗原末端的 D-半乳糖上,使之成为 B 抗原;O 基因编码的糖基转移酶无活性,不能转移糖分子到 H 抗原上,所以 O 型红细胞表面有大量 H 抗原(图 2-2)。正常成年 A 型或/和 B 型个体,红细胞上的 H 抗原大部分被转化成 A 或/和 B 抗原,红细胞上 H 抗原量较少。A 基因产生的糖基转移酶比 B 基因多,所以红细胞上 A 抗原数量多于 B 抗原,也就是红细胞上的血型抗原 A 强于 B。

A 基因和 B 基因仅有 7 个核苷酸的差别,形成的 A、B 糖基转移酶仅有 4 个氨基酸的差异。由于基

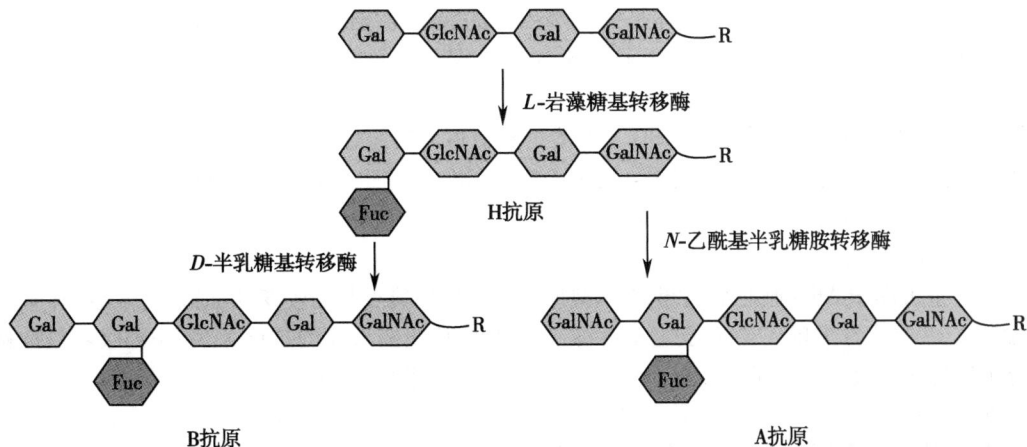

Gal:D-半乳糖; GalNAc:N-乙酰半乳糖胺; GlcNAc:N-乙酰葡萄糖胺; R:锚定在细胞蛋白质或脂质的结构

图 2-2 ABO 血型抗原的合成

因突变,ABO血型遗传可以出现一些特殊情况,如ABO亚型、顺式AB(又称CisAB型)等,可通过家系调查和基因分型进一步印证。

（三）ABO血型定型

A型红细胞上含有A抗原,B型红细胞上含有B抗原,AB型红细胞上含有A、B抗原,O型红细胞上不含有A、B抗原。ABO血型抗体存在于缺乏相应抗原的体液中,即A型血清中存在抗B,B型血清中存在着抗A,AB型血清中无ABO抗体,O型血清中存在着抗A,B。临床必须采用ABO血型正反定型,以避免误定血型。正定型:采用特异性抗体(标准血清)检查红细胞上的未知血型抗原。反定型:采用已知血型的标准红细胞检查血清中的未知血型抗体。ABO血型鉴定判断标准详见表2-6。

表2-6 ABO血型鉴定和结果判断

正定型(标准血清+被检红细胞)			反定型(标准红细胞+被检血清)			血型
抗A	抗B	抗AB	Ac	Bc	Oc	
+	−	+	−	+	−	A
−	+	+	+	−	−	B
−	−	+	+	+	−	O
+	+	+	−	−	−	AB

ABO抗原几乎存在于人体各种细胞上,如红细胞、粒细胞、淋巴细胞或血小板上,其表达量与人体的生命周期有关。在胚胎5~6周时,心血管上皮细胞即可检测出ABO抗原,妊娠期胎儿抗原量增长较慢,只有成熟器官表达出较强的抗原。新生儿ABO抗原仅为成人的25%~50%,出生18个月后抗原性逐渐增加,20岁达高峰,以后逐渐降低,个别老年人ABO抗原表达减弱。

（四）ABO血型抗体

ABO血型抗体以IgM为主,也有少量的IgG和IgA抗体,广泛存在于所有缺乏相应抗原个体的血清、唾液、乳汁和泪液等体液中。

1. ABO血型抗体的特点

（1）ABO血型抗原为糖分子,新生儿出生时ABO抗原表达较弱,体内没有自身产生的ABO抗体。新生儿体内的抗体主要是母体通过胎盘的IgG和从母乳中摄取的IgA,偶见自身产生的IgM抗体。因此,新生儿ABO血型鉴定只需做正定型。新生儿出生后3~6个月才可能被检出自身产生抗A、抗B等,该抗体5~10岁时达到高峰,抗体水平随年龄变化而发生改变,老年人抗体水平下降。

（2）A型、B型个体血液中的ABO抗体以IgM为主,O型个体血液中的ABO抗体以IgG抗体为主,主要是抗A,B,不是抗A和抗B的混合物,可以通过吸收放散试验予以证实。例如,采用O型血清与B细胞共孵育,血清中的抗体与B抗原结合,然后再通过热放散释放出抗体到放散液中,若放散液仅与B细胞反应,说明O型血清的抗体是抗A和抗B的混合物;若放散液与B细胞、A细胞均发生反应,说明O型血清中的抗体为抗A,B,提示抗A,B识别的是A抗原和B抗原共同的表位。因此,临床上常使用O型血清进行ABO亚型鉴定。

2. ABO血型抗体的临床意义 ABO不相容的输血可以引起急性的血管内HTR,严重者可出现弥散性血管内凝血(DIC)、急性肾功能衰竭,甚至死亡。ABO抗体也可以导致HDN,在器官移植和造血干细胞移植(HSCT)等方面都具有重要意义。

（五）ABO亚型

ABO亚型隶属于ABO血型系统,但因其抗原结构或抗原位点数的改变,红细胞上A或/和B抗原表达数量减少,临床常出现ABO正反定型不符,甚至无法检出弱反应的抗原,需要采用吸收放散试验或者分子生物学试验予以验证。ABO血型系统中A亚型较多见,B亚型相对较少。ABO亚型的血清学特征见表2-7。

1. A亚型 主要为A_1和A_2,约占A型个体的99.9%。临床上偶见A_3、A_x、A_m、A_y、A_{el}等亚型。

（1）A_1与A_2:红细胞上的抗原较强,在盐水介质中能与抗A试剂发生很强的凝集反应,可以直接确认。A型人群中A_1最为常见,白人A_1亚型约占80%,亚洲人A_1亚型较多见。A_1和A_2亚型存在着质和量的差异:①A₁型红细胞上有A₁和A抗原,A₂型红细胞上只有A抗原;②个别A₂型血清中存在有抗A₁;③A₁型的抗原性明显强于A₂型。

表 2-7　ABO 亚型血清学特征

	抗A	抗A₁	抗B	抗AB	抗H	血清中抗体	唾液血型物质
A₁	4+	4+	0	4+	1+	抗B	A、H
A$_{int}$	4+	2+	0	4+	3+	抗B	A、H
A₂	4+	0	0	4+	3+	抗B、偶有抗A₁	A、H
A₃	2+/mf	0	0	2+/mf	3+/4+	抗B、可有抗A₁	A、H
A$_{end}$	mf/w	0	0	mf/w	4+	抗B、偶有抗A₁	H
A$_x$	0/w	0	0	1+/2+	4+	抗B、可有抗A₁	A(少见)、H
A$_m$	0/w	0	0	0/w	4+	抗B	A、H
A$_y$*	0	0	0	0	4+	抗B	A、H
A$_{el}$*	0	0	0	0	4+	抗B、抗A₁	H
B	0	0	4+	4+	2+	抗A、抗A₁	B、H
B₃	0	0	2+/mf	2+/mf	4+	抗A、抗A₁	B、H
B$_x$	0	0	0~w	w~1+	4+	抗A、抗A₁、弱抗B	B(少见)、H
B$_m$*	0	0	0/w	0/w	4+	抗A、抗A₁	B、H
B$_{el}$*	0	0	0	0	4+	抗A、偶有弱抗B	H

注:1+~4+为凝集强度;0为不凝集;w为弱凝集;m为混合凝集视野; * 为通过吸收放散检出。

(2)其他弱A亚型:红细胞上A抗原数量明显减少,红细胞与抗A反应后表现为弱凝集或者不凝集,H抗原表达水平强于正常的A或B型,但弱于O型,某些个体血清中存在着抗A₁。

1)A$_{int}$:A抗原强度界于A₁和A₂亚型之间,同时有增强的H抗原,血清中一般情况下存在抗A₁。

2)A₃:红细胞与抗A反应呈混合视野凝集(mixed field agglutination,MF),显微镜下可见小凝块和较多游离红细胞。主要特征:①红细胞表面无A₁抗原,有较强H抗原,容易被误定成O型;②多数A₃亚型血清中无抗A₁;③分泌型个体唾液中含有A物质、H物质。白血病患者可引起抗原减弱,呈现出类似A₃的反应。

3)A$_{end}$:红细胞抗原抗体反应也表现出MF,但凝集程度弱于A₃。分泌型个体唾液中仅有H物质,无A物质。

4)A$_x$:红细胞A抗原极弱,与多数B型个体血清不出现凝集反应,但与O型血清(或抗A,B)可发生肉眼可见的凝集反应。分泌型个体唾液中有正常的H物质,A物质很少,血清中常存在抗A₁,可通过吸收放散辅助血型鉴定。

5)A$_m$:红细胞与抗A、抗A,B均不出现凝集反应或凝集极弱,能吸收抗A,放散能力较强;分泌型唾液中含有H物质和A物质;血清中一般不含抗A₁。

6)A$_y$:其表型与A$_m$相似。红细胞吸收抗A后,其放散能力弱于A$_m$;分泌型个体唾液中含有A物质较少,而H物质稍多。

7)A$_{el}$:通常情况下,红细胞不被抗A、抗A,B凝集,只能通过吸收放散试验证实红细胞上有A抗原;分泌型个体唾液中只含有H物质,不含A物质;血清中可有抗A₁。

A亚型血液中可以出现抗A₁,多为IgM抗体,室温下可干扰血型鉴定或者交叉配血试验。A₂B型个体产生抗A₁的概率要高于A₂型。大多情况抗A₁无临床意义。如果患者体内的抗A₁与A₁或A₁B细胞在37℃出现阳性反应,表明抗A₁有临床意义,临床输血应避开A₁抗原阳性的红细胞,选择O型

或者 A_2 型红细胞。

2. **B 亚型**　较少见,如 B_3、B_x、B_m 和 B_{el} 等,其鉴定技术、判断标准与 A 亚型类似(表 2-7)。

(六)特殊的 ABO 型

1. B(A)和 A(B)表型

(1) B(A)型:常染色体显性遗传,表现为 B 型红细胞上有弱 A 抗原,与抗 B 反应出现强凝集,与抗 A 凝集较弱(<"2+")。血清中有高效价的抗 A,能凝集 A_1 和 A_2,甚至能与 A_x 红细胞发生凝集反应。由于基因突变致使高活性的 D-半乳糖基转移酶出现多态性,导致该酶既能转移 D-半乳糖产生 B 抗原,又能转移 N-乙酰基半乳糖胺产生微量的 A 抗原。

(2) A(B):由于血液中 L-岩藻糖基转移酶增多,导致 H 抗原增多,过多的 H 抗原使 N-乙酰基半乳糖胺转移酶合成了微量 B 抗原。

2. 顺式 AB　又称 cisAB,是指 A 与 B 基因同在一条染色体上,基因型为 *AB/O*,*AB* 基因以基因复合物的方式同时遗传给子代。例如,父、母为 A_2B 型、O 型,子女也出现 A_2B 型。cisAB 一般很少见。CisAB 产生的原因:*A*、*B* 基因发生不等互换或 *ABO* 基因发生单碱基错义突变,产生一种嵌合酶,该酶既能合成 A 抗原,又能合成 B 抗原。

CisAB 的血清学特点:①红细胞与抗 B 反应很弱,与抗 A、抗 H 反应较强;②CisAB 的 A 抗原性强于 B 抗原,其 A 抗原性介于 A_2 和 A_1 之间,易被误认为是 A_2;其 B 抗原极弱,似 B_3 亚型,cisAB 多表现为 A_2B_3 型;③血清中有弱抗 B,能与所有 B 型红细胞反应,但不与 CisAB 红细胞反应;④分泌型个体唾液中有 A 物质、少量 B 物质及大量 H 物质;⑤目前已发现 A_1B、A_1B_2、A_1B_3、A_2B、A_2B_3、A_2B_x、A_xB 等 CisAB 型。

3. 获得性 B　常见于肠梗阻患者,细菌进入血液后,其脱乙酰基酶使 N-乙酰基半乳糖胺(A 抗原)脱去乙酰基,转变成类 B 抗原,并能与抗 B 发生弱凝集反应。获得性 B 个体无 *B* 基因,故无 B 酶。获得性 B 的特征:①血型鉴定可出现正反定型不符现象,红细胞上有 B 抗原,血清有抗 B,该抗体不与自身细胞反应;②获得性 B 只表现在 A 型,在正常 pH 介质中,红细胞与抗 B 出现凝聚反应,但在 pH≤6.0 时凝集消失;③分泌型个体唾液中有 A 物质和 H 物质,无 B 物质;④获得性 B 多出现于癌症或感染性疾病患者,特别是结肠癌、直肠癌,获得性 B 抗原性很弱,一过性的,随病情变化而变化;⑤如果在血型鉴定中不重视反定型,未能严格交叉配血,获得性 B 可引起严重的 HTR。

四、Rh 血型系统

Rh 血型系统最为复杂,抗原数目多达 54 个,在临床上重要性仅次于 ABO 血型系统。由于输血、妊娠等免疫刺激,Rh 抗原阴性个体可以免疫产生 IgG 抗体,极易引起 HDN 和迟发性 HTR。

(一)*RH* 基因

RH 基因位于 1p36.13-p34.3,由 2 个紧密连锁的 *RHD* 及 *RHCE* 基因构成,分别编码 RhD 和 RhCE 蛋白。*RHD* 及 *RHCE* 基因结构相似,均由 10 个外显子和 10 个内含子构成,方向相反,以 3′端相邻,极易折叠成类发夹样结构,形成杂交基因,产生杂交蛋白,表现出独特的抗原表位。RhD 和 RhCE 蛋白结构相似,均由 417 个氨基酸组成,只有 35 个氨基酸差异,这取决于不同的 RhCE 组合(ce、cE、Ce 和 CE)。

(二)Rh 血型的命名

1940 年 Landsteiner 和 Wiener 用恒河猴(Rhesus)的红细胞免疫豚鼠或家兔,并从豚鼠或家兔体内获得一种免疫血清,这种血清不仅凝集恒河猴红细胞,也与约 85% 的白种人红细胞发生凝集,他们认为人红细胞表面含有与恒河猴红细胞相同的抗原,故而以恒河猴英文单词的前 2 个字母进行命名,即为 Rh 抗原。

1. CDE 命名法　又称为 Fisher-Race 命名法。Rh 血型有 3 个紧密连锁的基因位点,每个位点都有自己的等位基因(*D* 和 *d*、*E* 和 *e*、*C* 和 *c*),每种基因决定一个抗原。Rh 血型有 5 种主要抗原,即 C、D、E、c、d、e,但 d 抗原不存在,相对于 D 才保留"d"。理论上,在一条染色体上这 3 个连锁基因可以形成 8 种基因复合体,即 CDE、CDe、CdE、Cde、cDE、cDe、cdE、cde,这些复合体形式在两条染色体上可形成 36 种遗传型。CDE 命名法比较简单,易于书面交流,临床较为常用,如 CCDEe、CcDee 等方式。

2. **Wiener 命名法**　又称 Rh-Hr 命名法,是由 Wiener 学派提出,在染色体上 *RH* 基因只有一个基因位点,产生的抗原包含一系列因子组合而成,每个因子能被相应的抗血清识别。Fisher-Race 想象 Rh 血型为一种复合基因,而 Wiener 视其为一种复合抗原。由于 D、E、c 分别存在于不同肽链上,所以 Wiener 命名法也不合理。

3. **Rosenfield 命名法**　将抗原用字母和数字编号,如 D 为 RH1、C 为 RH2、E 为 RH3、c 为 RH4、e 为 RH5。该命名法常用于描述高频抗原,如 RH17、RH29、RH32 等。ISBT 红细胞抗原命名专业组对这种数字命名法做出了肯定和规范。

4. **现代命名法**　通过区分基因、抗原、蛋白质的方法进行 Rh 血型系统命名。基因用大写字母斜体表示,根据其所编码的抗原进行命名,如 *RHCE* * ce、*RHCE* * CE 等;抗原用字母表示,如 D、C、c、E、e 等;蛋白质按其携带的抗原命名,如 RhD、RhCD、Rhce 等。

（三）Rh 抗原

1. **Rh 表型**　Rh 血型系统中与临床关系最密切的抗原为 D、E、C、c、e,其中 D 抗原的免疫原性最强,其次是 c 和 E 抗原。

（1）临床上,使用标准抗血清(抗 D、抗 C、抗 c、抗 E 和抗 e)能检出红细胞上的 Rh 抗原,即 Rh 表型。表型相同者基因型可能不同,如 RhD 阳性个体基因可以是 *D/D* 纯合子,也可是 *D/-* 杂合子。

（2）若红细胞表面 D、C、c、E 和 e 抗原都缺乏者为 Rh$_{null}$,与任何 Rh 抗体均不发生免疫反应,但该个体若发生免疫刺激,可产生广谱的 Rh 抗体,与 Rh$_{null}$ 以外的所有红细胞发生反应。

（3）红细胞 Rh 抗原一般存在着剂量效应,纯合子的抗原性明显强于杂合子。

2. **D 抗原**　由 *RHD* 基因编码产生的由 416 个氨基酸组成的多肽链,12 次闭合贯穿红细胞膜,胞外形成 6 个环,其 N 末端、C 末端均在胞浆内。RhD 只存在于人类红细胞膜和部分细胞膜上,体液和分泌液中无游离的 D 抗原。临床常根据红细胞上 D 抗原的有无,将 Rh 血型分为阳性或阴性,含有 D 抗原者称为 Rh 阳性,不含有 D 抗原者称为 Rh 阴性。白种人、黑人、中国汉族人 Rh 阴性的频率分别约为 15%、5%、0.3%。

正常 Rh 阳性个体每个红细胞上 D 数量高达 1 万~3 万。*RHD* 基因因缺失、基因交换、碱基变异(突变、缺失、mRNA 拼接位点变异)等,可引起细胞外环、细胞内的氨基酸的改变,影响 D 表位和抗原数量的表达,产生不同的 RhD 型别,如弱 D、部分 D、D$_{el}$ 等(表 2-8),导致 D 抗原表达的质或量发生改变或降低,通称为 D 变异型。因 D 抗原数量或表位的变化,单一单克隆试剂可能无法检测到 D 变异型抗原,易出现假阴性。因此,需要应用不同厂家或不同批号的试剂进行 Rh 阴性确认。D 变异型个体,由于红细胞上依然存在着 D 抗原,可以刺激 Rh 阴性个体产生抗 D,所以该个体若作为献血者应视其为 Rh 阳性,作为受血者应视其为 Rh 阴性。

表 2-8　不同 RhD 抗原的血清学特征

	D 表位	D 表达	突 变 部 位	抗 D 反应性	产生抗 D
增强 D	正常	增强	*RHCE* 基因缺乏	强	不能
正常 D	正常	正常	无	正常	不能
弱 D	减少	减弱	*RHD* 基因跨膜区或胞内区发生了突变	弱或阴性	可能
部分 D	缺失	正常/减弱	*RHD* 胞外突变	弱或阴性	能
Del	减少	极弱	*RHD* 基因剪切位点突变和膜中、胞内错义突变	阴性	可能
D 阴性	无	无	*RHD* 完全缺失、突变失活	阴性	能

3. **弱 D(weak D)**　红细胞膜上 D 抗原数量减少时,可能不与 IgM 抗 D 发生凝集反应,但在抗人球蛋白介质中使用 IgG 抗 D 可以直接检出。弱 D 产生的原因可能是 *RHD* 基因的跨膜区或胞内区发生突变,影响到 D 抗原多肽链插入细胞膜,从而使细胞膜上 D 抗原数量减少。由于弱 D 个体红细胞膜上还有 D 抗原,为避免临床 HTR,该个体作为献血者应视其为阳性,作为受血者应视其为阴性。

4. **部分 D(partial D)**　红细胞胞膜外氨基酸发生了改变,引起 D 抗原表位改变或缺失,D 抗原表达正常或减弱,单个红细胞上约有近 1 万个 D 抗原,血清中可能存在抗 D,此种 D 变异型称为部分 D。正常 D 抗原包括 9 个表位,而部分 D 发生 D 抗原表位部分缺失,大多数是由于部分 *RHD* 基因被 *RHCE* 基因替代,如 *RHD* 的第 2~9 外显子被 *RHCE* 基因取代,形成 *RHD-CE(2-9)-D* 融合基因,从而产生杂合蛋白,不仅丢失了一部分的 D 抗原表位,还有可能产生新的抗原。

5. **放散 D** 红细胞上 D 抗原表达极弱,常规血清学检查为阴性,易被误认为阴性,但通过吸收放散试验发现红细胞上存在有极少量 D 抗原(<200/红细胞),称为 D_{el}。亚洲人 D_{el} 型约占 Rh 阴性的 10%~30%,而在西方人种中此种血型极少。

6. **增强 D** 由于 *RHCE* 基因缺失、弱表达或 *CE* 的亚型,如 D--、Dc-和 DC^w-等,导致红细胞上 D 抗原表达明显增强,表达量达 3 万~20 万,该血型的红细胞在盐水介质中能与 IgG 抗 D 发生凝集反应。

7. **C/C 和 E/e 抗原** *RHCE* 基因编码 C、c、E 和 e 抗原,C 和 c 是等位基因 *C、c* 的产物,E 和 e 是等位基因 *E、e* 的产物。但 *RHCE* 有 50 多种等位基因,易发生突变,导致抗原表达改变或减弱。

(1)复合抗原:包括 ce、cE、Ce、CE。ISBT 命名 ce 为 RH6,Ce 为 RH7 和 RH41 两种,CE 为 RH22,cE 为 RH27。

(2)变异体:*RHCE* 基因突变导致 C、c、E、e 抗原数量或质量改变,其中 C 和 e 抗原改变较为常见。欧洲人 C 抗原的改变与 RhCe 蛋白第一个细胞外环氨基酸突变有关,伴有 C^w 或 C^x 抗原表达,该个体红细胞 C 抗原阳性,但免疫刺激时有可能产生抗 C 或者抗 Ce。

(四)Rh 血型抗体及其临床意义

Rh 抗原阴性的个体因反复输血、妊娠等免疫刺激,可产生 IgG 抗体,如抗 D、抗 E、抗 C、抗 c、抗 e、抗 DC、抗 DE、抗 Ce、抗 Ec 等,在临床可引起严重的 HTR 和 HDN。Rh 血型抗体(IgG 抗体)能封闭抗原表位,影响血型抗原定型,如 RhD 阳性的新生儿,因其红细胞 D 抗原表位被母体 IgG 抗体封闭,可导致 RhD 抗原鉴定为假阴性。

约 30% 的 Rh 阴性个体接受 Rh 阳性血液后能产生抗体。中国汉族人群 Rh 阴性个体较少,又因 D 抗原是临床常规检查项目,Rh 阴性个体一般选择阴性血液进行输血治疗,所以临床上因输血产生抗 D 较少见。Rh 血型 E 的抗原性略低于 D 抗原,但 E 抗原尚未作为常规检查项目,所以临床上抗 E 产生的概率远超过抗 D。

五、红细胞其他血型系统

红细胞表面除有常见的 ABO、Rh 血型系统外,还存在着其他血型系统,如 H、Lewis、MNS、P1PK、I、Duffy、Kidd、Kell 等,这些血型系统逐渐被人们了解和认识。掌握红细胞其他血型系统抗原抗体特征,有助于安全输血治疗和预防 HDN 并开展血型遗传学、法医学和亲子鉴定研究。

(一)H 血型系统和 Lewis 血型系统

H、Lewis 血型抗原的结构与 ABO 抗原相似,都是通过糖基转移酶把糖分子转移并连接到糖脂或糖蛋白的寡聚糖上,形成糖分子抗原。

1. **H 血型系统** ISBT 命名为 H,数字序号为 018,只有 1 个 H 抗原。H 抗原与 ABO、Lewis 血型系统关系密切,红细胞上的寡聚糖是 H 抗原的基础,H 抗原又是 A、B 抗原的前体物质。除孟买(bombay)型个体外,人体内几乎所有组织的细胞膜糖蛋白或糖脂上以及分泌液、体液中都含有 H 抗原,O 型红细胞 H 抗原表达最强。正常成人红细胞上 H 抗原表达强弱顺序依次为:O 型>A_2 型>B 型>A_2B 型>A_1 型>A_1B 型。ABO 亚型个体红细胞上 H 抗原表达强于正常 A 型或 B 型,弱于正常 O 型。

(1)*H* 基因及其抗原生化结构:*FUT1(H)* 和 *FUT2(Se)* 基因位于 19 号染色体上,紧密连锁,合成 H 抗原。*H* 和 *Se* 基因均编码 L-岩藻糖基转移酶,分别转移 L-岩藻糖到 Ⅱ 型寡聚糖链和 Ⅰ 型寡聚糖链上,形成红细胞上的 H 抗原和体液中的 H 抗原。Ⅰ 型寡聚糖链:*N*-乙酰半乳糖胺和 D-半乳糖通过 β1→4 糖苷键连接形成;Ⅱ 型寡聚糖链:*N*-乙酰半乳糖胺和 D-半乳糖通过 β1→3 糖苷键连接形成。红细胞表面仅有 Ⅱ 型糖链,体液中存在着 Ⅰ 型、Ⅱ 型 2 种糖链(图 2-3)。由于分泌型个体唾液腺细胞有 *Se* 和 *H* 基因,所以唾液中同时表达 Ⅰ 型、Ⅱ 型 H 抗原,是分泌型个体形成 A 或/和 B 物质的基础;非分泌型个体为 *se* 隐性基因,唾液中不表达 H 抗原。

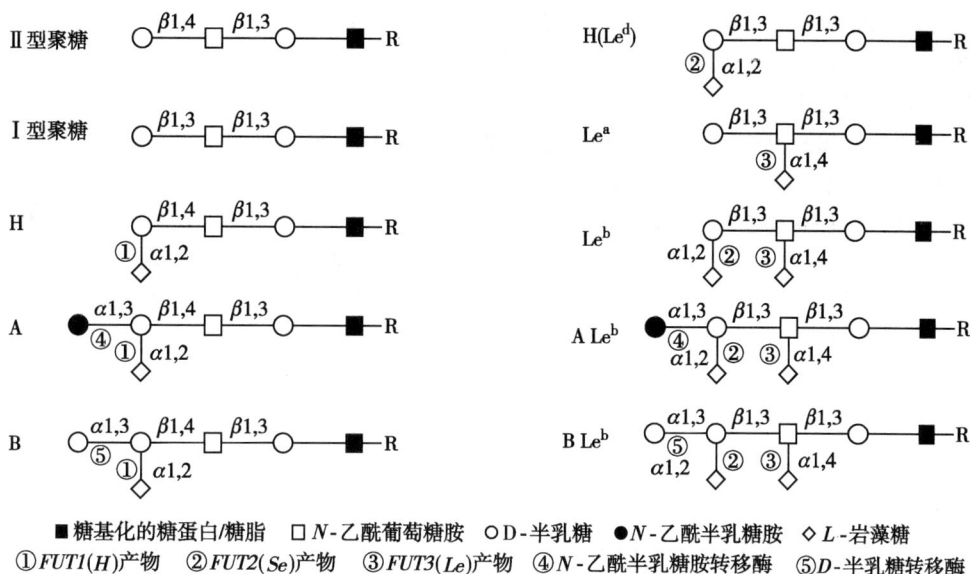

■糖基化的糖蛋白/糖脂 □*N*-乙酰葡萄糖胺 ○D-半乳糖 ●*N*-乙酰半乳糖胺 ◇L-岩藻糖
①*FUT1*(*H*)产物 ②*FUT2*(*Se*)产物 ③*FUT3*(*Le*)产物 ④*N*-乙酰半乳糖胺转移酶 ⑤D-半乳糖转移酶

图 2-3 H 抗原和 Lewis 抗原形成示意图

（2）抗原缺失表型

1）孟买型：缺失 *H* 基因和 *Se* 基因，基因型为 *hh*、*sese*，不能产生 L-岩藻糖基转移酶，在红细胞和分泌液中不能产生 H 抗原或 H 物质。血清学特征：①红细胞上无 ABH 抗原，与抗 A、抗 B、抗 AB 及抗 H 均不发生凝集反应，易被误判为 O 型；②唾液中无 ABH 物质；③血清中存在着抗 A、抗 B、抗 H，在 4~37℃均有活性，能与所有红细胞发生凝集反应，引起 HTR；④孟买型个体只能输注孟买型的血液。

孟买型个体缺失 *H*、*Se* 基因，无法遗传 *H* 基因和 *Se* 基因给后代，其携带的 *ABO* 基因即使遗传给后代，也不能形成 ABO 抗原，为隐性遗传。

2）类孟买型：缺乏 *H* 基因，有 *Se* 基因，红细胞表面不能检出 H 抗原，可通过吸收放散试验证实红细胞上有 A 或/和 B 抗原。由于类孟买型个体分泌液及血浆中含有 H 物质，可以形成少量 A 或/和 B 物质并吸附到红细胞上，微弱表达 A 或/和 B 抗原。类孟买个体血清中存在着抗 A、抗 B、抗 H 等抗体。

2. Lewis 血型系统 ISBT 命名为 LE，数字序号为 007。Lewis 血型有 6 个抗原，主要抗原为 Le[a] 和 Le[b]，可有 3 种表型，即 Le（a-b+）、Le（a+b-）及 Le（a-b-），以水溶性抗原形式存在于体液中，也可以吸附于红细胞表面。Lewis 抗原也表达在血小板、内皮细胞和泌尿生殖系统及消化系统上皮细胞上。

（1）基因及其抗原生化结构：Lewis 抗原的合成受控于 *Le* 基因（*FUT3*）及 *Se* 基因（*FUT2*）。*Le* 基因编码的 L-岩藻糖基转移酶将岩藻糖分子链接到 I 型糖链次末端的 *N*-乙酰葡萄糖胺上，形成 Le[a] 抗原；*Se* 基因编码的 L-岩藻糖基转移酶将岩藻糖链接到 I 型糖链末端的 D-半乳糖上，形成 Le[d] 抗原；在 Le[d] 抗原基础上，*Le* 基因编码的 L-岩藻糖基转移酶再把岩藻糖分子链接到 Le[d] 糖链次末端 *N*-乙酰葡萄糖胺上，形成有 2 个岩藻糖分子的 Le[b] 抗原；在 Le[b] 抗原基础上，若 A 酶转移 *N*-乙酰半乳糖胺到 Le[b] 抗原链末端 D-半乳糖上，就可以形成 A 型分泌型的 Le[b] 抗原（图 2-3）。

（2）Lewis 抗原：除人体红细胞外，在体液和分泌液中也可以检测到 Lewis 抗原。血清学特征：①脐带血标本大多数表现为 Le（a-b-），若用无花果蛋白酶处理脐血红细胞，50% 能检出 Le[a] 抗原；②新生儿红细胞很少表达 Lewis 抗原，出生后首先生成的是 Le[a] 抗原，5~6 岁时 Lewis 抗原表达量与成人相同；③Le[b] 优于 Le[a] 吸附于红细胞表面，由于 Le[b] 的抗原数量远远多于 Le[a]，红细胞上一般只能检测到 Le[b]；④妊娠期间 Lewis 抗原量可能减少，出现一过性的 Le（a-b-）表型，甚至可能产生 Lewis 抗体，分娩后随着 Lewis 抗原的恢复，抗体逐渐消失。

（3）Lewis 抗体：比较常见，为自然产生的 IgM 冷抗体，37℃ 没有活性，室温下反应强烈，可导致 ABO 血型定型困难。Lewis 抗体一般没有临床意义。Le（a-b-）个体可能产生抗 Le[a]、抗 Le[b] 及抗 Le[a+b]；Le（a-b+）个体一般不产生抗 Le[a]，因为唾液和血浆中含有少量的 Le[a] 抗原，可中和其抗体。

供者血浆中的 Le[a]、Le[b] 抗原以及供者红细胞表面的 Le[a]、Le[b] 抗原也可以脱落释放到血浆中，可以中和患者体液中的 Lewis 抗体,所以临床极少出现 Lewis 抗体引起的 HTR。对于有 Lewis 抗体的患者,选择 37℃ 交叉配血相合的血液输注即可,一般不需要选择 Lewis 抗原阴性的供血者。

（二）MNS 血型系统

MNS 是第二个被发现的红细胞血型系统,ISBT 命名为 MNS,数字序列为 002。目前已确认 MNS 血型抗原有 46 个,常见抗原为 M、N、S、s 等。

1. 基因及其抗原生化结构 4 号染色体上两个紧密连锁的 *GYPA* 和 *GYPB* 基因分别编码血型糖蛋白 A（glycoprotein A,GPA）和糖蛋白 B（glycoprotein B,GPB）。MNS 血型抗原为红细胞表面唾液酸糖蛋白成分,MN 抗原在糖蛋白 GPA 上,Ss 抗原和少量 N 抗原在糖蛋白 GPB 上。*MN* 是一对等位基因,共显性遗传。M 与 N 抗原差异体现在个别位点氨基酸的不同:前者第 1 位是丝氨酸,第 5 位是甘氨酸;后者第 1 位是亮氨酸,第 5 位是谷氨酸。

2. 抗原抗体性质 MNS 血型抗原为带负电荷的唾液酸糖蛋白,木瓜蛋白酶、菠萝蛋白酶等对其具有破坏作用,临床不宜使用酶法开展 MNS 血型抗原抗体检测。

（1）抗原特性:①MN 产生较早,胚胎期可检测,Ss 出生后才可检测;②MN 十分稳定,耐高温、高压,可反复冻融;③MNS 系统抗原是补体、细菌、病毒的受体;④MN 抗原存在着剂量效应,纯合子比杂合子抗原强;⑤M 抗原具有类 N 特异性,由于 M 型红细胞上存在有类似 N 抗原的受体,抗 N 可与 M 型红细胞反应;⑥MNS 系统还有一些低频抗原和高频抗原,如 Mi 亚血型系统的 MiⅢ,在白种人和非洲人中很少见,但中国人约占 7.3%,泰国人约占 10%。

（2）抗体特性:临床常见的抗体有抗 M、抗 N、抗 S、抗 s 等。①抗 M 多为 IgM 抗体,偶见因输血或细菌感染而产生 IgG 抗体;②抗 N 比较罕见,多数是 IgM;③抗 S 和抗 s 通常为 IgG 抗体,能够引起 HDN 和 HTR;④在中国香港和台湾地区,抗 MiⅢ 是继抗 A、抗 B 之后的最常见血型抗体,可引起 HDN 和 HTR。

（三）P1PK 血型系统

P1PK 是第三个被发现的红细胞血型系统,包括 P1、P、P^k 抗原,均由不同的合成酶通过阶梯式增加糖分子形成,而后与脂质相连形成直链结构,在血型血清学和生物化学方面紧密关联,故统称为 P1PK 血型系统。这些抗原的存在或缺失组合和相互作用,产生 P1、P2、P^k、P、p 五种表型。P 血型系统只包括 1 个 P1 抗原;P1 抗原阴性时称为 P2。P1、P、P^k 抗原均缺失时为 p。

P1 属于糖分子抗原,婴幼儿期尚未发育成熟,7 岁以后逐步发育完全。P1 抗原表达在红细胞、粒细胞、淋巴细胞、单核细胞上。P1PK 血型抗体抗 P1 较常见,为 IgM 抗体,常出现在 P$_2$ 个体血清中,25℃ 以上无活性,临床无须挑选 P1 抗原阴性的红细胞进行输血治疗。若抗 P1 在 37℃ 有活性,应选择 P1 抗原阴性的血液,用抗人球蛋白方法进行交叉配血和输血治疗,避免发生 HTR。

（四）I 血型系统

ISBT 命名为 I,数字序号为 027,只有 1 个 I 抗原,由 6 号染色体 *I* 基因编码的 *N*-乙酰葡萄糖胺转移酶转移 *N*-乙酰葡萄糖胺间接产生。i 抗原是非分支状直链结构,I 抗原是多价的分支多糖结构。红细胞膜上的 Ii 抗原是从 i 抗原发育成为 I 抗原。胎儿或新生儿红细胞膜上有大量的 i 抗原,缺乏 I 抗原,2 岁时 i 抗原渐渐减少,I 抗原逐渐生成,成人红细胞膜上为 I 抗原。红细胞膜上的 I 和 i 抗原,两者结构密切相关,共有的表位是半乳糖或者 Ⅱ 型前体链,也是 ABO、Lewis 等血型抗原的基础物质(i 抗原→I 抗原→H 抗原→A/B 抗原)。

多数成人血清有抗 I,为 IgM 冷自身抗体,室温下可引起红细胞非特异性凝集,影响 ABO 血型鉴定、交叉配血等输血前检查。肺炎支原体感染引起的冷凝集综合征,可产生大量自身抗 I,可导致严重的自身免疫性溶血性贫血,若患者输血需要预热血液。

（五）Lutheran 血型系统

ISBT 命名为 LU,数字序号为 005,目前已确定抗原有 20 个,主要抗原为 Lu^a、Lu^b。Lu 抗原对胰蛋白酶和糜蛋白酶敏感,而对木瓜蛋白酶不敏感,可被二硫苏糖醇（DL-Dithiothreitol,DTT）、2-巯基乙醇（2-mercaptoethanol,2-Me）等破坏。LU 系统抗原在脐带血红细胞上表达很弱,常被认为是 Lu(a-b-),到 15 岁左右逐步发育成熟,达到成人水平。Lutheran 抗原广泛表达在各种细胞和组织上,具有黏附和介导细胞内信号传递功能。

Lu 抗体以 IgM 为主,IgG、IgA 抗体相对较少。抗 Lu^a 可自然产生,也可通过妊娠和输血等免疫产生。抗 Lu^b 较罕见,均由妊娠和输血产生。一般认为,Lu 抗体临床意义不大,偶尔引起轻微溶血和 HDN。

(六) Kell 血型系统

ISBT 命名为 KEL,数字序号为 006,目前已确认的 KEL 抗原有 35 个,主要抗原有 K、k、Kp^a、Kp^b 等。DTT 可通过破坏二硫键而使 Kell 血型抗原失活。

Kell 血型抗原性较强,可通过免疫产生 IgG 类抗 K、抗 k,引起严重的急性、迟发性 HTR 和 HDN。白种人 K 阳性者约占 10%,可免疫产生抗 K。中国人群 100%k 抗原阳性,中国汉族人群中不易产生抗 K。如果患者体内有 Kell 系统抗体,应选择相应抗原阴性且交叉配血相合的血液进行输血治疗。由于 Kell 血型抗原带正电荷,该血型抗原抗体检测不宜使用聚凝胺方法,应使用抗人球蛋白方法进行检查。

(七) Kidd 血型系统

ISBT 命名为 JK,数字序号为 009,有 3 种抗原,即 Jk^a、Jk^b 和 JK3,形成 Jk(a-b+)、Jk(a+b-)、Jk(a+b+) 和 Jk(a-b-)4 种表型。Jk 抗原表达在红细胞、中性粒细胞和肾脏细胞上,体液中未发现可溶性的 Jk 抗原。Kidd 糖蛋白是尿素转运蛋白分子,Jk 抗原可溶解在 2mol/L 尿素中,但 Jk(a-b-)细胞能较长时间抵抗这种溶解作用,故可通过这个特性筛选出 Jk(a-b-)细胞。

Jk 抗体不常见,大多是由免疫刺激产生的 IgG 抗体,如抗 Jk^a、抗 Jk^b 等,可以引起 HTR 和中等程度的 HDN。抗 Jk^a、抗 Jk^b 易消失,输血前很难检测。若 Kidd 血型抗原产生回忆性免疫反应,Jk 抗体迅速产生,可引起严重的溶血反应。

(八) Duffy 血型系统

ISBT 命名为 FY,数字序号为 008,共有 6 个抗原,主要抗原为 Fy^a、Fy^b;可有 4 种表型,即 Fy(a-b+)、Fy(a+b-)、Fy(a+b+) 及 Fy(a-b-)。FY 糖蛋白在多种细胞上表达,是红细胞趋化因子,也是间日疟原虫的受体,间日疟原虫的裂殖子能够通过 Fy 抗原结合到红细胞表面,入侵并破坏红细胞。非洲西部多数人红细胞是 Fy(a-b-)表型,能抵抗疟原虫感染。木瓜蛋白酶、菠萝蛋白酶和无花果蛋白酶可破坏 Fy 抗原,但胰蛋白酶不影响其抗原结构。因此,临床开展 Duffy 血型系统抗原抗体检测,应慎用酶技术。

Duffy 血型抗 Fy^a 较常见,抗 Fy^b 少见,多由输血或者妊娠免疫刺激产生的 IgG 抗体。抗 Fy^a 能引起中、重度 HDN 和急性、迟发性输血反应。抗 Fy^b 引发的免疫反应弱于抗 Fy^a,较少引起急性溶血反应。

第二节　红细胞血型鉴定技术

ABO、Rh 血型系统是两个重要的红细胞血型系统,抗原性很强,与临床输血和 HDN 关系最为密切,输血前一般常规检查 ABO、RhD 血型,主要通过血清学鉴定,也可通过分子生物学进行基因分型。

一、ABO 血型血清学鉴定

临床上常采用生理盐水、凝胶等介质通过试管法、玻片法(或纸板法)、微量板法和微柱凝胶卡法等进行红细胞血型检查。本节主要介绍临床常用的试管法和微柱凝胶介质法。

(一)鉴定方法

1. 试管法

【原理】　根据抗原抗体特异性反应的原理,进行红细胞 ABO 血型定型。使用已知抗体试剂(抗 A 或/和抗 B),测定红细胞上有无 A 抗原或/和 B 抗原。

【标本】　EDTA-K$_2$ 或枸橼酸钠抗凝全血、不抗凝的全血标本。

【器材与试剂】

(1) 器材:试管、试管架、标记笔、一次性吸管、玻璃片、免疫血清学离心机、移液器、显微镜等。

(2) 试剂:生理盐水、抗 A 和抗 B 单克隆抗体,2%~5% 的 A 型红细胞(Ac)、B 型红细胞(Bc)和 O 型红细胞(Oc)。

【操作】

（1）处理标本：

1）分离血浆或血清：1 000g（3 000rpm）离心 5min。

2）洗涤红细胞：在 5ml 试管中加入 1ml 比容红细胞和 2ml 生理盐水，混匀，3 000rpm 离心 5min，去除上清液。同样方法洗涤红细胞 2~3 次。

3）制备 2%~5% 红细胞悬液：吸取洗涤后的比容红细胞 50μl 于试管中，在其中加入 0.8~2.0ml 生理盐水，混匀，即为 2%~5% 红细胞悬液。

（2）标记：取 5 支干燥洁净的玻璃试管，分别标明抗 A、抗 B、Ac、Bc 和 Oc。

（3）加样：

1）正定型：在标有抗 A、抗 B 的玻璃管中，对应加入抗 A、抗 B 各 1 滴和受检者 2%~5% 红细胞悬液各 1 滴。

2）反定型：在标记 Ac、Bc 和 Oc 的玻璃管中，各加入 2 滴受检者血清，再对应加入 Ac、Bc、Oc 试剂红细胞各 1 滴，充分混匀。

（4）观察结果：3 000r/min 离心 15s，观察有无溶血，轻轻摇动试管观察凝集情况。

【结果判断】

（1）红细胞凝集强度的判定标准。①"4+"：背景清晰，一个大凝块，无游离红细胞；②"3+"：背景清晰，数个较大凝块和部分小凝块，无游离红细胞；③"2+"：背景清晰，凝块较小较多，游离红细胞较少；④"1+"：背景浑浊，凝块较细小较多，游离红细胞较多；⑤"±"：肉眼呈小颗粒样，显微镜下有细小凝块；⑥"mf"：既有红细胞凝块，又有散在游离的红细胞；⑦"-"：背景浑浊，肉眼和显微镜下均无凝集；⑧完全溶血：背景清澈透明红色，液体中无红细胞凝块；⑨不完全溶血：背景清澈透明红色，液体中有红细胞凝块。

（2）红细胞凝集强度的评分标准。①"4+"：12 分；②"3+"：10 分；③"2+"：8 分；④"1+"：5 分；⑤"±"：2 分；⑥"mf"：1 分；⑦"-"：0 分。

【质量控制】

（1）所用器材必须清洁干燥，试管、滴管口径一致，一次性使用，防止交叉污染。

（2）试剂质量、性能符合要求，于 2~8℃ 保存，使用前需要平衡至室温。

（3）血液标本应新鲜，无细菌污染，无溶血。

（4）标本和试剂加样比例要合适，反应应充分，严格按操作规程控制离心速度和时间，防止假阳性和假阴性。

（5）为防止血清或抗体漏加，加样顺序应为先加抗体（血浆或血清），后加红细胞悬液。

（6）弱凝集必须用显微镜予以确认。溶血结果应视为阳性。

（7）实验后标本置于 2~8℃ 冰箱中保存 7 天，以备复查。

2. 微柱凝胶法

【原理】　利用分子筛技术和免疫学技术，将特定配比的葡聚糖凝胶颗粒填充于检测管中，制成微柱凝胶卡，凝胶柱的上层为抗原抗体反应区，柱的下层为"分离池"。正定型采用特异性微柱凝胶，反定型采用中性微柱凝胶。红细胞抗原与相应抗体在凝胶介质中发生反应，在一定离心力的作用下，未凝集的单个红细胞通过介质到达反应柱的最下端，为阴性反应；凝集的红细胞体积大，被凝胶阻滞不能通过凝胶层，留于凝胶介质的上层或中间，为阳性反应。

【标本】　同试管法。

【器材与试剂】

（1）器材：试管、试管架、标记笔、一次性吸管、免疫血清学离心机、微量移液器、枪头、微柱凝胶卡专用离心机。

（2）试剂：生理盐水、微柱凝胶血型卡、2%~5% 的 A 型（Ac）、B 型（Bc）和 O 型（Oc）红细胞试剂。

【操作】

（1）处理标本：同试管法。采用 10% 红细胞悬液进行 10 倍稀释，即可获得 1% 红细胞悬液。

（2）标记：取 1 张凝胶反应卡，分别标明抗 A、抗 B、Ac、Bc 和 Oc。

0202

图片：微柱凝胶法 ABO 血型鉴定

笔记

（3）加样：

1）正定型：在标有抗A、抗B的微孔中，加入受检者1%红细胞悬液各50μl。

2）反定型：在标记Ac、Bc和Oc的微孔中，加入Ac、Bc、Oc试剂红细胞各50μl，再加入受检者血清各50μl。

（4）观察结果：按卡式离心机的要求，900rpm离心2min、1 500rpm离心3min，观察红细胞在微柱中的位置。

【结果判断】　红细胞凝集强度的判定标准见表2-9。

表2-9　微柱凝集反应凝集强度结果判断

判断标准	凝集强度
红细胞全部在柱的上面凝集，并形成一个环形带	4+
发生凝集的大部分红细胞位于凝胶上半部分，少部分位于凝胶中部	3+
发生凝集的大部分红细胞位于凝胶柱中部，柱的底部也可见到少量红细胞	2+
发生凝集的大部分红细胞位于凝胶柱下半部分，柱的底部也可见到一些红细胞	1+
大部分凝集红细胞在柱的底部形成一个粗制而非平整的红细胞的凝集带，凝集带上方有少量红细胞	±
少数凝集的红细胞位于柱上面，而绝大多数红细胞沉于柱底部	混合凝集
凝胶柱中有液体出现清澈透明红色	溶血反应
所有红细胞穿过凝胶颗粒间隙，沉积在柱的底部	阴性

0203

图片：微柱凝集现象及其强度判断标准

【质量控制】

（1）标本新鲜，避免红细胞破碎或细菌污染引起的假阳性。

（2）建议使用EDTA-K_2或枸橼酸钠抗凝的血浆标本，血清标本应完全去除纤维蛋白，按说明书要求调整红细胞浓度。

（3）凝胶卡应于4℃冰箱中竖立保存，使用前需要平衡至室温，检查凝胶中有无气泡、卡液面是否干涸、卡封口是否完整，使用前需要离心处理，以避免凝胶卡运输或放置过程中产生气泡。

（4）使用中性凝胶卡进行ABO血型鉴定时，须先向检测管内加红细胞悬液，再在其上滴加血浆或抗体试剂，严格按说明书要求加样，加样动作轻柔，不能破坏凝胶面。

（5）按照临床操作规程要求的比例加样和卡式离心机的要求离心。

（二）方法学评价

ABO血型鉴定的方法较多，临床上往往根据实际工作的需要，选择合适的鉴定方法。ABO血型鉴定方法各有利弊，详见表2-10。

表2-10　ABO血型鉴定的方法学评价

鉴定方法	优　　点	缺　　点
玻片法	操作简单，无需离心处理，常用于大规模普查和POCT检查	灵敏度差、费时，弱凝集易被误定阴性，人为因素影响大，不适用反定型检查
试管法	临床较常用方法，较玻片法灵敏，结果准确可靠，反应时间短，适用于急诊；离心增强凝集反应，可发现较弱反应，结果可半定量	操作较玻片法复杂，人为因素影响大
微量板法	可自动化、标准化，适用于血液中心（或中心血站）大批量标本血型鉴定	自动鉴定需要特殊设备
微柱凝胶血型卡法	特异性强，灵敏度高，结果准确，保持时间长，标本和试剂用量少，并且可以标准化和自动化，减少了医源性污染，结果扫描后可长期保存，临床应用广泛	需特殊试剂和器材，成本较高；假阳性率高

笔记

二、Rh 血型血清学鉴定

Rh 血型系统有 5 种主要抗原,即 D、E、C、c、e,可使用 IgM 抗体试剂通过玻片法、试管法直接检测,也可通过微柱凝胶法进行检测。下面简要介绍试管法检测 Rh 血型。

【原理】 在盐水介质中,单克隆 IgM 抗 D、抗 E、抗 C、抗 c、抗 e 与受检者红细胞反应,产生肉眼可见的凝集反应。

【标本】 同 ABO 试管法。

【器材与试剂】

(1)器材:同 ABO 试管法。

(2)试剂:生理盐水,单克隆 IgM 抗 D、抗 E、抗 C、抗 c、抗 e。

【操作】

(1)处理标本:同 ABO 试管法。

(2)标记:取 5 个试管,分别标明抗 D、抗 E、抗 C、抗 c、抗 e。

(3)加样:在 5 个试管中分别加入对应的抗体试剂 1 滴,再各加入受检者 2%~5% 的红细胞悬液 1 滴。

(4)观察结果:以 1 000g(3 000rpm)离心 15s,观察溶血和凝集情况。

【质量控制】

(1)待检者红细胞需要使用生理盐水充分洗涤,避免血清蛋白的干扰。

(2)使用抗 D 试剂检测阴性的标本,需要采用 3 种以上 IgG 抗 D 试剂通过间接抗球蛋白试验进一步 Rh 阴性确认。若为 D 变异型,可以通过分子生物学进行确认。

三、其他红细胞血型血清学鉴定

除 ABO 和 Rh 两个主要血型系统外,红细胞上还有 MNS、Duffy、Kidd、Kell 等其他红细胞血型,在临床上也可免疫产生不规则抗体,影响红细胞血型鉴定和交叉配血试验。与 Rh 血型鉴定方法相似,只需要使用已知的特异性抗体(或标准血清),如 MNS 血型试剂(抗 M、抗 N、抗 S、抗 s)、P1PK 血型试剂(抗 P)、Kell 血型试剂(抗 K)、Kidd 血型试剂(抗 Jk^a、抗 Jk^b)等,检查红细胞上有无相应的血型抗原。

四、红细胞血型的分子生物学鉴定

临床常用血清学技术鉴定红细胞血型,但 ABO 正反定型不符的,如 ABO 亚型,可以通过分子生物学技术进一步确认。血清学技术和分子生物学技术各有优势,在临床上相互补充,不能相互取代。临床比较常用的分子生物学技术是序列特异性引物 PCR 技术(PCR-sequence specific primer,PCR-SSP)、限制性内切酶片段长度多态性 PCR 技术(PCR-restriction fragment length polymorphism,PCR-RFLP)、PCR-DNA 测序等,其技术原理、操作步骤等与 HLA 检测类似(详见本章第四节)。分子生物学技术除用于验证 ABO 亚型、D 变异型,也可以应用于人类血型基因遗传多态性调查、亲子鉴定和法医学鉴定等。

第三节 疑难血型鉴定及处理

无偿献血者献血前和患者输血前,均需要进行 ABO 和 Rh 血型鉴定,以便为临床及时、合理地提供相配合的血液。但在实际工作中,因为人为因素、客观因素所限,有时会出现一些血型疑难鉴定的情况,临床需要结合患者病史和实验室检查结果,正确判断血型和开展输血治疗。

一、ABO 疑难血型鉴定及处理

ABO 血型鉴定时,无法用已知的抗体直接观察到红细胞上有无相应的抗原,或者无法用已知红细胞抗原验证被检者血清中有无相应的抗体,主客观因素均可导致 ABO 正反定型不一致,出现 ABO 血型定型困难,需要进行原因分析和进一步确认,以便临床正确定型和开展相关的输血治疗。

（一）ABO正反定型不一致的原因

临床上有时会出现ABO正反定型不一致的现象,需要进行原因分析和进一步确认。ABO正反定型不一致的情况详见表2-11。

表2-11 ABO正、反定型不一致的情况分类和原因分析

	原因和现象	具体的诱因
红细胞	抗原丢失或减弱导致的反应减弱	婴幼儿及老年人,急性大失血,白血病或造血系统恶性疾病,ABO亚型,可溶型物质过高,孟买型或类孟买型等
	额外反应	红细胞上黏附有大量蛋白,红细胞未洗涤或洗涤不彻底,红细胞直接抗人球蛋白试验(DAT)阳性,造血干细胞移植后,获得性B抗原(类B),B(A)表型;输(异型)血
血清	抗体丢失或减弱导致的反应减弱	婴幼儿及老年人,低丙种球蛋白血症,先天性ABO抗体缺失,大量输晶体盐或胶体扩容剂
	额外反应	自身抗体导致的自身凝集,冷抗体、同种抗体干扰反定型,血清球蛋白过高或A/G倒置,患者血浆置换后,造血干细胞移植后,输(含某种血型抗体)免疫球蛋白
其他情况	MF	A_3或A_{end},(近期)输异型血,造血干细胞移植后,双精子授精(嵌合体)

（二）ABO正反定型不一致的原因分析与处理

对ABO正反定型不一致的原因首先要做出科学合理的分析,然后针对不同的情况进行正确处理和判定。

1. 排除人为因素干扰

（1）重新采集抗凝和不抗凝血标本各一管,排除血样采错、静脉输液处采样和标本不合格等因素。

（2）挑选合格的器材和试剂,重新检测。

（3）严格按试剂说明书和操作规程重新检测,排除离心机转速、时间、离心力对结果的干扰。

2. 复查临床资料

（1）复查受检者的年龄、性别、孕产史、输血史以及生理状况。①小于6个月的婴儿或老年人,可出现抗原、抗体减弱情况;②孕妇血液中纤维蛋白原可升高,可使红细胞呈缗钱状,影响反定型;③有孕产史、输血史的受检者,体内可能存在意外抗体,可干扰反定型。

（2）受检者家系调查,了解患者是否为双胞胎(双精子受精)。双胞胎可出现嵌合体血型。

（3）患者临床治疗情况:大量输液、静脉输注高分子药物、输异型血、血浆置换治疗、ABO不合的造血干细胞移植后,均可出现ABO正反定型不符现象。

（4）患者的临床诊断情况:①白血病或某些其他造血系统恶性疾病,可导致ABO抗原减弱或漏检;②血浆蛋白紊乱的疾病,如肝脏病、代谢性疾病、多发性骨髓瘤、某些慢性消耗性疾病,可导致反定型出现非特异性凝集反应;③自身免疫性溶血性贫血(AIHA)、淋巴瘤、系统性红斑狼疮(SLE)等疾病,自身抗体可干扰ABO正反定型;④真性红细胞增多症,红细胞呈缗钱状,干扰ABO正定型;⑤细菌感染可能导致的类B抗原、病毒感染产生的全凝集/多凝集或病理性冷凝集素,均可干扰ABO定型;⑥急性大失血可干扰ABO正定型,扩容治疗可干扰ABO反定型。

3. 具体处理措施

（1）ABO亚型:正定型,受检红细胞凝集反应弱或呈MF,或者抗A,B出现凝集增强现象。反定型,试剂红细胞(A_c、B_c)出现不同程度的凝集现象。①血清学鉴定:根据A亚型的特征,选择相应的试验验证,如人源抗体和吸收/放散试验检查红细胞有无抗原,抗H检测红细胞上H抗原的强弱,唾液血型物质检测,抗A_1和A_2细胞区分A_1型和A_2型,抗A,B确认是否为Ax型等。②DNA鉴定:PCR

扩增和测序分析确认 A 亚型的种类。

（2）白血病或造血系统恶性疾病：临床诊断白血病或其他造血系统恶性疾病（如 MDS），一般反定型不受干扰，正定型可出现 ABO 抗原减弱。鉴定：①证实红细胞上的弱抗原，吸收/放散试验，抗原-抗体增强技术（4℃孵育 1h 立即离心观察结果、酶处理红细胞、低离子 LISS 增强剂和 22% 牛白蛋白增强剂等），血型物质测定（佐证验证被检者 ABO 血型）；②临床追踪，一般在病情缓解后血型抗原强度恢复；③DNA 鉴定。

（3）3 个月内输（异型）血：正定型可能呈 mf。鉴定：①DAT 阳性为有力佐证，但 DAT 阴性不能排除；②毛细管离心法分离患者红细胞，复检血型；③DNA 鉴定。

（4）ABO 不合的造血干细胞移植：移植后如果植入存活，受者在逐渐转变为供者血型的过程中可能呈嵌合体状态，如果供者 O 型、受者非 O 型，嵌合体可能呈现"A 或 B 抗原减弱"样。鉴定：①ABO 正定型凝集呈 MF；②DNA 鉴定。

（5）可溶性血型物质过高：临床少见，多见于未洗涤的红细胞。鉴定：红细胞经充分洗涤后复检血型。

（6）急性大失血：多见于有急性大失血病史者。鉴定：①网织红细胞增多，外周血出现有核红细胞；②定期复查，外周血成熟红细胞增多后，干扰消失。

（7）某些疾病因素：①肝脏疾病、结核病、多发性骨髓瘤等，血清蛋白（如 M 蛋白、免疫球蛋白的轻链单体或二聚体等）过高、A/G 倒置，干扰定型。鉴定：红细胞经充分洗涤后复检血型。②自身免疫性疾病，病毒感染或其他临床诊断（如冷凝集素综合征、阵发性寒冷性血红蛋白尿、SLE 等），自身抗体可导致所有参与检测的细胞凝集。鉴定：37℃盐水洗涤红细胞，DAT 阴性后再鉴定血型；或者红细胞经甘氨酸/HCl 或二磷酸氯喹放散，DAT 阴性后鉴定血型；反应结果在 4℃、室温、37℃对比观察，冷自身抗体可出现 4℃反应增强。③低丙种球蛋白血症提示，多无特殊病史可循。鉴定：血清蛋白测定。④其他异常提示：常见于病毒感染，试剂红细胞多呈假凝集（红细胞膜完整）。

（8）年龄、妊娠等因素：①小于 6 个月的幼儿、老年人。鉴定：<6 个月的幼儿不做 ABO 反定型；老年人 ABO 抗体效价降低，可采用增强抗原抗体反应技术。②孕妇，由于体内纤维蛋白原含量高，可出现假凝集。鉴定：洗涤红细胞，或者在反应结果中加入生理盐水。

（9）血浆置换：临床采用大量输晶体盐或胶体扩容剂扩容治疗或血浆置换，患者 ABO 抗体被稀释。鉴定：追踪观察，晶体盐或胶体扩容剂代谢后干扰消失。

（10）输（异型）血浆或免疫球蛋白：定期复查，异型血浆或免疫球蛋白代谢后干扰消失。

（11）有免疫史或药物过敏史：有输血史或妊娠史的个体，体内可能产生了意外抗体。鉴定：抗体筛查，抗体鉴定。

（12）获得性 B 抗原（类 B）：细菌感染（尤其是肠道细菌感染），以前为 A 型，现在呈"AB"样；或以前为 O 型，现在呈"B"样。鉴定：①正定型抗 A（4+）、抗 B 呈弱凝集，反定型 Ac 不凝集、Bc 凝集强，或正定型抗 A（-）、抗 B 弱凝集，反定型 Ac、Bc 均凝集；②用酸化（pH6.0）抗 B 检测不凝集；③临床追踪，感染控制后"类 B"现象消失；④吸收抗 B 弱，放散抗 B 强。

（13）B（A）表型：正定型抗 B（4+）、抗 A（±），反定型 Ac（4+）、Bc（-）。鉴定：①吸收/放散试验证实红细胞携带有弱 A 抗原；②用 MHO4 单克隆抗 A 检测，凝集<2+，容易散开。

（14）混合凝集（mf）：①（近期）输异型血。鉴定：如上。②ABO 不合的造血干细胞移植成功后。鉴定：如上。③双精子授精（嵌合体）：被检者无病史（包括输血史、妊娠史）可循并排除 ABO 亚型时，应注意是否为双胞胎。鉴定：DAT 阴性，排除输异型血所致；被检者为双胞胎，无临床异常。

二、Rh 疑难血型鉴定及处理

临床输血前需要常规检测 Rh 血型 D 抗原，人为因素或客观因素均可能导致出现错误定型现象。

（一）原因

1. 假阳性的原因 ①受检细胞已被免疫球蛋白致敏，或标本血清中含有引起红细胞凝集的因子；②受检细胞与抗血清孵育时间过长，含高蛋白的定型试剂会引起缗钱状形成；③标本抗凝不当，受检过程中出现凝集或小的纤维蛋白凝块，误判为阳性；④定型血清中含有事先未被检测的其他特异性抗体,造成假阳性定型结果;⑤多凝集细胞造成定型的假阳性;⑥鉴定用器材或抗血清被污染,造成假阳性。

一般情况下,红细胞只进行 Rh(D)定型。当有特殊理由时,如家系调查、父权鉴定、产前诊断时需要确定纯合子或杂合子,以及配血试验中发现有不规则抗体存在等情况下,才需要进行 Rh 血型抗原全部表型定型。

2. **假阴性的原因** ①受检细胞悬液浓度太高,与抗血清比例失调;②漏加或错加定型血清;③定型血清的使用方法错误,没有按说明书进行;④离心后重悬细胞扣时,摇动用力过度,摇散微弱的凝集;⑤抗血清保存不当,导致失效;⑥一种试剂可能导致 D 变异型的漏检。

(二)处理

加强实验室管理和质量控制,严格按照操作规程规范开展实验室检查,排除技术和管理问题,正确鉴定血型。

1. 若受检细胞出现 DAT 阳性,应放散后再鉴定血型。

2. 标本彻底抗凝,选用合格的器材和试剂,正确加样,严格按操作规程进行血型鉴定。

3. 一种试剂鉴定是阴性的结果,需要选用 3 个不同厂家或批号的试剂通过抗人球蛋白法进行阴性确认。D_{el} 抗原需要通过吸收放散进行确认。

第四节 白细胞抗原系统

人类白细胞表达的抗原有粒细胞特异性抗原、人类白细胞抗原(human leucocyte antigen,HLA)、红细胞血型抗原。人类白细胞血型抗原可以通过机体的免疫反应产生相应的抗体,导致临床上出现输血不良反应。人类白细胞血型是最复杂的血型系统之一,广泛应用在器官移植、临床输血、亲子鉴定和人类学研究中。

一、白细胞血型抗原系统

HLA 是白细胞与其他组织细胞共有的抗原,又称主要组织相容性复合体(major histocompatibility complex,MHC)分子,表达在细胞表面,具有个体特异性和重要的免疫性功能。HLA 在移植医学、法医学和输血医学中具有重要的临床意义。

(一)HLA 的复合体

1. **HLA 复合体的结构** HLA 复合体位于人第 6 号染色体短臂 6p21.31 区域,全长 3 600kb,共有 224 个基因位点,其中 128 个为功能基因,96 个为假基因。HLA 复合体按其编码分子的结构、表达方式、组织分布和功能等特性被分为三类,即 HLA-Ⅰ、HLA-Ⅱ和 HLA-Ⅲ,各类基因都含有多个基因位点(图 2-4)。HLA 基因具有多基因性、多态性和连锁不平衡等遗传特点,从而构成复杂的基因多样性。

(1) HLA-Ⅰ类基因:位于 6 号染色体顶端,长度为 2 000kb,包括经典 HLA-Ⅰ类基因(*HLA-A*、*HLA-B* 和 *HLA-C*)和非经典 HLA-Ⅰ类基因(*HLA-E*、*HLA-F*、*HLA-G*、*HLA-H*、*HLA-J*)。

(2) HLA-Ⅱ类基因:靠近染色体着丝点,从中心侧开始依次为 *DP*、*DMA*、*LMP2*、*TAP1*、*LMP7*、*TAP2*、*DQ* 及 *DR* 基因亚区域。分为经典 HLA-Ⅱ类基因(*DP*、*DQ* 和 *DR*)和非经典 HLA-Ⅱ类基因(*LMP*、*TAP* 和 *DM*)。

(3) HLA-Ⅲ类基因:位于 HLA-Ⅱ类和 HLA-Ⅰ类基因中段,长度为 1 000kb,包括 *C4B*、*C4A*、*C2*、*Bf*、*TNF* 和 *HSP70* 基因,分别编码 C4、C2、B 因子、TNF-α、TNF-β 和 HSP-70 分子。

2. **HLA 复合体的命名** HLA 为位于一对同源染色体上占有相同位点的一对基因,HLA 等位基因命名一般采用四组数字表示,并用冒号隔开。其命名表示为 HLA+字母+数字+字母(图 2-5),并遵循以下原则。

(1) 星号(＊)为分隔符,其前为基因座位,以大写字母 A、B、C、DR、DQ 及 DP 等表示。

(2) 第一组数字表示基因组,与血清学中的同种异型抗原特异性相对应;第二组数字表示等位基因的亚型,依据 DNA 序列进行编号;第三组数字用于区分编码序列同义突变的等位基因;第四组数字用于区分非编码区(内含子、5′或 3′侧翼非翻译区)序列多态性的等位基因。前两组数字不同,核苷酸

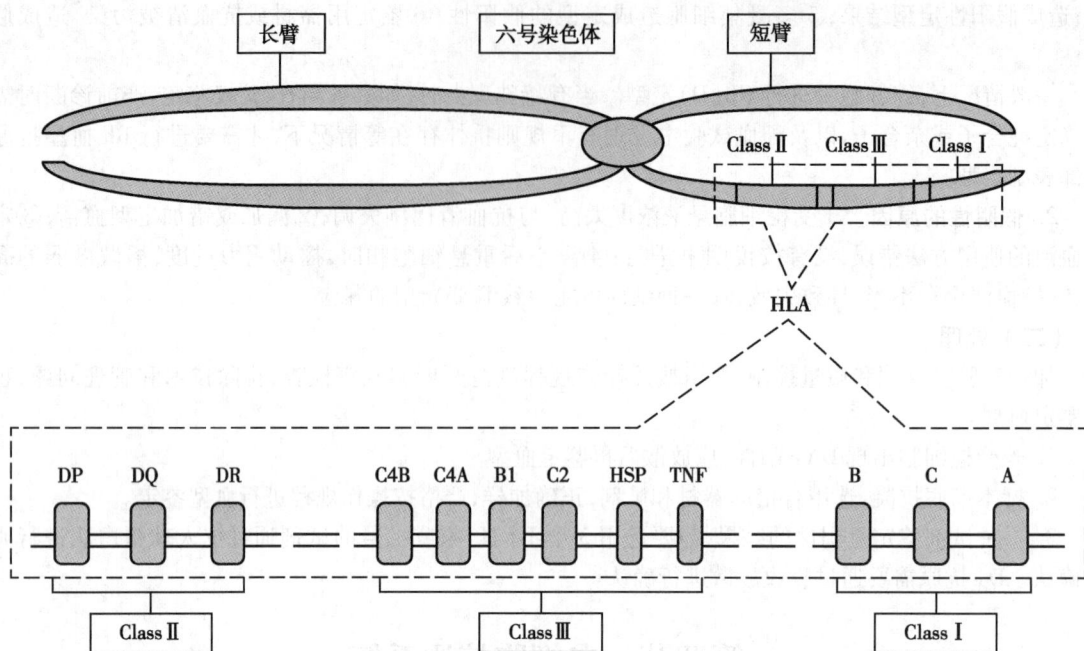

图 2-4　HLA 复合体结构图

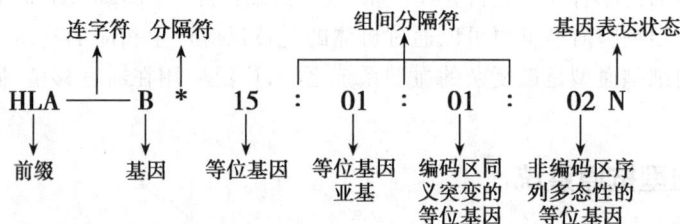

图 2-5　HLA 等位基因的命名图示

不同,其编码蛋白质的氨基酸序列也不同。

（3）数字后的字母表示基因表达状态,分别表示基因不表达（N）、基因编码蛋白低表达（L）、基因编码可溶性分泌型分子（S）、等位基因产物为细胞质内分子（C）、蛋白是否表达有疑问（A）、等位基因突变影响其正常表达水平（Q）。

（二）HLA 分子

1. HLA 分子结构　依据 HLA 基因分类情况,其编码的产物依次被称为 HLA-Ⅰ 类分子、HLA-Ⅱ 类分子和 HLA-Ⅲ 类分子。

（1）HLA-Ⅰ 类分子:由两条多肽链组成,由 HLA 基因编码的 α 链和第 15 号染色体上的非 HLA 基因编码的 β 链以非共价键形成异二聚体（图 2-6）。其中,α 链由 HLA-A、B、C 位点基因编码形成,可区分为胞外区、跨膜区、胞内区,且链内有二硫键。

（2）HLA-Ⅱ 类分子:空间结构与 HLA-Ⅰ 类分子类似,由 *HLA-DP*、*DQ* 和 *DR* 位点基因编码抗原形成的 α 链和 β 链以非共价键连接组成,α 链和 β 链内均存在着二硫键,两条链均可区分为胞外区、跨膜区、胞内区,两条多肽链的 2/3 以上在细胞外。

（3）HLA-Ⅲ 类分子:是指处于 Ⅰ 类和 Ⅱ 类基因间的等位基因,能产生许多生物学功能不同的分子,如 C4、C2、C6、B 因子、TNF-α、TNF-β、HSP-70。

2. HLA 分子的命名　HLA 基因有 A、B、C、DR、DQ 及 DP 等位点,不同基因位点的产物便是相应的 HLA 抗原或 HLA 分子。其命名表示为:HLA-+基因产物+数字编号+特异性标记（图 2-7）,遵循以下原则。

（1）不同基因位点的产物分别命名为与其相对应的抗原。

（2）HLA-A 抗原特异性用基因位点后的数字表示,从 1 开始按顺序排列。HLA-A、B 抗原特异性

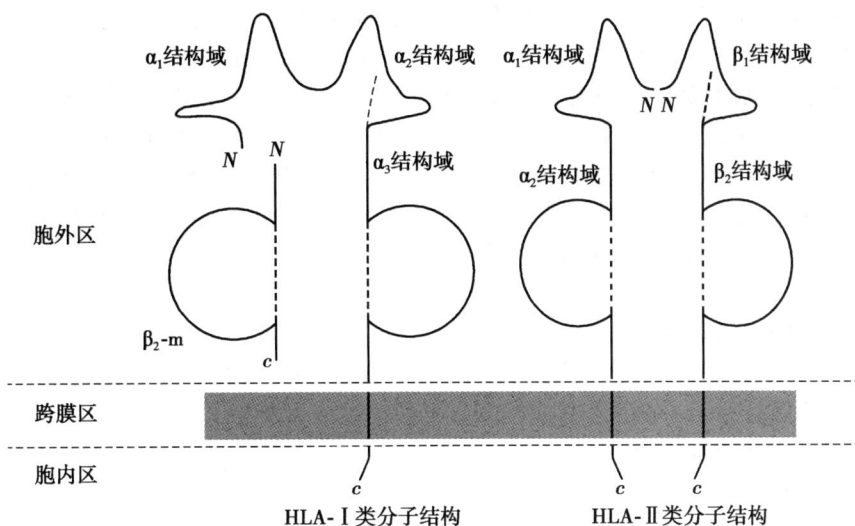

图 2-6 HLA 分子结构示意图

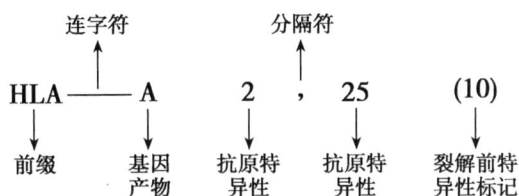

图 2-7 HLA 分子的命名图示

的数字相互不重复,如有 HLA-A1、HLA-A2、HLA-A3 和 HLA-B7、HLA-B8,但没有 HLA-B1、HLA-B2、HLA-B3 和 HLA-A7 和 HLA-A8。

（3）细胞学技术及处理淋巴细胞试验确定的 HLA-D、HLA-DP 特异性分别在后加上 w。

（4）可以进一步裂解的 HLA 抗原,如裂解前后特异性不一样,需进行特异性标记。

（5）抗原特异性之间以",",隔开,各位点之间以";"隔开。

3. HLA 分子的组织分布　HLA 分子主要分布在细胞表面,也可出现于体液中,如血清、尿液、唾液、精液及乳汁中也可以检测到游离的可溶性的 HLA-Ⅰ、HLA-Ⅱ类分子。HLA-Ⅰ和 HLA-Ⅱ类分子的差异性比较见表 2-12。

表 2-12　HLA-Ⅰ和 HLA-Ⅱ类分子的差异性比较

性质	Ⅰ类分子	Ⅱ类分子
HLA 基因	A、B、C	DP、DQ、DR
化学结构	重链 MHC 编码,轻链非 MHC 编码	α 链和 β 链均由 MHC 编码
组织中的分布	所有有核细胞	B 细胞、巨噬细胞等
主要作用	提呈内源性抗原	提呈外源性抗原
同种移植物排斥作用	很强	很强
诱发产生抗体的能力	很强	很强
混合淋巴细胞反应能力	弱	很强
移植物抗宿主反应能力	较强	很强
细胞介导的淋巴细胞溶解作用	很强	尚可
物种间的交叉反应	常见	少见
抗原提呈的限制作用	少见	很强

（1）HLA-Ⅰ类分子:广泛分布于体内所有有核细胞表面,淋巴细胞表达水平最高;其次为巨噬细胞、树突状细胞、中性粒细胞及血小板;心、肝、肺、成纤维细胞、肌细胞、神经细胞及角膜细胞 HLA-Ⅰ类分子表达水平较低。网织红细胞上表达 HLA-Ⅰ类分子,但在成熟红细胞和滋养层细胞上不表达。

（2）HLA-Ⅱ类分子:主要表达在巨噬细胞、树突状细胞、单核细胞和 B 淋巴细胞等专职抗原提呈细胞(antigen presenting cell,APC)表面,其分布范围较窄。精子细胞、活化 T 淋巴细胞表面、内皮细胞和某些组织上皮细胞上都表达 HLA-Ⅱ类分子,其表达水平与细胞分化及抗原刺激或某些自身免疫性疾病的发生相关。中性粒细胞、未致敏的 T 细胞、肝、肾、脑及胎儿滋养层细胞等均不表达此类分子。

（三）白细胞血型抗原的种类

人类白细胞上表达的抗原可分三类,即与红细胞共有的抗原、与机体其他组织细胞共有的抗原、白细胞本身所特有的抗原。

1. 与红细胞共有的血型抗原　人类白细胞膜上也表达某些红细胞血型系统抗原,如 ABO、P、LE、XG、Sc、Do、CROM、KN、LN、OK、JMH、GLOB 等,但在白细胞上表达量比红细胞上少,不具有临床意义。

2. 与其他组织细胞共有的血型抗原　与机体其他组织细胞共有的抗原,即 HLA 抗原,除表达在白细胞上,也表达在其他组织细胞上,如血小板表面存在 HLA-A、HLA-B 和 HLA-C 位点等 HLA-Ⅰ类抗原。

3. 白细胞本身所特有的抗原　人类中性粒细胞抗原是白细胞本身所特有的血型抗原,主要分布于中性粒细胞表面。

二、粒细胞抗原系统

白细胞本身所特有的血型抗原主要有人类中性粒细胞抗原(human neutrophil alloantigen,HNA)、中性粒前体细胞的特异性抗原和淋巴细胞上的 Gr 系统抗原等。HNA 除分布于中性粒细胞表面外,也分布在嗜酸性粒细胞和嗜碱性粒细胞表面,但后两者细胞数量极少且临床意义不大。HNA 在中性粒细胞上易被检测到,故又称粒细胞特异性抗原。目前已经发现 HNA 有 10 种,归属于 5 个粒细胞抗原系统。目前已确认的人类中性粒细胞特异性抗原见表 2-13。

表 2-13　人类粒细胞特异性抗原

抗原系统	定位	基因	抗原多态性	曾用名
HNA-1	FcrRⅢb	*FcGR3B * 1*	HNA-1a	NA1
		*FcGR3B * 2*	HNA-1b	NA2
		*FcGR3B * 3*	HNA-1c	SH
HNA-2	GP50	*CD117 * 01*	HNA-2a	NB1
HNA-3	GP70~95	未定	HNA-3a	5b
HNA-4	CD11b	*ITGAM * 01(230G)*	HNA-4a	MART
HNA-5	CD11a	*ITGAM * 01(2372G)*	HNA-5a	OND

（一）HNA 的命名

根据粒细胞同种特异性抗原的特性,1998 年 ISBT 粒细胞抗原工作组在西班牙建立了新的命名方法,即:HNA+数字+小写字母(图 2-8),并遵循以下原则。

（1）命名为 HNA。

（2）数字编号表示抗原糖蛋白膜位点。

（3）小写英文字母表示同一位点上的不同抗原,如 HNA-1a、HNA-1b 和 HNA-1c 等。

（4）新发现的粒细胞抗原暂时用字母缩写命名,直至正式命名。

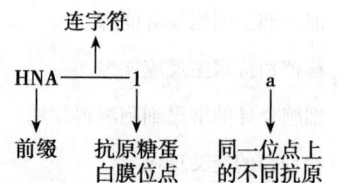

图 2-8　HNA 分子的命名图示

（二）HNA 的分布

HNA-1 抗原系统包括 HNA-1a、HNA-1b 及 HNA-1c,均位于糖蛋白 FcγRⅢb 上,FcγRⅢb 只分布在粒细胞上,是 IgG1 和 IgG3 的低亲和力受体,它与 IgG 抗体的 Fc 段结合,静息的中性粒细胞主要通过 FcγRⅢb 结合免疫复合物。

三、白细胞血型抗体

人类白细胞血型抗原可以通过免疫反应产生相应的抗体,导致临床输注无效和其他的输血不良反应。目前研究较多的是 HLA 抗体和粒细胞抗体。

（一）HLA 抗体

HLA 基因具有遗传多态性,其编码的 HLA 抗原具有较强的免疫原性,致使个体之间 HLA 抗原相容性概率很低,通过妊娠、输血及移植等免疫刺激,HLA 可以诱导机体产生 HLA 抗体。多为 IgG 类的群体反应性抗体(panel reactive antibodies,PRA),具有结合补体的淋巴细胞毒性质。血液制剂虽然经过去白细胞处理,仍会残存一定数量的白细胞,并且血小板上本身就含有 HLA 抗原,所以反复输血患者容易产生 HLA 抗体,导致输血不良反应。

（二）粒细胞抗体

粒细胞抗原免疫刺激机体后,可以产生粒细胞抗体,与粒细胞抗原相对应,多数为 IgG 类,也可能出现 IgM 类或者 IgM 与 IgA 的混合抗体。多数情况下,IgG 抗体可以与粒细胞抗原结合并致敏在其表面,导致粒细胞被肝脏和脾脏中的单核-吞噬细胞系统清除。

第五节 白细胞抗原系统检测技术

人类白细胞抗原系统主要包括 HLA 和粒细胞抗原,进行 HLA 分型有助于了解其重要的生物学功能和临床应用。分型技术已经广泛应用于造血干细胞捐献库、与疾病的关联性、人类遗传进化、药物个性化选择等方面。分型技术主要有血清学分型方法、细胞学分型方法、基因分型方法。血清学方法可检测抗原或抗体,基因分型方法检测其基因碱基核苷酸多态性的不同,实际工作中可根据检测目的的不同选择适合的方法。

一、HLA 系统检测

（一）HLA 的血清学分型试验

用已知抗 HLA 的标准分型血清来检测未知淋巴细胞的 HLA 抗原,是 HLA 抗原分型的经典技术,也是目前 HLA 抗原鉴定的国际通用标准技术。通过血清学方法可以检测 HLA-A、B、C、DR 基因座上的抗原,也称为 SD 抗原(serologically defined antigen)。HLA-Ⅰ类、HLA-Ⅱ类抗原均可采用 HLA 微量淋巴细胞毒试验(lymphocytotoxicity test,LCT)、ELISA、流式细胞术等血清学方法检测。本节以 HLA-B27 抗原检测为例,介绍 HLA 血清学检测技术。

1. 微量淋巴细胞毒试验检测 HLA 抗原

【原理】 已知的 HLA 抗体(IgG 或 IgM 型 HLA-B27 抗体)与待检淋巴细胞膜表面特异 HLA 抗原(HLA-B27 抗原)结合形成抗原抗体复合物,在补体的参与下,破坏淋巴细胞膜,导致膜通透性增加或细胞死亡。若待检淋巴细胞膜表面不存在相应抗原,淋巴细胞不会被杀伤,细胞膜完整。

膜通透性增加或死亡的细胞,经染色处理,染料进入细胞内使其着色;而膜完整的活细胞,染料不能进入细胞内,细胞不着色。通过着色的细胞比例,估计细胞毒性抗体的强度。

【标本】 肝素抗凝全血。

【器材与试剂】

（1）器材:倒置相差显微镜、微量移液器、离心机等。

（2）试剂:淋巴细胞分离液、HLA-B27 抗体血清反应板、兔补体、pH 7.2 磷酸盐缓冲液(PBS)、1 640 培养液、10% 甲醛溶液、5% 伊红、对照血清(阳性对照:马抗人淋巴细胞血清;阴性对照:不含 HLA 抗体的灭活 AB 型人血清)。

【操作】 严格按操作说明书操作。

(1) 分离淋巴细胞：①肝素抗凝血 3.5ml 加入等量 PBS 稀释；②抗凝稀释血液缓慢加入 4ml 淋巴细胞分离液液面上，3 000r/min 离心 20min；③离心后小心吸入富含淋巴细胞的白膜层，加入 PBS 5ml 洗涤淋巴细胞(3 000r/min 离心 10min)，弃上清液，重复 3 次；④最后得到的比容淋巴细胞用 1 640 液调整细胞为 $2×10^6/ml$，备用。

(2) 微量淋巴细胞毒试验：将待检淋巴细胞悬液加至 HLA-B27 抗体血清反应板中，20~25℃静置 30~40min，加兔补体，20~25℃静置 60~70min，加 5%伊红，20~25℃静置 10min，使用甲醛固定淋巴细胞，在倒置相差显微镜下观察和记录每孔中死细胞(着色细胞)数，并计算百分数。

(3) 判断结果。①结果判断标准：死细胞，体积大，着黑色，无折光性；活细胞，大小正常，未着色，折光性强，较透亮。②结果判断：根据着色细胞的百分比进行阳性程度判断，阳性细胞 0~10%为阴性，11%~20%为可疑阴性，21%~40%为可疑阳性，41%~80%为阳性，81%~100%为强阳性。

【质量控制】

(1) HLA 抗体(标准分型血清)：①HLA 抗血清最好用单克隆抗血清，避免交叉反应；②抗体效价适宜，抗体效价低时反应结果判断困难，易导致抗原指定错误，效价过高易产生假阳性；③HLA 抗血清存在剂量效应、协同效应和交叉反应，可干扰试验结果影响其重复性。

(2) 淋巴细胞：①分离出的淋巴细胞必须具有高度的活性和纯度，淋巴细胞活性降低易导致假阳性，分离过程中红细胞污染严重时可导致结果判读困难，常用 8.3g/L 氯化铵破坏红细胞；②淋巴细胞分离后应调整至适当浓度，一般为 $(2~4)×10^6/ml$，以确保抗原抗体反应的最佳比例，淋巴细胞数太少时，易造成假阳性，反之易造成假阴性；③病理状态下，淋巴细胞 HLA 抗原可表达异常(增加或降低)，导致 HLA 分型错误。此外，个体携带无效等位基因时，虽然有相应基因序列，但不表达抗原。

(3) 孵育时间和温度：①孵育时间过长，可能使某些 HLA 抗血清表现弱交叉反应或某些抗体反应强度增加，呈假阳性反应；②孵育时间不足，可使抗原抗体结合不足，导致假阴性结果。HLA 抗原抗体最适反应温度为 20~25℃。

(4) 补体：试验前应对补体进行预实验，寻找最佳补体用量及反应时间。补体活性偏高，可误杀死淋巴细胞导致假阳性结果；反之，不能有效杀死淋巴细胞而导致假阴性结果。

(5) 染色和固定：试验前应对染液进行预实验，观察其染色效果及染色时间。染色时必须配合使用甲醛固定，甲醛能使活细胞有更大的折光性，易于与死细胞区别。

(6) 严格设置阳性和阴性对照试验：要求阳性对照死细胞>80%，阴性对照死细胞<2%。

2. 淋巴细胞毒交叉配合试验检测 HLA 抗体

【原理】 将待检血清与供者淋巴细胞相混合，若待检血清中存在的抗体，与供者淋巴细胞相应的 HLA 抗原发生反应，形成抗原抗体复合物，在补体参与下，导致淋巴细胞膜损伤或细胞死亡；若待检血清中无 HLA 抗体，或者 HLA 抗体不能识别供者淋巴细胞表面相应 HLA 抗原，则不发生抗原抗体反应。同 LCT 方法进行染色观察。

【标本】 肝素抗凝全血 3.5ml(供者)、血清(受者)。

【器材与试剂】

(1) 器材：倒置相差显微镜、微量移液器、离心机等。

(2) 试剂：淋巴细胞分离液、含微量反应板(细胞培养板)、兔补体、pH 7.2 磷酸盐缓冲液(PBS)、1 640 培养液、10%甲醛溶液、2%台盼蓝、马抗人淋巴细胞血清、矿物油等。

【操作】 严格按操作说明书操作。

(1) 分离淋巴细胞：参见 LCT 方法。

(2) 抗体测定：

1) 微量板法：①微量板板孔中加入矿物油 5ml，受者血清 1ml，供者淋巴细胞 1ml，37℃恒温水浴箱中孵育 30min。②加入兔补体 5ml，37℃恒温水浴箱中孵育 60min。③加入 2%台盼蓝溶液 3ml，室温 3~5min，再加入 10%甲醛溶液 8ml，观察结果。④阳性对照用马抗人淋巴细胞血清 1ml 代替受者血清，阴性对照用生理盐水 1ml 代替受者血清。

2）试管法：①试管中加入受者血清 1 滴，供者淋巴细胞悬液 1 滴，37℃恒温水浴箱中孵育 30min。②加入兔补体 5 滴，37℃恒温水浴箱中孵育 60min。③加入 2%台盼蓝溶液 1 滴，37℃恒温水浴箱中孵育 10min 后，从试管取样，滴入血细胞计数板内观察结果。

3）结果观察：当阳性对照死亡细胞数大于 90%，阴性对照死亡细胞数小于 2% 时，表明此试验结果可靠。①倒置显微镜下观察（微量板法），被染色细胞为死细胞，无折光，细胞肿胀，活细胞具有很强的折光性，呈明亮状，计算死细胞的百分率。②普通生物显微镜下计数 200 个淋巴细胞（试管法），计算死细胞的百分率。

【质量控制】 参见 LCT 方法。

【临床应用】 试验结果<10%或阴性才能施行肾移植。如果受体以前曾经接受过输血、有过妊娠或接受过同种异体移植，很可能在其血清内已产生抗淋巴细胞抗体，对人类白细胞抗原（HLA）敏感，此时该试验可为阳性，器官移植术后将可能发生超急性排斥反应。

3. ELISA 方法检测 HLA 抗原 将 HLA 抗原或抗体包被在 ELISA 反应板上，加入待测标本，若标本中存在相应抗体或抗原，则形成抗原抗体复合物，与加入酶标记抗原或抗体再次结合并吸附在反应板上，再加入酶反应底物，底物被酶催化为有色产物，产物颜色的深浅与标本中相应抗原或抗体的多少成正比，根据显色程度来进行定性或定量分析。

4. 流式细胞术检测 HLA 抗原 把荧光标记的 HLA 单克隆抗体和淋巴细胞表面的 HLA 抗原结合，使细胞荧光染色，经流式细胞仪测定荧光值的大小，从而对 HLA 抗原的强弱进行分析。

【方法学评价】 HLA 的血清学分型试验的检测方法在实际工作中使用最为广泛，其各有各的特点，具体的方法学评价见表 2-14。

表 2-14 HLA 血清学分型试验方法学评价

方 法	评 价
微量淋巴细胞毒试验	敏感性高、重复性好、易于掌握。无需特殊的仪器设备，便捷、经济、有效、实用，目前仍是许多实验室常用的分型技术
酶联免疫吸附试验	操作简单、快速，无需特殊仪器，且无放射性污染，能定性及半定量分析，适合在二级以下医院推广使用。采用的是多克隆抗体，易与血清中的其他物质发生交叉反应，影响其特异性和敏感性
流式细胞术	特异性较高，方便、灵敏、多参数，稳定性和重复性都很好，但检测结果易受标本质量、抗体效价影响，容易产生假阳性或假阴性

（二）HLA 的细胞学分型试验

以混合淋巴细胞培养或混合淋巴细胞反应为基本技术的 HLA 分型法，用此方法鉴定的抗原称为淋巴细胞鉴定的抗原（lymphocyte defined antigen，LD 抗原），主要用于 HLA-D、HLA-DP 抗原特异性分型。细胞学分型方法主要有混合淋巴细胞培养（mixed lymphocyte culture，MLC）试验、纯合分型细胞（homozygote typing cell，HTC）试验、预致敏淋巴细胞（primed lymphocyte，PL）试验。但由于细胞来源困难、操作繁琐、试验流程长，指定抗原偏差较大，不适合常规检测，故该技术逐渐被淘汰。

（三）HLA 的基因分型试验

基因分型主要是根据个体 HLA 遗传学差异，检测具有等位基因差异的 HLA 基因序列，本质在于编码相应抗原的基因。随着基因分型技术在临床上的广泛应用，HLA 分型技术已全面进入 DNA 分型阶段，使用的分型方法主要有：①以 PCR 为基础的 PCR-SSP 法、PCR-SSOP 法、PCR-RFLP 法等；②以测序为基础的序列分型法（sequence-based typing，SBT）；③其他分型方法，如基因芯片分型、多功能液相芯片分析系统（Luminex 技术）等。现以 PCR-SSP 法为例进行介绍。

【原理】 PCR-SSP 法：在模板 DNA、引物、4 种脱氧核苷酸等存在的情况下，依赖 DNA 聚合酶的酶促合成反应的体外核酸扩增技术。扩增的特异性取决于引物与模块 DNA 的特异性结合。编码 HLA 抗原表型的等位基因均可用相应的序列特异性引物进行扩增。通过控制 PCR 反应条件，特异性引物仅扩增与其相应的等位基因，而不扩增其他的等位基因，所以 PCR 扩增产物的有无是鉴定特异性等位基因的基础。

【标本】 EDTA-K_2 的抗凝全血。

【器材与试剂】

(1) 器材:低温高速离心机、微量移液器、PCR 扩增仪、恒温水浴箱、电泳仪、紫外检测成像仪、微波炉等。

(2) 试剂:血液基因组 DNA 提取试剂盒(含红细胞裂解液、白细胞裂解液、沉淀剂、蛋白酶 K)、无水乙醇、含有 PCR 引物温和物的微孔板、缓冲液、Taq 酶、去离子水、琼脂糖、TBE 溶液、溴化乙锭(EB)。

【简要操作】 严格按试剂盒使用说明书操作。

(1) 提取 DNA:①样本裂解;②吸附;③缓冲液漂洗;④DNA 洗脱收集。

(2) PCR 扩增:①模板变性;②引物退火;③延伸合成。

(3) 琼脂糖凝胶电泳:①制作凝胶;②上样;③电泳。

(4) 结果观察:在成像仪中,除了电泳对照出现内参照带外,出现另一条带为阳性,未出现者为阴性。将阳性结果输入 HLA 分型软件,读取 *HLA-A*、*B* 和 *HLA-DR* 位点。

【质量控制】

(1) 分装蛋白酶 K 并置于−20℃保存。

(2) 白细胞裂解液使用前要将其放入 37℃孵育至溶液变得清亮。

(3) 提取 DNA 最后一步一定要让管内的乙醇充分挥发,否则会影响 PCR 扩增。

(4) 溴化乙锭为致癌物质,加样时手套不能有破损。

(5) 防止 PCR 污染前 PCR 区、PCR 区、后 PCR 区,物品不要交叉使用,手套要分开,避免交叉污染。

【方法学评价】 基因分型具有分辨率高、错误率小,样本需要量少、可长期保存,分型试剂可大量制备且来源不受限制,试验结果准确、可靠、重复性好等优点。常见的 HLA 基因技术方法学评价见表 2-15。

表 2-15 HLA 基因分型方法学评价

方法	时间	程序	分辨能力	成本	结果准确性	常用设备
PCR-SSP	最短	最简单(PCR)	低、高分辨	较低	较准确,可能出现漏孔或假阳性	PCR 仪
PCR-SSOP	较长	较复杂(PCR+杂交反应)	低、中分辨	较低	较准确,部分探针易出现干扰	PCR 仪+杂交设备
Luminex	较长	复杂(PCR+杂交反应)	中、高分辨	较低	较准确,受探针数量影响	PCR 仪+Luminex 仪
PCR-SBT	最长	复杂(PCR+测序)	高分辨	较高	最准确,用于新等位基因确认	PCR 仪+测序仪
基因芯片	较长	较复杂(PCR+杂交反应)	中、低分辨	较低	较准确,可能受信号干扰	PCR 仪+杂交设备+读数设备

二、粒细胞系统检测

粒细胞系统开展血清学和分子生物学检测技术,分别用于检测粒细胞抗原、抗体和 HNA 系统等位基因多态性分析。

(一)血清学技术

血清学技术主要包括粒细胞凝集试验(granulocyte agglutination test, GAT)、流式细胞检测技术(flow cytometry, FCM)、粒细胞免疫荧光试验(granulocyte immunofluorescence test, GIFT)、单克隆抗体特

异性粒细胞抗原捕获试验(monoclonal antibody immobilization of granulocyte antigen,MAIGA)和 ELISA 等方法。其中,GAT 是最早应用于粒细胞抗原、抗体鉴定的方法,且是鉴定 HNA-3a 抗体的唯一方法,但灵敏度及特异性较差,已较少使用;FCM 敏感性高、特异性好,是目前大多数实验室使用的方法;GIFT 敏感度、特异性均较好,但影响因素较多;MAIGA 灵敏度、特异性也很好,是鉴定 HNA 抗体的常用方法。

血清学方法检测抗原时,要求相应抗血清应效价高、特异性好;检测抗体时,制备的粒细胞抗原谱应覆盖 HNA 系统中的不同抗原,且所选方法能检测 HNA 系统的免疫抗体,鉴定区分 HNA 和 HLA 抗体,鉴别多种 HNA 抗体并存情况,区分非细胞毒性和细胞毒性的淋巴细胞抗体。另外,待检标本要求新鲜,应控制在 24h 内,存在操作繁琐、耗时等不足。

(二)基因分型技术

同 HLA 系统基因分型方法,如 PCR-SSP、PCR-RFLP、PCR-SBT 等,可有效区分 HNA-1、HNA-2、HNA-3、HNA-4 和 HNA-5 系统基因多态性,但有少数 HNA 表型的分子机制尚不清楚,目前无合适方法进行基因分型。

三、白细胞抗原系统在医学中的应用

(一)在移植医学中的应用

在器官移植中,HLA 是器官移植免疫排斥反应的主要抗原。移植物能否存活,很大程度上取决于供受者 HLA 型别是否匹配。

1. 在实质器官移植中的应用 新型免疫抑制剂的临床应用及推广,使 HLA 不匹配肾移植的近期存活率明显提高,但是不匹配的 HLA 可能影响着移植肾的长期存活效果,临床上最好选择匹配的 HLA 肾源进行移植。影响肾移植的基因位点主要有 *HLA-A*、*HLA-B* 及 *HLA-DR*。*HLA-DR* 位点与移植肾的近期存活有关,*HLA-A* 及 *HLA-B* 位点与移植肾的长期存活有关。

2. 在造血干细胞移植中的应用 造血干细胞来源于骨髓、脐带血及外周血,含有大量的免疫细胞(如成熟的 T 淋巴细胞),可以引起严重的免疫排斥反应。在实质器官移植中,供、受者 *HLA-A*、*HLA-B*、*HLA-C*、*HLA-DR*、*HLA-DQ* 及 *HLA-DP* 基因位点可能全部匹配,也可能部分匹配。但在造血干细胞移植中,需要基因位点全部匹配。

(二)在法医学中的应用

HLA 基因具有复杂的遗传多态性,终生不会发生变化,是人体组织细胞的遗传学标志,个体之间 HLA 同型的概率极低,所以已成为个体识别和亲子鉴定的重要手段。

1. 个体识别 将相关的血迹、分泌物或其他组织标本进行 HLA 基因型检测,并与相应的 HLA 基因结果进行比对,从而得出排除或不排除的结论。

2. 亲子鉴定 理论依据是孟德尔遗传的分离律。在肯定孩子的某个遗传基因来自亲生父(母)亲,而假设父(母)亲并不带有这个基因,可以排除假设父(母)亲是孩子的亲生父(母)亲;而假设父(母)亲带有这个基因,则不能排除假设父(母)亲是孩子的亲生父(母)亲的可能性。

(三)在输血医学中的应用

临床输血治疗中,HLA 抗原可以引起非溶血性发热反应、输血相关性急性肺损伤(transfusion-related acute lung injury,TRALI)、血小板输注无效(platelet transfusion refractoriness,PTR)、白细胞减少、荨麻疹、嵌合体及输血相关移植物抗宿主病(transfusion-associated graft versus host disease,TA-GVHD)等多种输血反应。

粒细胞抗原能通过免疫刺激产生粒细胞抗体,引起免疫性粒细胞减少症和输血不良反应,如新生儿同种免疫性粒细胞减少症(neonatal alloimmune neutropenia,NAN)、自身免疫性粒细胞减少症(autoimmune neutropenia,AIN)、药物诱导的免疫性粒细胞减少症(drug-induced autoimmune neutropenia,DIAN)、输血相关性同种免疫性粒细胞减少症(transfusion-related alloimmune neutropenia,TRAN)、骨髓移植后同种免疫性粒细胞减少症(alloimmune neutropenia after bone-marrow transplantation,ANBT)等。因此,对于需要反复输血的患者,应避免免疫反应的发生,选择合适的血液成分进行临床输注,降低临床输血不良反应的出现。

第六节 血小板血型系统

血小板是从骨髓中成熟的巨核细胞胞质裂解脱落下来的具有生物活性的小块胞质,具有激活、黏附、释放、聚集、促凝和血块收缩等基本功能,具有凝血、止血和修补破损血管的作用。血小板具有复杂的分子结构,含有多种抗原成分,在血小板相关的同种免疫、自身免疫和药物介导免疫反应中发挥着重要作用。

一、血小板血型系统抗原

人类血小板表面具有复杂的血型抗原系统,由遗传决定。血小板血型系统抗原主要分为两大类,即血小板相关性抗原(platelet-associated antigen)和血小板特异性抗原(platelet-specific antigen)。

(一)血小板相关性抗原

血小板表面存在的与其他细胞或组织共有的抗原,称为血小板相关抗原,又称血小板非特异性抗原或血小板共有抗原,包括 HLA 和一些红细胞血型系统抗原,除表达在血小板表面外,也表达于其他组织或细胞表面。

1. **与红细胞血型系统共有抗原** 血小板表面存在 ABO、Lewis、Ii、P 等红细胞血型系统抗原,但没有 Rh、Duffy、Kell、Kidd、Lutheran 等红细胞血型系统抗原。血小板上的 ABO 抗原由两部分组成,大部分是从巨核细胞分化而来,或者是血小板膜糖蛋白(glycoprotein,GP)本身所表达的,小部分是从血浆中吸附到血小板表面的。血小板表面的 ABO 血型抗原表达在血小板膜 GP Ⅱ b、GP Ⅲ a、GP Ⅳ、GP Ⅴ、PECAM-l、GP Ⅰ b/Ⅸ、GP Ⅰ a/Ⅱ a 和 CD109 等上。在 GP 中,GP Ⅱ b/Ⅲ a 上表达的 ABO 血型抗原最多,而在血小板表面,GP Ⅱ b 和 PECAM-1 表达的 ABO 血型抗原最多。

ABO 抗原表达具有一定遗传特征,在血小板表面的分布存在个体差异。不同个体血小板表面的 ABO 抗原含量差异很大,即使同一个体血小板上的红细胞抗原量也不相同,其高表达量与血清中糖基转移酶的活性增高有关。部分非 O 型个体血清中的糖基转移酶表达水平较高,血小板膜上会出现极高水平的 A_1 或 B 抗原,这也就是临床要求同型输注血小板的原因之一,以降低 PTR 或避免不良反应的出现。

2. **与 HLA 系统共有血型抗原** 血小板上的 HLA 抗原大部分为内源生成的完整血小板膜蛋白,较少量是从血浆中吸附的。血小板表面存在 *HLA-A*、*HLA-B* 和 *HLA-C* 位点的 HLA-Ⅰ 类抗原,位于血小板内膜,是血小板膜的组成部分。迄今未发现血小板表面存在 *HLA-DR*、*HLA-DP* 和 *HLA-DQ* 位点的 HLA-Ⅱ 类抗原。但在特定细胞因子的刺激下,血小板表面可以表达 HLA-DR 抗原。多次输血后可能产生与其相关的 HLA 同种免疫抗体,所以临床上推荐应用去除白细胞的血液制剂,以减少由白细胞产生的不良影响。

3. **其他非特异性抗原** 血小板表面除了表达红细胞血型系统抗原、HLA 抗原系统外,还表达 CD36、CD109 抗原。其中,CD36 是一种多功能的细胞膜糖蛋白,存在于血小板的 GP Ⅳ 分子上,也可视为血小板特异性抗原。CD36 缺失的人群,经多次输血或妊娠后可以产生 CD36 抗体,导致 PTR 或者输血后紫癜(post-transfusion purpura,PTP)。

(二)血小板特异性抗原

血小板特异性抗原是由其特有的抗原决定簇组成,是位于血小板膜糖蛋白上的抗原表位,是血小板膜糖蛋白结构的一部分,表现出血小板独特的遗传多态性和特异性,又称人类血小板同种抗原(human platelet alloantigen,HPA)。血小板特异性抗原基因属于双等位共显性遗传系统,具有单核苷酸多态性(single nucleotide polymorphisms,SNP),多态性分布存在种族差异。HPA 是通过相应特异性抗体检测而被发现的,表达在血小板和巨核细胞上。研究发现,HPA 并非血小板所特有,也分布于其他细胞上,如 HPA-1 和 HPA-4 存在于内皮细胞、成纤维细胞和平滑肌细胞上,HPA-5 存在于长效活化的 T 淋巴细胞和内皮细胞上。大部分 HPA 定位于细胞膜糖蛋白 GP Ⅱ b/Ⅲ a、GP Ⅰ a/Ⅱ a、GP Ⅰ b/Ⅸ 和 CD109 上(图 2-9)。

1. **血小板特异性抗原的命名** 1959 年,VanLoghem 等在多次输血的妇女血清中发现 Zwa,这是第

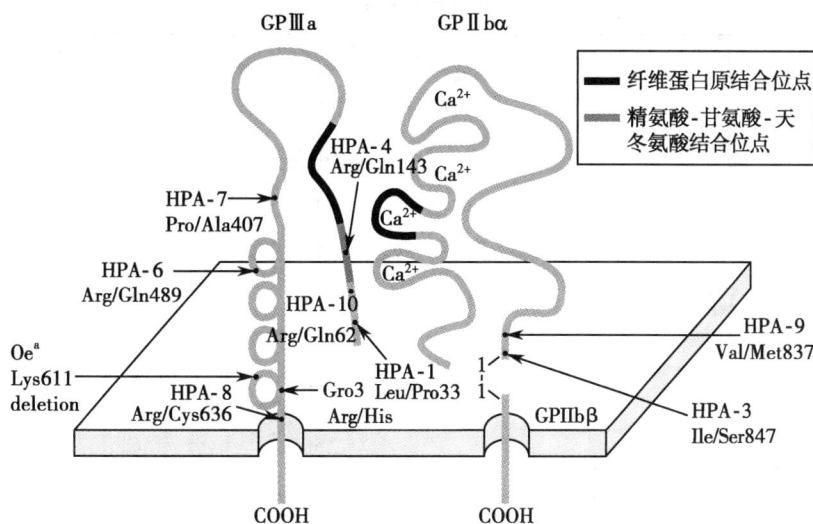

图 2-9　血小板膜糖蛋白上的特异性抗原示意图

一个被鉴定的人类血小板抗原。随后 Ko、Bak、Yuk、Gov、Mo、Max 等抗原相继被发现,是以发现者的名字或以最先提供抗血清患者的名字进行命名。为了避免新旧血小板抗原名称的混淆,2003 年 ISBT 和国际血栓和止血协会(International Society for Thrombosis and Hemostasis,ISTH)联合成立的血小板命名委员会(Platelet Nomenclature Committee,PNC)对 HPA 进行了系统命名,建立了命名原则和认可新抗原的标准:①在系统前冠以英文缩写 HPA 表示;②不同的抗原系统按命名的先后顺序用数字编号;③共显性双等位基因遗传系统中,"a"表示基因频率大于50%的高频率抗原,"b"表示基因频率小于50%的低频率抗原,若其中一个等位基因尚未被发现,则在数字后加"w"。如 HPA-1 系统含有 HPA-1a 和 HPA-1b 两个抗原,它们由相应等位基因控制。

2. 血小板特异性抗原的种类　依据人类血小板抗原免疫多态性数据库(immune polymorphism database of human platelet antigen,IPD-HPA),使用免疫血清学方法已经确定了 35 个血小板同种特异性抗原(HPA-1～29bw),其中 12 个对偶抗原已归入了 6 个系统,即 HPA-1～HPA-5 和 HPA-15 系统。在已明确其分子机制的 35 个血小板抗原中,基因多态性大多是由相应血小板膜糖蛋白结构基因中的单核苷酸多态性引起,导致相应位置单个氨基酸变异。血小板特异性抗原分布及其多态性见表 2-16。

(1)HPA-1 血型系统:定位于 GPⅢa 分子上,是最早发现且具有临床意义的血小板特异性抗原。由于 GPⅢa 多肽链第 176 位 T→C 的转换,导致 GPⅢa 分子第 33 位氨基酸 Leu→Pro 的替换,决定了 HPA-1a 和 HPA-1b 的特异性。

(2)HPA-2 血型系统:定位于 GPⅠbα 分子上,由于 GPⅠbα 多肽链第 482 位 C→T 转换,导致 GPⅠbα 分子第 145 位氨基酸 Thr→Met 的替换,产生了 HPA-2a 和 HPA-2b 抗原。

(3)HPA-3 血型系统:定位于 GPⅡb 上,由于 GPⅡb 多肽链第 2 621 位 T→G 的转换,导致 GPⅡb 分子第 843 位氨基酸 Ile→Ser 的替换,产生 HPA-3a(Bakᵃ、Lekᵃ)和 HPA-3b(Bakᵇ)抗原。

(4)HPA-4 血型系统:定位于 GPⅢa 分子上,由于 GPⅢa 多肽链第 506 位 G→A 的转换,导致 GPⅢa 分子第 143 位氨基酸 Arg→Gln 的替换,产生了 HPA-4a(Penᵃ、Yukᵇ)和 HPA-4b 抗原(Penᵇ、Yukᵃ)。

(5)HPA-5 血型系统:除定位于血小板 GPⅠa 分子外,还表达在淋巴细胞上。由于 GPⅠa 多肽链第 1 600 位 G→A 转换,导致 GPⅠa 分子第 505 位氨基酸 Glu→Lys 的替换,产生了 HPA-5a(Brᵇ、Zavᵇ)和 HPA-5b(Brᵃ、Hcᵃ、Zavᵃ)抗原。

(6)HPA-15 血型系统:定位于 CD109 糖蛋白上,由于 cDNA 链第 2 108 位发生了 C→T 转换,导致 CD109 分子氨基酸 Ser→Tyr 的替换,产生了 HPA-15a(Govb)和 HPA-15b(Gova)抗原。

(7)其他 HPA 血型系统:随着血小板血型研究的深入,最近又有 23 个低频抗原检出,有待进一步研究其等位基因多态性和分子结构多态性。

表 2-16 血小板特异性抗原系统及其多态性

抗原	曾用名	糖蛋白	CD	DNA 多态性	氨基酸改变	发现年代
HPA-1a	Zw^a,pl^{A1}	Ⅲa	CD61	T176	Leu33	1959
HPA-1b	Zw^b,pl^{A2}			C176	Pro33	1961
HPA-2a	Ko^b	Ⅰbα	CD42b	C482	Thr145	1961
HPA-2b	Ko^a,Sib^a			T482	Met145	1965
HPA-3a	Bak^a,Lek^a	Ⅱb	CD41	T2621	Ile843	1980
HPA-3b	Lek^b			G2621	Ser843	1988
HPA-4a	Yuk^b,Pen^a	Ⅲa	CD61	G506	Arg143	1985
HPA-4b	Yuk^a,Pen^b			A506	Gln143	1986
HPA-5a	Br^b,Zav^b	Ⅰa	CD49	G1600	Glu505	1988
HPA-5b	Br^a,Zav^a,Hc^a			A1600	Lys505	1989
HPA-6bw	Ca^a,Tu^a	Ⅲa	CD61	G1544G	Gln489Arg	1993
HPA-7bw	Mo^a	Ⅲa	CD61	G1297C	Ala407Pro	1993
HPA-8bw	Sr^a	Ⅲa	CD61	T1984C	Cys636Arg	1990
HPA-9bw	Max^a	Ⅱb	CD41	A2602G	Met837Val	1995
HPA-10bw	La^a	Ⅲa	CD61	A263G	Gln62Arg	1997
HPA-11bw	Gro^a	Ⅲa	CD61	A1976G	His633Arg	1994
HPA-12bw	Iy^a	Ⅰbβ	CD42c	A119G	Glu15Gly	1995
HPA-13bw	Sit^a	Ⅰa	CD49b	T2483C	Met799Thr	1999
HPA-14bw	Oe^a	Ⅲa	CD61	1909~1911 AAG Del	Lys611 Del	2002
HPA-15a	Gov^b	CD109	CD109	T2108	Tyr703	1990
HPA-15b	Gov^a			C2108	Ser703	1995
HPA-16bw	Duv^a	Ⅲa	CD61	C497→T497	Thr140→Ile140	2002
HPA-17bw	Va^a	Ⅱb/Ⅲa	CD61	C662T	Thr195Met	1992
HPA-18bw	Cab^a	GPⅠa	CD49b	G2235T	Gln716His	2009
HPA-19bw	Sta	GPⅢa		A487C	Lys137Gln	2009
HPA-20bw	Kno	GPⅡb	CD41	C1949T	Thr619Met	2009
HPA-21bw	Nos	GPⅢa	CD61	G1960A	Glu628Lys	2009
HPA-22bw	Sey	GPⅡb	CD41	A584C	Lys164Thr	2012
HPA-23bw	Hug	GPⅢa	CD61	C1942T	Arg622Trp	2012
HPA-24bw	Cab2^{a+}	GPⅡb	CD41	G1508A	Ser472Asn	2011
HPA-25bw	Swi^a	GPⅢa	CD49b	C3347T	Thr1087Met	2011
HPA-26bw	Sec^a	GPⅢa	CD61	G1818T	Lys580Asn	2012
HPA-27bw	Cab^{3a+}	GPⅡb	CD41	C2614A	Leu841Met	2013
HPA-28bw	War	GPⅡb	CD41	G2311T	Val740Leu	2013
HPA-29bw	Kha^b	GPⅢa	CD61	C98T	Thr7Met	2015

笔记

二、血小板血型系统抗体

HLA 和 HPA 均具有多态性,可介导同种抗体的产生,如 HLA 抗体、血小板特异性抗体和血小板自身抗体等,引发同种免疫性血小板减少。

（一）HLA 抗体

血小板表面上的 HLA 数量较多,约占外周血 HLA-Ⅰ类抗原总量的 70% 左右。血小板上 HLA 抗原的免疫原性比白细胞弱,HLA 抗体的产生与患者基础疾病、免疫抑制剂的使用以及制品中是否含有足量白细胞等因素有关。若患者输注的血液制剂中含有足量的白细胞,由于白细胞表面上有 HLA-Ⅰ、HLA-Ⅱ类抗原,可能导致患者出现初次同种免疫,产生记忆性 B 淋巴细胞,当患者再次接受含有少量 HLA 抗原的血小板(或其他血液制品)时,机体就会产生强烈的免疫学反应,迅速产生大量的 HLA 抗体,导致输入的血小板被破坏。因此,临床要求血液制品输注前增加白细胞滤过处理步骤,以降低白细胞造成的不利影响。

（二）血小板特异性抗体

HPA 是血小板表面所具有的血小板独特性抗原,具有遗传多态性。受血者因输注与之不配合的血小板、多次妊娠或骨髓移植等免疫刺激,导致机体产生抗血小板抗体(如 HPA-1a、HPA-2b、HPA-3a、HPA-4a 抗体等),多为 IgG 型,引起 PTR、PTP 或新生儿同种免疫性血小板减少症(neonatal alloimmune thrombocytopenia,NAITP)。

（三）血小板自身抗体

自身免疫性疾病患者由于体内自身免疫系统失调,机体产生针对自身血小板抗原(如 HPA、HLA 等)的抗体,多为 IgG 或 IgA 型抗体,可引起特发性血小板减少性紫癜(idiopathic thrombocytopenic purpura,ITP)。

第七节 血小板血型系统检测技术

血小板抗体的检测为协助临床诊断血小板血型抗原引起的同种免疫反应提供了重要依据。随着检测技术的进步,检测方法由传统的血清学检测技术逐步转变为分子生物学技术,以便建立完整体系的血小板血型抗原和抗体的鉴定方法。

一、血清学检测

血小板血型血清学检测包括血小板抗原鉴定、抗体筛查与鉴定、交叉配血试验等,常用的方法有固相红细胞吸附技术、酶联免疫吸附技术、流式细胞术等。

（一）简易致敏红细胞血小板血清学试验

简易致敏红细胞血小板血清学试验(simplified sensitized erythrocyte platelet serology assay,SEPSA)是固相红细胞吸附技术(solid phase red blood cell adherence assay,APRCA)的一种类型,广泛用于血小板抗体检测和交叉配血试验,也可用于血小板抗原鉴定以及血小板自身和药物依赖性抗体检测。

【原理】 将血小板抗原包被在 U 型板孔壁上,与被检血清在低离子溶液中孵育洗涤,应用 IgG 抗 RhD 致敏的红细胞作为指示细胞,以兔抗人 IgG 作为免疫反应结合剂,在反应板的 U 型孔中进行免疫血清学反应。由于氯喹或酸可以破坏血小板表面的 HLA 抗原,血小板经氯喹或酸预处理后,可以区分抗 HPA 和抗 HLA;同时结合已知抗原特异性的血小板谱,可判断患者血清抗体特异性;若血小板未经预处理,则无法区分抗 HPA 和抗 HLA,仅能判断患者血清中有无血小板相关抗体。

【标本】 待检血清或血小板。

【器材与试剂】

（1）器材:低温高速离心机、普通离心机、细胞洗涤离心机、96 孔 U 型微孔板、试管、滴管、微量移液器、试管架、标记笔等。

（2）试剂:ACD-A(酸性柠檬酸葡萄糖抗凝剂)、pH 6.7 低离子强度溶液(LISS)、pH 7.2 0.05%吐

图片:SEPSA 反应原理

温-PBS 洗涤液、抗人 IgG、IgG 抗 D 致敏红细胞、甲醛固定液、阳性对照血清、阴性对照血清。

【操作】

1. 制备固相化血小板

（1）采血：采全血 7ml，加入 1ml ACD-A 液抗凝；如果血小板计数 $<20\times10^9$/L，采全血 14ml，加入 2ml ACD-A 液抗凝。

（2）制备富含血小板的血浆：110g 离心 10min，分离富含血小板的血浆。向富含血小板的血浆中加入 1/10 量的 ACD-A 液，混合后 110g 离心 15min。

（3）洗涤：用 5ml 无菌生理盐水洗涤比容血小板 2 次，110g 离心 10min。

（4）调整血小板浓度：用生理盐水调整血小板的浓度为 1.0×10^9/L。

（5）去除静电：在 96 孔 U 型反应板下面垫一块盐水湿布，放置 15min，以去除静电。

（6）加样：各孔中加入上述制备的血小板悬液 50μl，振荡 10min，110g 离心 5min，使血小板黏附于孔底。

（7）固定：每孔中加入 0.1ml 8% 甲醛（用 pH 7.2 PBS 稀释）固定 20min。

（8）洗涤：用无菌生理盐水洗涤 5 次，最后 1 次置 10min 后弃盐水，然后加入无菌生理盐水（含 1% 蔗糖及 0.1% NaN₃）备用。

2. 血小板致敏抗体检测（检查血小板表面结合的抗血小板抗体）

（1）加指示细胞：弃去板中盐水，各孔中加入 0.05% PBS25μl 及 IgG 指示细胞 25μl。

（2）观察结果：湿盒室温静置 4h 以上或次日肉眼观察结果。

3. 血小板交叉配型试验（检查患者血清中的抗血小板抗体）

（1）加 PBS：弃去板中盐水，各孔中加入 0.05% PBS25μl。

（2）加血清：各孔中加入 25μl 患者血清（可先在试管内用 PBS 倍比稀释血清，如 1∶2、1∶4、1∶8、1∶16 等），室温、湿盒中静置 1h。

（3）洗涤：反应板用 0.05% PBS 洗涤 2 次，最后 1 次静置 10min，弃去孔内 PBS。

（4）加指示细胞：各孔中加入 0.05% PBS25μl 及 IgG 指示细胞 25μl。

（5）观察结果：湿盒室温静置 4h 以上或次日肉眼观察结果。

4. 结果判断

（1）阳性：如果血小板上结合了抗血小板抗体，则兔抗人 IgG 的 Fab 段与血小板抗体上的 Fc 段及指示细胞上的抗 D 抗体的 Fc 段结合，指示细胞向孔底移动被阻止，覆盖在固定的血小板单层上，呈扩散状，为阳性结果；若指示红细胞只结合到部分孔底，并且结合的区域比阴性对照大，为弱阳性。

（2）阴性：若血小板上无抗血小板抗体，则指示红细胞向孔底移动不受阻，均聚集在孔底中央，成为血凝细胞扣。

5. 结果意义 阳性结果，表明患者血清或血浆中含有血小板抗体，或血小板交叉配型不合。阴性结果，表明患者血清或血浆中不含血小板抗体，或血小板交叉配型相合。

【质量控制】

1. 待检的血清或血浆标本检测前应充分离心，以去除颗粒及微聚物，否则会出现假阳性结果；标本脂类含量高或微生物污染也会导致假阳性结果。纤维蛋白原未充分析出的血清标本也会导致错误结果。

2. 血小板悬液的浓度要符合要求，血小板数量太少、浓度过低将会影响试验结果；试验时应确保血小板分散均匀，陈旧或易发生聚集的血小板容易导致假阳性。特别注意，不能将血小板置于 4℃ 冰箱储存。

3. 待检测的标本只能为血清或血小板，检查前需 2 800g 离心 10min 以上，以去除沉淀，以免颗粒及微聚物造成假阳性；高脂血或微生物污染也会造成假阳性结果。

4. 指示红细胞使用前未充分混匀或试验中微孔板离心不充分，可导致假阳性结果；过度离心会导致假阴性结果。

5. 为防止静电干扰，操作过程需在室温湿盒中，保持水分湿润状态下进行。

【技术应用】

1. **自身抗体检测**　包括血小板结合抗体和血清中游离抗体。检测血小板结合抗体需将患者血小板平铺在反应孔后,直接加入抗人 IgG 和指示红细胞进行检测。检测血清中的游离抗体可通过患者自身血小板和血清反应来检测。

2. **血小板抗体筛检**　包括 HLA 抗体、HPA 抗体及其他血小板反应性抗体,辅助血小板相关免疫性疾病的诊断。

3. **血小板交叉配型试验**　为患者选择配合试验阴性反应的血小板进行输血治疗。

（二）微柱凝胶血小板定型试验

微柱凝胶血小板定型试验(microcolumn gel test for platelet typing)是建立在传统血小板检测和微柱凝胶基础上的一项新技术,在微柱凝胶管中加入待检者血清、血小板和指示红细胞,共同孵育离心后直接观察结果。如待检者血清中存在血小板抗体,则抗体被致敏,形成血小板-血小板抗体-抗 IgG-指示红细胞四位一体的网络状凝集复合物,离心后出现在凝胶中上部,结果判读为阳性。如待检血清中无血小板抗体,红细胞仍游离存在,离心后沉淀到柱底,结果判读为阴性。

（三）血小板免疫荧光试验

血小板免疫荧光试验(platelet immunofluorescence test,PIFT)是将待测血小板经多聚甲醛或氯喹处理后,与已知的特异性血小板抗体共孵育、洗涤,再与异硫氰酸荧光素(FITC)标记的抗人球蛋白试剂孵育、洗涤,在荧光显微镜下直接观察结果。根据抗体与血小板的反应情况来判断血小板抗原的特异性。该技术在临床上较为常用,可用于血小板抗原鉴定、抗体检测和交叉配血试验。

（四）单克隆抗体特异的血小板抗原固定试验

单克隆抗体特异的血小板抗原固定试验(monoclonal antibody-specific immobilization of platelet antigens assay,MAIPA)是目前检测和鉴定血小板特异性抗体最为广泛的方法。先制备羊抗鼠 IgG 包被的多孔板,将血小板先与血清抗体结合,再与不同的鼠抗人血小板膜糖蛋白单克隆抗体孵育(如抗 GP Ⅰ b、Ⅱ b、Ⅲ a、Ⅸ等),经洗涤去除未结合的游离物质,然后裂解血小板,将裂解产物转移到包被有羊抗鼠 IgG 的微孔板内,再加入辣根过氧化物酶标记的羊抗人 IgG,经酶反应底物后显色,定量检测血小板膜糖蛋白特异的同种抗体。

（五）改进的抗原捕获酶联免疫吸附试验

改进的抗原捕获酶联免疫吸附试验(modified antigen capture ELISA,MACE)将随机混合血小板或供者血小板与待测血清混匀后反应,血小板上的 GP Ⅱ b/Ⅲ a 抗原与血清中的 GP Ⅱ b/Ⅲ a 抗体结合形成致敏复合物,洗涤后再加入裂解液,将裂解后的复合物转移至包被有 GP Ⅰ b、GP Ⅱ b、GP Ⅲ a、GP Ⅸ、HLA 等鼠抗人单克隆抗体的微孔内,复合物中的血小板膜糖蛋白与相应的抗体结合而被固定在微孔中,再加入酶标记的第二抗体与之反应,然后底物作用后显色。

（六）流式细胞术

流式细胞术可用于鉴定血小板抗原、血小板抗体,也可用于血小板交叉配合试验。血小板抗原检测需将患者血小板与特异性的血小板抗体反应,加入荧光素标记的抗人 IgG,避光孵育后通过流式细胞仪检测。血小板抗体检测需将血小板洗涤后,直接加入荧光标记的抗人-IgG(二抗),再上机检测。根据前向散射光和侧向散射光强度,确定血小板区域,排除红细胞、白细胞和细胞碎片等干扰后,再分析血小板区的荧光强度。

【方法学评价】　血小板血型的检测方法在临床工作中各有利弊,具体的方法学评价见表 2-17。

表 2-17　血小板血型检验的方法学评价

方法	优　　点	缺　　点
SEPSA	简便快速,敏感性好,特异性强,结果直观可靠,临床应用广泛,同时可检出 HPA 和 HLA 抗体,无需特殊仪器,固相化的血小板及指示细胞能长期保存,使用方便	操作繁琐
微柱凝胶法	简便快速,敏感性强,可用于血小板交叉配血试验、血小板抗体筛检、致敏血小板抗体的检测等	需要专用的仪器

0207
图片:微柱凝胶血小板定型

0208
图片:MAIPA实验原理

0209
图片:MACE试验原理

0210
图片:FCM检测血小板抗体

笔记

续表

方法	优 点	缺 点
PIFT	可以在显微镜下直接观察荧光标记的血小板,避免细胞碎片引起的非特异性反应	敏感性差,HPA-5 抗体易漏检
MAIPA	敏感性强,能检出血小板表面低表达的抗原,可以去除血小板非特异性抗体(如抗 HLA)的干扰	操作繁琐,易出现假阴性
MACE	特异性较高,血小板无需氯喹或酸进行预处理就能直接检测和区分血清中的 HLA 和 HPA 抗体	无
FCM	敏感性非常高,因检测完整血小板,可以检测 MAIPA 和 MACE 无法检测的裂解后不稳定 GP 表位的同种抗体	需要特殊仪器,成本较高

二、分子生物学检测

血小板血清学分型由于受到人源抗血清稀少以及部分患者较难获得足够的血小板血清学检测的限制,血清学检测技术受到了较大的制约。随着分子生物学的发展,血小板同种抗原系统的相应基因序列被阐明,基因结构得到了深入的研究,使分子生物学检测技术应用于 HPA 基因分型,主要通过 PCR-限制性片段长度多态性(PCR-RFLP)、PCR-等位基因特异性寡核苷酸探针(PCR-ASO)、PCR-序列特异性引物(PCR-SSP)及 DNA 序列分析等方法进行检测,具体的方法学评价见表2-18。

表2-18　血小板血型分子生物学检测方法的评价

方法	优点	缺点
PCR-RFLP	扩增目的等位基因的 DNA 片段,通过电泳分析鉴定各等位基因	方法比较简单,DNA 纯度要求不高,实验重复性好,可进行大批量检测,如人群 HPA 基因频率调查	需要特定的限制性酶切位点,所以有些 HPA 等位基因无法使用此方法进行基因分型
PCR-ASO	用一对特异性引物扩增包含 HPA 等位基因多态性的一段 DNA,然后将 PCR 扩增产物点样固定于杂交膜上,分别与两个 5′端标记有地高辛的特异性寡核苷酸探针进行杂交,根据杂交结果判断 HPA 特异性	特异性强,常用于 HPA-1、HPA-4 和 HPA-8 等的检测	杂交过程费时、操作繁琐,杂交背景较强、杂交信号较弱
PCR-SSP	将多态性核苷酸设计为引物的 3′端,可以分别扩增不同的 HPA 等位基因,再进行电泳成像分析	快速简单,结果可靠,临床上最常用的 HPA 基因型方法	无
DNA sequencing	利用 PCR 或克隆纯化制备 DNA 或 cDNA 模版,用 DNA 序列分析仪对 HPA 多态性位点进行序列分析	能直接检测 HPA 的未知多态性位点和新突变的位点	耗时较长

图片:HPA 基因分型

三、血小板血型系统的临床应用

血小板表面主要有相关抗原(HLA 和 ABO 抗原)和血小板特异性抗原(HPA)等,通过妊娠、输血或移植等免疫刺激可以产生血小板同种抗体(HPA、HLA 抗体),是临床上造成同种免疫性血小板减少症的主要原因,常见于 PTR、PTP、胎儿新生儿同种免疫性血小板减少症(fetal-neonatal alloimmune thrombocytopenia,FNAIT)等。

(一)血小板抗原的同种免疫作用

1. HLA 同种免疫　血小板上的 HLA 发生同种免疫是由于反复输血引起的,多次输注含有白细胞或其碎片的血液制剂将会增高 HLA 抗体产生的概率。为了降低或避免 HLA 发生同种免疫反应,血液制剂输注前需要滤除白细胞。

2. **红细胞血型抗原同种免疫**　血小板表面含有红细胞 ABO、Lewis 等血型抗原,其中 ABO 抗原最为重要。ABO 主次侧不合的血小板输注均可产生同种免疫反应。受者体内的抗 A 或抗 B 与供者血小板表面上的 A 或 B 抗原反应(ABO 主侧不合),导致血小板破坏或寿命缩短;供者体中的抗 A 或抗 B 与受者血小板悬液中的可溶性 ABO 血型物质形成复合物(ABO 次侧不合),易被血小板膜上的 Fc 受体和补体受体吸附,导致血小板被单核-巨噬细胞吞噬破坏。

3. **HPA 同种免疫**　因反复输血或多次妊娠等免疫刺激,位于血小板膜 GP 上的 HPA 可以诱导受体产生血小板特异性抗体,引起新生儿血小板减少症和 PTR、PTP 等免疫学反应。由于 HPA 的分布具有种族特异性和区域性,白种人容易产生 HPA-5b 抗体,黄种人容易产生 HPA-3b 抗体。

（二）PTR

PTR 是指患者连续两次接受足够剂量的 ABO 血型相合且保存时间不超过 72h 的血小板输注后,但临床出血表现未见改善,血小板增加值低于预期值甚至下降,输入的血小板在体内存活期很短。免疫性因素和非免疫性因素均可引起 PTR。

1. **免疫性因素**　由于反复输注血小板或有妊娠史,患者体内产生了同种抗体,当再次输入的血小板具有相应抗原时,会出现血小板的抗原抗体反应,导致输注的血小板寿命进行性缩短或被破坏。临床上 HLA 抗体、HPA 抗体、ABO 血型抗体、血小板自身抗体、药物相关的血小板抗体和异体血浆蛋白抗体等均可导致 PTR,其中 HLA 抗体占主导地位。

2. **非免疫性因素**　非免疫性因素引起血小板寿命缩短也是 PTR 的主要原因之一。如血小板采集数量不足,储存不佳,运输和输注过程中操作不当,脾大伴脾功能亢进、感染、发热、败血症、药物作用和 DIC 等,均可影响血小板输注效果。

（三）PTP

PTP 是一种少见的血小板输注不良反应,主要发生于有输血史或孕产史的患者,机制尚不明确。由于患者体内已存在血小板抗体,可以破坏输注的和自身的血小板,引起急性、暂时性血小板减少的临床综合征。PTP 患者体内可检测到高效价的血小板特异性抗体,如 GP Ⅱ b/Ⅲ a 抗原介导而产生的 HPA-1a、HPA-1b、HPA-2b、HPA-3a 等抗体。

（四）FNAIT

FNAIT 是妊娠期间由于母胎或母婴间血小板血型不同引起的,妊娠前、中期胎盘表达的 HPA-1a 可以刺激母体产生血小板相关抗体,并通过胎盘进入胎儿体内,导致血小板破坏和减少,是最常见的胎儿或新生儿血小板减少的原因之一,最严重的并发症是颅内出血。

本章小结

　　输血前血型检测的目的是确保受血者的血液输注准确、安全、有效。红细胞的血型鉴定临床上主要是 ABO 和 Rh 血型鉴定。盐水介质试验主要用于 IgM 类抗体的检测,酶技术对 Rh 血型系统的检出效果最好,微柱介质凝集试验是红细胞膜抗原与相应抗体在凝胶介质中发生的凝集反应,目前应用最为广泛。HLA 是白细胞与其他组织细胞共有的抗原,具有高度的免疫原性,可以通过妊娠、输血及移植等途径产生 HLA 抗体,可以引起多种输血不良反应。HLA 的分型技术分为血清学方法、细胞学方法和基因分型方法。HLA 抗体检测的方法有多种,主要有淋巴细胞毒方法、流式细胞仪方法、Luminex 检测技术等。临床开展 HLA 检测,交叉配合、抗体筛选和确认主要采用血清学技术,而抗原的指定大多使用基因分型方法。血小板表面存在众多复杂的抗原,主要有血小板特异性抗原(HPA)以及相关抗原,通过输血、妊娠或骨髓移植等免疫刺激可产生同种血小板抗体,可造成血小板输注无效、输血后紫癜等输血不良反应。传统的血小板血型的检测方法主要是血清学分型,近年来一些分子生物学技术也开始临床应用,提高了血小板输注的安全性和有效性。

（张晨光　张婧婧）

扫一扫,测一测

思考题

1. 简述 ABO 亚型的定义及其分类。
2. 哪些情况可能造成 ABO 正定型以及反定型假阳性和假阴性的出现?
3. 简述 Rh 血型系统的定义。
4. 简述五种常用配血方法的优缺点。
5. 试比较 HLA-Ⅰ 和 HLA-Ⅱ 类分子的不同点。
6. 简述临床上由于免疫和非免疫因素引起的血小板输注无效的机制。

03章PPT

1. 掌握输血相关传染病病原学标志物标本的采集、运输、交接及处理的方法及原则;输血相关传染病病原学标志物的检测策略。

2. 掌握人类免疫缺陷病毒、乙型肝炎病毒、丙型肝炎病毒、梅毒螺旋体感染标志物的酶联免疫吸附试验、核酸检测的原理、方法及质量控制。

3. 熟悉血液检测的质量控制目的和方法;输血相关传染病病原学标志物检测报告的签发。

4. 能够完成输血相关传染病病原学标志物的酶免检测。

输血是临床治疗、急救的一项主要措施,但是输血也存在着引起经血传播的疾病如乙型肝炎、艾滋病、丙型肝炎、梅毒等感染的风险。血液中心(血站)需遵照国家规定对献血者血液进行人类免疫缺陷病毒、乙型肝炎病毒、丙型肝炎病毒、梅毒螺旋体感染标志物的检测,检测合格的血液将用于临床,不合格血液将按照国家相关规定处置。血液检测结果不合格仅表明捐献的血液不符合国家血液标准的要求,不作为感染或疾病的诊断依据。

第一节 检测标本的采集、运输、交接与处理

为保证输血相关传染病病原学标志物检测结果的可靠性,血站采血科、机采科负责血液样本的采集、现场预离心处理。血液运输人员负责血液样本的运输、交接。检验科负责样本的接收及处理。

一、标本采集、运输与交接

酶免检测血液样本用 EDTA-K$_2$ 真空抗凝管留取 5ml 血液样本。用于核酸检测的血液样本必须采用无菌、无 DNA 酶、无 RNA 酶、带分离胶的一次性真空 EDTA-K$_2$ 抗凝试管。血液样本唯一性标识(条形码)完整清晰,条形码覆盖真空管标签并粘贴严实,边缘距管口约 1cm,条码序列号方向与试管的长轴方向一致。核酸标本应在采集后 4h 内进行离心,离心力要求为 1 200~1 600g,时间不少于 15min;标本离心后上下层界面清楚明显,上清液应透明清亮,呈淡黄色,无严重溶血,中层分离胶紧实均匀;离心后的标本上下分层界线清楚明显,标本量不得少于 5ml。采集的血液标本应尽快放入现场 2~8℃冰箱内。

标本运输采用试管架等固定装置固定标本防止标本散落;标本应隔离密封包装,包装材料应满足防水、防破损、防外泄、易于消毒处理,装箱时应保持标本管口向上,具有一定保温效果。应避免运输途中发生剧烈震荡而导致样本破损、渗漏或溶血。有温控措施,保证整个冷链系统能有效控制温度在 2~10℃ 范围。

检验科标本接收人员接到血液样本后,需核查样本运输过程温度是否在 2~10℃ 范围内;核查标

笔记

本来源、数量；核查标本管是否选用错误，有无破损、渗漏，管内有无异物；核查标本是否满足既定的质量要求，有无严重溶血、抗凝不充分、标本量不足或被稀释；核查核酸标本的预离心情况；核查标本与送检单信息对应性和完整性。不合格的标本应拒收。如验收不合格的血液样本必须检测（妥协样本），应在报告上对该样本进行描述，注明对检验结果可能产生的影响。核查无误后交接双方确认签字。

二、标本的处理

（一）标本离心

核酸管应使用低温离心机离心，酶免管低温、常温离心均可，离心后应检查标本有无溶血、样本管是否破损、血浆层有无异物。异常标本应交相关部门处理。将离心完成的核酸检测标本摆放在样本托盘上，放入 2~8℃冰箱未检标本区保存。

（二）酶免检测标本的摆放、编号、去塞及排布

机采初检标本、机采复检标本集中摆放在同一架次；其他标本原则上按血型集中摆放，以便于核对血型。将编好号的标本放入生物安全柜，在生物安全柜中拔下试管塞。将已编号的标本按顺序、逐一摆放标本载架上。

（三）检测后标本的保存

标本处理者将当日未检、已检、待检标本标识、分区保存。将未检标本直接放入 2~8℃待检标本冰箱保存。将当日检测结果为阳性的标本挑出，在每个试管条码上注明日期和阳性项目，放在试管架上（HIV 初筛阳性的标本放在专用试管架上），保存于 2~8℃已检不合格标本专用冰箱中，填写血液检测阳性样本登记表。将当日已检测合格的标本放入空试剂盒中，标注日期和架次，保存于 2~8℃已检合格样本冰箱。将待检标本标识后[如 HBsAg 一检 B1、二检 B2，ABO？及 Rh（−）等]放入试管架上，直接保存于 2~8℃待检样本冰箱中。

核酸检测合格的标本摆放到标本托盘上，标明检测时间，放入 −20℃冰箱保存；有反应性、需拆分的标本做好标记放入 2~8℃冰箱暂存。核酸检测不合格标本，放置指定 −20℃冰柜保存；核酸检测不合格血浆，用核酸采血管分装后放置指定 −20℃冰柜保存。

（四）检测后标本的处理、移交

指定专人每周一将保存时间超过全血有效期的酶免检测标本、酸检测标本进行高压蒸汽灭菌处理，经科室负责人审批签字后移交相关科室处理。

第二节　病原学标志物检测

根据《血站技术操作规程》要求，输血相关传染病的检测项目包括人类免疫缺陷病毒（HIV）感染标志物、乙型肝炎病毒（HBV）感染标志物、丙型肝炎病毒（HCV）感染标志物、梅毒螺旋体感染标志物、丙氨酸氨基转移酶（ALT）的检测，以及国家和省级卫生健康行政部门规定的地方性、时限性输血相关传染病标志物。

检测方法包括：①核酸扩增检测技术，包括转录介导的核酸扩增检测技术（TMA）、实时荧光聚合酶链反应（PCR）；②血清学检测技术，包括酶联免疫吸附试验（ELISA）、化学发光免疫分析试验（CLIA）；③速率法（湿化学法）。

一、检测策略

1. 实施核酸检测试剂批签发之前，HIV、HBV 和 HCV 感染标志物应采用 2 遍血清学检测和 1 遍核酸检测，血清学检测应采用 2 个不同生产厂家的试剂；实施核酸检测试剂批签发之后，HIV、HBV 和 HCV 感染标志物应采用核酸和血清学检测 2 种方法各进行 1 次检测。对于酶免检测阳性的标本可不再进行核酸检测，直接视为该项目检测结果不合格。

2. 梅毒螺旋体感染标志物采用 2 个不同生产厂家的血清学检测试剂进行检测。

3. ALT 采用速率法（湿化学法）进行 1 次检测。

4. 标本检测流程（图 3-1~图 3-3）。

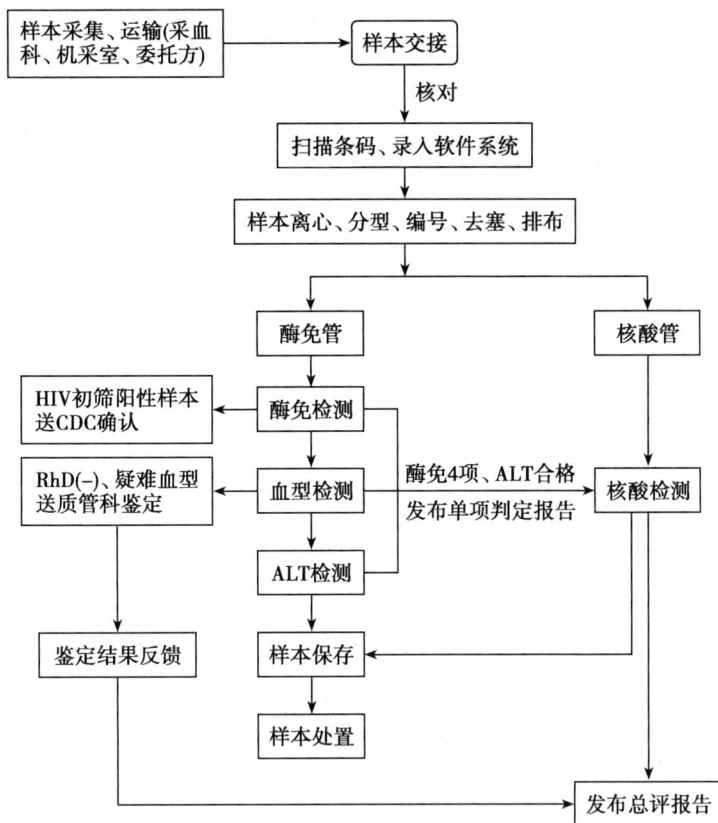

图 3-1　工作流程

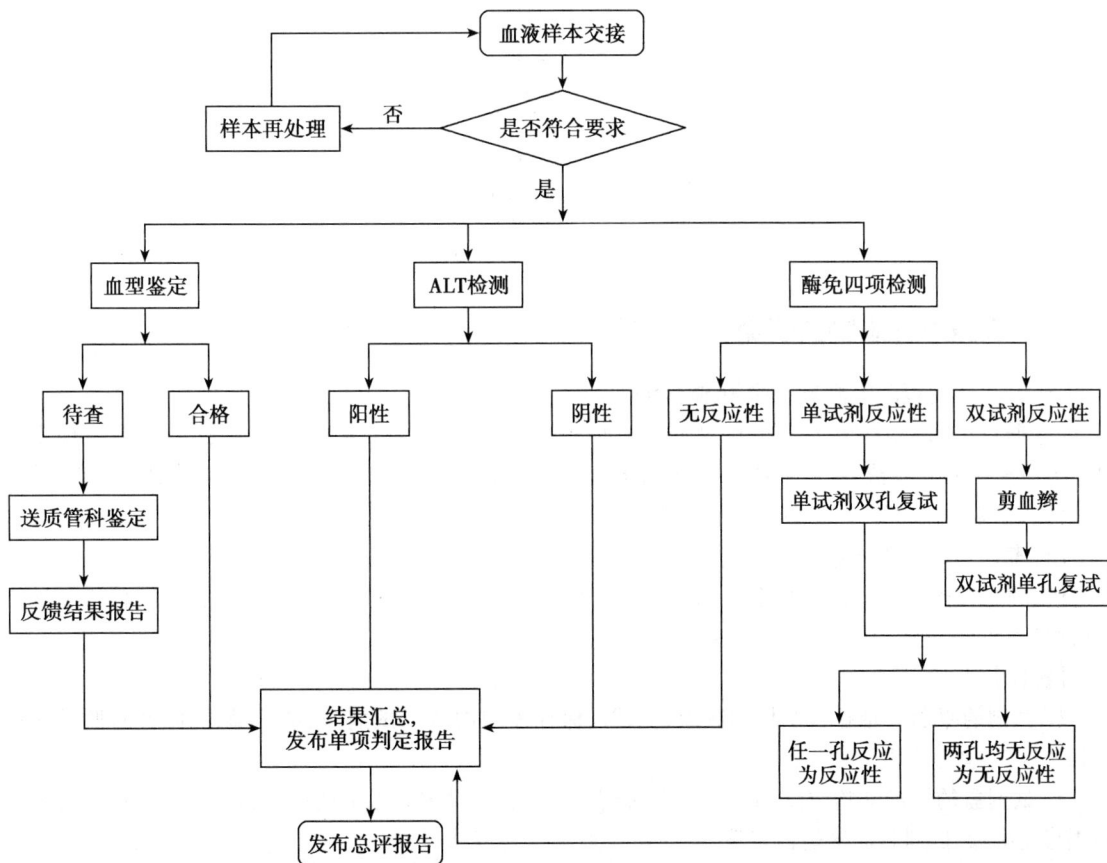

图 3-2　酶免样本检测流程

```
                              血液样本交接
                                                              ELISA/ALT
                                                               检测结果
         样本再处理    否    是否符合要求
                                      是       合格
                                                            检测是否合格
     混合(8in1/6in1)检测      检测方式
                                    单
                                    份
        标本汇集             检
                              测
   混                      核酸提取(8in1)
   合
   检                        扩增检测
   测
   样
   本                      有
   拆              有     有无反应性结果
   分
   试                         否
   验
        否  拆分试验是否有效  有    结果汇总   不合格
                                  审核报告
                                    签发报告        收回重新签发
                                    检测结束
```

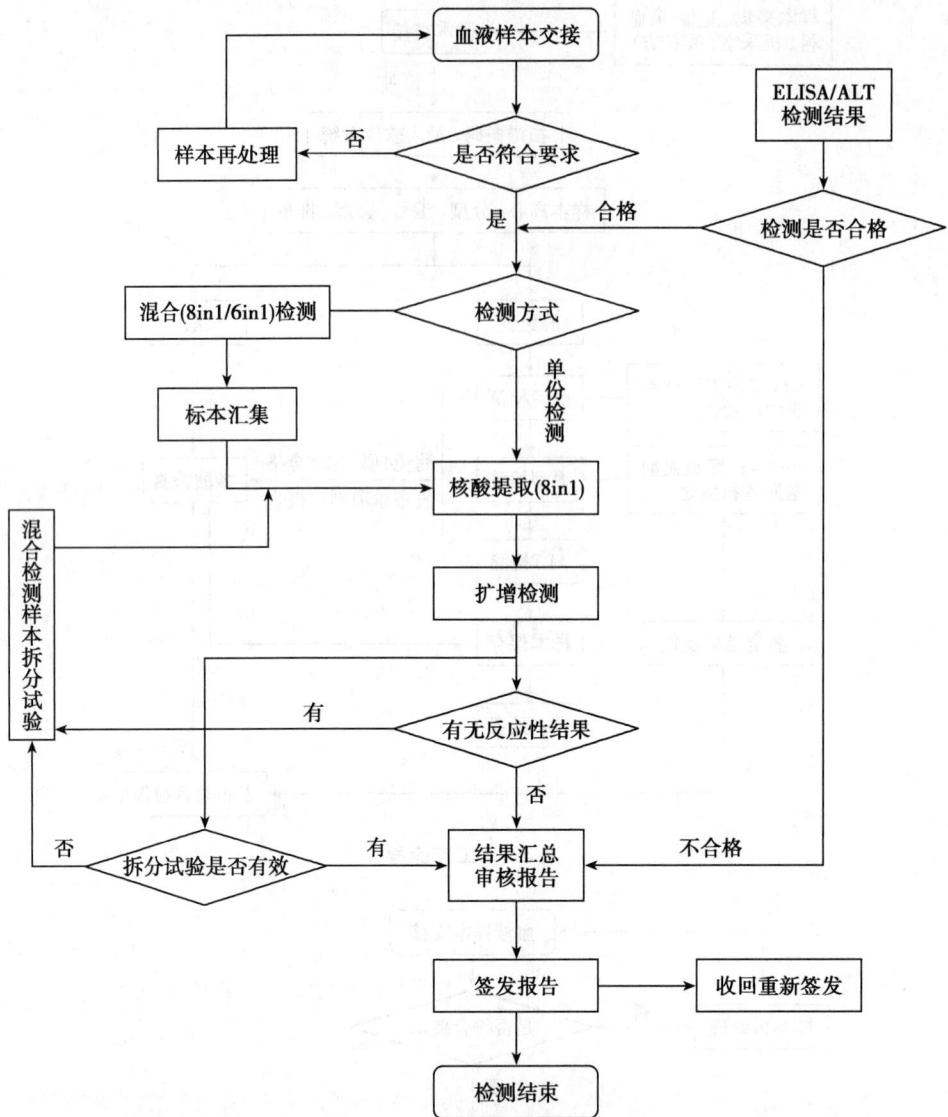

图 3-3 核酸样本检测流程

二、病原学标志物的酶免检测方法

（一）人类免疫缺陷病毒抗原/抗体检测

【原理】 采用双抗原夹心法和双抗体夹心法酶联免疫吸附试验原理,在微孔条上预包被重组 HIV 抗原和抗 P24 单抗,配以生物素抗体、酶标记抗原、酶标记亲和素及 TMB 显色剂等其他试剂,检测人血清或血浆中的 HIV-1 型、HIV-2 型抗体和 HIV P24 抗原。

【样本】 EDTA-K$_2$ 真空采血管留取血液样本。

【器材与试剂】 手工加样仪、全自动加样及酶免处理系统、人类免疫缺陷病毒抗原抗体诊断试剂盒(酶联免疫法)等。

【操作】

1. **试剂的平衡** 依据检测样本数量,从试剂保存冰箱内取出试剂盒、试剂槽、阴阳性对照及质控物载架等,平衡至室温。

2. **试剂盒的检查** 检查试剂盒完整性,查看有无破损;试剂有无更换批号,是否在有效期内;各试剂瓶有无渗漏,试剂瓶标签是否完整。

3. **试剂的添装** 将各种试剂装入相应的试剂槽中,阴阳性对照品和质控物添加适量。

4. **洗液的配制** 浓缩洗涤液配制前充分摇匀(如有晶体应充分溶解),浓缩洗涤液和去离子水按试剂说明书要求比例稀释后使用。

5. 微孔反应板的检查　从试剂盒的微板密封袋中取出微板,用手轻压微板使之平整,检查微板孔有无裂缝、破损、异物。当实验标本数不足整板时,在安插好有效试验板条的同时,根据仪器洗板机的洗板要求用废旧板条补齐,填补的微板一定要按压平整,避免影响洗板过程。剩余板条密封后放入试剂冰箱,次日优先使用。

6. 加样　将准备好的微板、血液样本、阴阳对照品、质控品和加样针加载到全自动加样系统上,根据设备加样软件的提示进行操作,完成加样过程。阴阳对照位置和顺序按试剂说明书的要求设置,阴阳性对照加完后紧接着加一孔质控物。

7. 加样效果的检查　加样完成的微板需目视确认标本及试剂是否漏加,加注位置是否正确;全自动加样系统在加样、加阴阳性对照品及质控品全过程都需要工作人员值守,以确保样本及试剂无漏加,且加注位置正确。

8. 检测　加样完成后,仪器根据设定程序完成实验后处理过程。

【结果判断】　微板本底正常,无花板、白板,试验阴、阳性对照品结果符合试剂说明书要求,质控血清测定结果 S/CO 值在控,试验结果确定为有效。

1. 双试剂检测总结果的判定原则　两种试剂检测均为"无反应性",则其 HIV 总结果为"阴性"。两种试剂检测任一种或两种为"可疑"或"反应性",则其 HIV 总结果为"待查"。

2. 待查标本的处理　工作人员于实验结束后将待查标本条码登记,单试剂"待查"标本做相应单试剂双孔复试。双孔复试结果其中任一孔或两孔均为"可疑"或"反应性",则该样本判定为 HIV"阳性",两孔均为"无反应性"则判定为 HIV"阴性"。

双试剂"待查"标本,将条码号登记后,剪取对应的血辫后做双试剂单孔复试。双试剂单孔复试结果其中任一种试剂检测为"可疑"或"反应性",则该样本 HIV 判定为"阳性",两种试剂均为"无反应性"则判定为"阴性"。

【HIV 初筛阳性样本的送检】

1. HIV 初筛阳性标本实行双人双锁管理制度。HIV 初筛阳性的血液标本,疫情上报人员填写 HIV 初筛阳性送检单。

2. 疫情上报人员穿好工衣,戴好手套,在安全管理员的协助下将当日 HIV 初筛结果为阳性的标本挑出,取 HIV 初筛阳性标本血清 $500\mu l$ 于"子弹头"形离心管中,在管外标识对应条码号,双人核对无误后,放入密封塑料袋,并标识"艾滋可疑标本",填写 HIV 初筛阳性样本送检记录。

3. 用固定、密封的贴有生物危险标识的钢制套筒盛装密封样本的塑料袋,再放入贴有生物危险标识的保温桶中。

4. 疫情上报人员用红色记号笔在 HIV 初筛阳性的原始样本条码上注明日期,放在 HIV 初筛阳性的样本专用试管架上,保存于 2~8℃已检不合格样本专用冰箱中,填写阳性标本保存记录单。

5. 疫情上报员在安全卫生管理员的协助下,于发现 HIV 初筛阳性样本的当天专车将包装后的分样样本、HIV 初筛阳性样本送检记录和 HIV 初筛阳性送检化验单运送至当地疾病预防控制中心 HIV 确证实验室。血标本送达后,按要求履行交接手续。

【质量控制】

1. 从冰箱中取出的试剂盒应至少在室温平衡 30min 以上。每次实验前都应检查试剂批号,对新批号试剂要及时在管理系统中进行批号的添加和更改。

2. 每次实验前试剂最多可添加试剂槽的 3/4 的量。添加时应小心,防止试剂迸溅导致试剂污染。

3. 整个实验过程中应按照遵守仪器和项目操作规程进行操作,不得擅自离岗。

(二) 乙肝表面抗原检测

【原理】　应用双抗体夹心酶联免疫吸附实验原理。在微孔板预包被纯化乙肝表面抗体(抗-HBs),加入待检样本,同时加入酶标记乙肝表面抗体(HBsAb-HRP)进行温育,样本中存在的乙肝表面抗原(HBsAg)与包被抗体形成"包被抗体-抗原-酶标抗体"复合物。洗板后加入显色剂,复合物上连接的 HRP 催化显色剂反应,生成蓝色产物,终止反应后,变为黄色。

【标本】　$EDTA-K_2$ 真空采血管留取血液样本。

【器材与试剂】 手工加样仪、全自动加样及酶免处理系统、乙型肝炎表面抗原诊断试剂盒等。

【操作】 同人类免疫缺陷病毒抗原/抗体检测。

【结果判断】 微板本底正常,无花板、白板,试验阴、阳性对照品结果符合试剂说明书要求,质控血清测定结果 S/CO 值在控,试验结果确定为有效。

1. **双试剂检测总结果的判定原则** 两种试剂检测均为"无反应性",则其 HBsAg 总结果为"阴性"。两种试剂检测任一种或两种为"可疑"或"反应性",则其 HBsAg 总结果为"待查"。

2. **待查标本的处理** 工作人员于实验结束后将待查标本条码登记。单试剂"待查"标本做相应单试剂双孔复试。双孔复试结果其中任一孔或两孔均为"可疑"或"反应性",则该样本判定为 HBsAg "阳性",两孔均为"无反应性"则判定为 HBsAg"阴性"。

双试剂"待查"样本,将条码号记录在样本剪样登记表上,剪取对应的血辫后做双试剂单孔复试。双试剂单孔复试结果其中任一种试剂检测为"可疑"或"反应性",则该样本 HBsAg 判定为"阳性",两种试剂均为"无反应性"则判定为"阴性"。

【质量控制】 同人类免疫缺陷病毒抗原/抗体检测。

（三）丙型肝炎病毒抗体检测

【原理】 应用间接酶联免疫吸附实验原理,在微孔板预包被 HCV 抗原,加入稀释液及待检样品进行温育,样品中存在的 HCV 抗体与包被抗原形成"包被抗原-抗体"复合物,洗板去除不与包被抗原结合的物质;加入酶标试剂,进行第二次温育,酶标二抗与"包被抗原-抗体"复合物结合形成"包被抗原-抗体-酶标二抗"复合物;再次洗板后加入显色剂,复合物上连接的 HRP 催化显色剂反应,生成蓝色产物,终止反应后,变为黄色。

【标本】 EDTA-K$_2$ 真空采血管留取血液样本。

【器材与试剂】 手工加样仪、全自动加样及酶免处理系统、丙型肝炎病毒抗体诊断试剂盒等。

【操作】 同人类免疫缺陷病毒抗原/抗体检测。

【结果判断】 微板本底正常,无花板、白板,试验阴、阳性对照品结果符合试剂说明书要求,质控血清测定结果 S/CO 值在控,试验结果确定为有效。

1. **双试剂检测总结果的判定原则** 两种试剂检测均为"无反应性",则其抗-HCV 总结果为"阴性"。两种试剂检测任一种或两种为"可疑"或"反应性",则其抗-HCV 总结果为"待查"。

2. **待查标本的处理** 工作人员于实验结束后将待查标本条码登记。单试剂"待查"标本做相应单试剂双孔复试。双孔复试结果其中任一孔或两孔均为"可疑"或"反应性",则该样本判定为抗-HCV "阳性",两孔均为"无反应性"则判定为抗-HCV"阴性"。

双试剂"待查"样本,将条码号记录在样本剪样登记表上,剪取对应的血辫后做双试剂单孔复试。双试剂单孔复试结果其中任一种试剂检测为"可疑"或"反应性",则该样本抗-HCV 判定为"阳性",两种试剂均为"无反应性"则判定为"阴性"。

【质量控制】 同人类免疫缺陷病毒抗原/抗体检测。

（四）梅毒螺旋体抗体检测

【原理】 采用双抗原夹心 ELISA 方法定性检测血清或血浆样品中梅毒螺旋体抗体,在微孔条上预包被梅毒螺旋体抗体的基因重组抗原,用酶标记抗原,与样本中的梅毒螺旋体抗体发生特异性反应,然后用 TMB 底物作用,检测人血清或血浆中的梅毒螺旋体抗体。

【标本】 EDTA-K$_2$ 真空采血管留取血液样本。

【器材与试剂】 手工加样仪、全自动加样及酶免处理系统、梅毒螺旋体抗体诊断试剂盒等。

【操作】 同人类免疫缺陷病毒抗原/抗体检测。

【结果判断】 微板本底正常,无花板、白板,试验阴、阳性对照品结果符合试剂说明书要求,质控血清测定结果 S/CO 值在控,试验结果确定为有效。

1. **双试剂检测总结果的判定原则** 两种试剂检测均为"无反应性",则其抗-TP 总结果为"阴性"。两种试剂检测任一种或两种为"可疑"或"反应性",则其抗-TP 总结果为"待查"。

2. **待查标本的处理** 工作人员于实验结束后将待查标本条码登记。单试剂"待查"标本做相应单试剂双孔复试。双孔复试结果其中任一孔或两孔均为"可疑"或"反应性",则该样本判定为抗-TP

"阳性",两孔均为"无反应性"则判定为抗-TP"阴性"。

双试剂"待查"样本,将条码号记录在样本剪样登记表上,剪取对应的血斑后做双试剂单孔复试。双试剂单孔复试结果其中任一种试剂检测为"可疑"或"反应性",则该样本抗-TP判定为"阳性",两种试剂均为"无反应性"则判定为"阴性"。

【质量控制】　同人类免疫缺陷病毒抗原/抗体检测。

三、病原学标志物的核酸检测方法

【原理】　PCR扩增检测采用TaqMan荧光探针标定技术。人类免疫缺陷病毒、丙型肝炎病毒、乙型肝炎病毒核酸扩增分别采用不同荧光染料标记的探针,故可对提取的标本和内对照模板同时进行HBV(DNA)、HCV(RNA)、HIV1(RNA)检测。在反转录酶的作用下,HCV RNA/HIV1 RNA/内对照RNA反转录成cDNA,再与HBV DNA/内对照DNA一同作为模板在TaqDNA聚合酶的作用下扩增病毒核酸的保守区域和内对照特定区域。TaqDNA聚合酶$5'→3'$外切酶活性切割反应系统中带荧光标记的TaqMan探针产生荧光信号,随着PCR反应的进行,荧光信号不断积累。实时荧光定量PCR仪通过检测达到和超过荧光阈值的信号给出样品的阴阳性结果。

【标本】　$EDTA-K_2$真空采血管留取血液标本。

【器材与试剂】　荧光定量PCR扩增仪、HIV、HBsAg、HCV病毒(DNA)核酸扩增荧光检测试剂盒等。

【操作】　严格按荧光定量PCR仪标准操作规程操作。

【结果分析】

1. 判定规则　对照表见表3-1和表3-2(以某一厂家核酸检测系统为例)。

表3-1　阳性对照、阴性对照、内对照结果判定规则

分析项目	内对照		HBV DNA	HCV RNA	HIV-1 RNA	备注
检测荧光	HEX	TAMRA	FAM	ROX	CY5	/
阴性对照	+	+	–	–	–	否则重测
阳性对照	/	/	+	+	+	否则重测

表3-2　检测样本结果判定规则

分析项目	内对照		HBV DNA	HCV RNA	HIV-1 RNA	结果判定
检测荧光	HEX	TAMRA	FAM	ROX	CY5	
检测样本	+	+	–	–	–	HBV DNA/HCV RNA/HIV-1 RNA 阴性
	/	/	+	/	/	HBV DNA 阳性
	/	/	/	+	/	HCV RNA 阳性
	/	/	/	/	+	HIV-1 RNA 阳性
	–	–	–	–	–	所有结果重新测定
	+	+	–	–	–	HBV DNA 结果重新测定
	/	–	/	/	/	HCV RNA 或 HIV-1 结果重新测定

注:1. "/"表示不考虑;2. FAM/ROX/CY5荧光层:"–"表示Ct>45或者无Ct;"+"表示Ct≤45;3. HEX/TAMRA荧光层:"–"表示Ct>40或者无Ct;"+"表示Ct≤40。

2. 实验有效性的判定　参照表3-1、表3-2规则,对每孔结果的有效性及阴阳性进行判断,当阴阳性对照与外部质控品(质控品达到预期结果)同时有效时,整批实验有效;否则整批实验无效,需重做。

3. 结论的判定　①采用混检(八混一)模式进行核酸检测,当混检结果呈非反应性(-)时,该混检孔内的标本均判为合格标本;②当混检结果某一项或多项呈反应性(+)时,混检孔内的所有标本均为待查标本,须进行拆分单样本检测;③当拆分检测呈非反应性(-)时,则该标本为合格标本;拆分单样本检测某一项或多项呈反应性(+)时,该样本判为不合格。

【标本保存】 对照检测报告,将检测呈反应性的 pool 所对应的标本挑出,放于 2~8℃冰箱,留待次日进行样本拆分检测。对照检测记录,将检测呈非反应性的标本按日期,每 100 个标本作为一个单位放在样本盘上,贴上留样标签,放 −20℃冰箱保存。

【质量控制】

1. PCR 扩增板须严格按照编写的扩增板图从左至右顺序摆放。

2. PCR 扩增板放入 PCR 仪的扩增槽后,如扩增板少于 6 条,应取相同数量八连管从右至左摆放与其配平;如扩增板大于 6 条少于 12 条,应将剩下的空扩增槽用八连管补齐。

3. 按《实验室清洁消毒标准操作规程》进行 PCR 扩增实验室清洁消毒。

第三节　检测报告的签发

一、检测结果复核

酶免检测人员、核酸检测人员在完成实验后通过计算机管理系统打印出《试验结果原始记录》。

酶免检测人员将试验结果原始记录与试验微孔板逐一核对,查看酶标仪判读结果与实验微板孔结果的一致性;核酸检测人员要将结果与原始扩增曲线进行核对。同时,各项目检测人员还要对完整实验过程和关键控制点(包括环境温湿度、试剂和质控物的种类和批号、仪器设备的状况以及其他意外情况等)进行复核。

复核如果发现原始结果与读取结果不一致,或实验过程和关键控制点有不在控时,应立即取消接收试验结果和发布报告,并分析不一致或不在控原因,采取纠正措施,追溯对实验结果的影响,必要时重新试验。各项目检测人员在复核后填写《检验科实验过程关键控制点复核记录》。

二、报告发布

报告发布者在《检验科实验过程关键控制点复核记录》填写完整后发布报告。报告发布者利用计算机管理系统对检测结果进行汇总、核对及结果的网上发布,并打印、整理当日的全部检测报告,并在报告者处签名,签署报告日期。

酶免试验和核酸试验要进行分组审核,分别形成两份《血液检测过程报告》。核酸免检放行的标本、核酸试验组单项报告已发布的标本、机采预检标本和常规试验不合格标本在常规试验结束后需要发布总评结果。核酸试验结束后要发布核酸试验合格、待查和不合格标本的总评结果。最终生成《血液筛查检测报告》。

三、报告复核

报告复核者将《血液检测过程报告》《血液筛查检测报告》与《试验结果原始记录》进行核对,核实:报告与原始数据是否一致;报告的标本数与实际检测标本的数量是否一致;留取的待查样本管、不合格样本管是否正确。无误后在复核者处签名并签署复核日期,填写《报告复核记录》。

四、报告审核签发

《试验结果原始记录》《血液检测过程报告》以及《血液筛查检测报告》在各项目操作人员签字确认后,交由授权签发人员按《检测后过程控制程序》的相关要求进行最后的审核,填写《报告最终签发记录》并在签发处签名并签署日期。

第四节　质　量　控　制

实验室进行血液检测的质量控制通常涵盖检测前、检测中、检测后三个阶段。检测前涉及项目的选择、患者准备、标本采集、标本储存、标本运送、标本接收、标本处理准备等过程的质量保证;检测中需要实施室内质控和事件质量评价活动;检测后确保准确、及时发出报告,必要时对检验结果进行解释。同时,应重视实验室人员、设备、设施环境、校准、质量管理体系文件等要素,保证这些要素在整个检验过程中得到有效管理和控制。本节重点介绍室内质量控制和室间质量评价。

一、室内质量控制

室内质量控制(internal quality control,IQC)是指由实验室工作人员采用一定的方法和步骤,连续评价实验室工作的可靠程度,旨在监控本实验室常规工作的精密度,提高本实验室常规工作中批内、批间样本检测的一致性,以确定实验结果是否可靠,可否发出报告的一项工作。质控物(control material)是指为质量控制目的而制备的标本。质控物的性能指标有稳定性、瓶间差、定值和非定值等。

(一)酶免检测项目的室内质控

1. **酶免检测项目的室内质控物选择**　试剂盒自带的质控物为内对照,用于监控试剂的有效性和Cut Off/检出限的计算。阴阳性质控物为外对照,用于监控实验的有效性,实验室在选择时应考虑类型(宜选择人血清基质,避免工程菌或动物源性等的基质)、浓度(弱阳性质控物浓度宜在2~4倍临界值左右,阴性质控物浓度宜0.5倍临界值左右,如无法获取此范围的质控物,则应选取最接近此范围的质控物)、稳定性(宜选择生产者声明在一定保存条件下如2~8℃或-20℃以下、有效期为6个月以上)、均一性。

2. **质控频次及放置位置原则**　酶免项目每一板为一个分析批,对每板实验进行室内质控,质控物同血液样本一起进行检测,其中固定位质控物放置到每板的第一条阴阳性对照之后进行检测,随机位质控物(一阴一阳)等同于正常样本,随机摆放且覆盖所有样本检测孔位。

3. **酶免项目固定位质控**　根据 Levey-Jennings 质控图的绘制原理,采用 1_{3s} 规则检出随机误差;酶免项目采用 10_x 规则检出系统误差;酶免随机位质控物的阴阳质控物的检测结果分别为阴性和阳性即表明在控,相反则为失控。

4. **质控图的绘制**

(1)在实验室常规检测条件下,使用新试剂或新批号试剂将同一批号的对应质控物加24孔进行检测,对数据进行离群值检验,剔除超过±3s以外的数据,取中间20个数据计算出均值,以此均值和 CV=15% 计算 SD,建立前置框架图(Levey-Jennings 质控图与 Xbar 质控图均以此建立前置框架),将第一个月的质控数据受控于该前置框架内。当质控未检测够20次或20天,Levey-Jennings 质控图与 Xbar 质控图不合适时,可以适当做出调整。

(2)一个月结束后,汇集当月所有固定位质控数据,计算所有在控数据积累的质控均值和标准差(Levey-Jennings 质控图),汇集当月每天的质控均值,并计算此均值数据组的均值和标准差(Xbar 质控图),以此控制以后该批号的实验过程,直至试剂或质控物批号更换。如果质控图使用过程中出现均值的偏移和标准差的变化,需分析原因。如确因质控物效价下降或环境温度变化等原因造成的,可重新建图。

5. **失控**　如果发现室内质控测定结果违背了质控规则,即出现失控。对失控的最佳处理是确认问题的原因,发现问题并提出妥善的解决办法,消除失控的原因,并防止以后再次发生。酶免检测常见的失控原因有更换试剂批号未更换质控图、实验环境改变、试剂/质控物储存不当或污染等;由于仪器故障而采用其他手段后续工作时,室内质控结果常会出现一定偏差;查看板中的试剂内部阴阳性对照的结果与质控结果是否具有相同的变化趋势,如为一致性增高则可能是加样完成至进板前的过程时间过长或孵育时间过长造成,如为一致性降低则可能是孵育时间过短或孵育温度不准造成;质控物量过少可导致加样量不足,测定结果下降;质控物反复冻融或4℃保存时间过长,测定结果下降;质控图上连续10个点落在均值同一侧,提示存在系统误差。

6. **失控后处理方法**　失控后应迅速回顾、检查整个过程中是否存在错误环节,分析试剂、质控物、检测程序、设备、环境、人员等因素,查找原因,排除可能的失控原因后重做实验,必要的时候进行设备维修、维护、校准等。

(二)核酸检测项目的室内质控

1. **核酸检测项目的室内质控物选择**　弱阳性质控物,浓度为检测系统最低检测限的2~5倍(最低检测限是指标本中可能被检出的病毒,通常是指在常规的实验室条件下>95%的标本可被检出,一般以 IU/ml 表示)。

2. **质控频次及放置位置**　每批设定一个室内质控,质控物放置到标本后,由于标本数量不固定,所以为随机位质控。

3. 质控结果分析 以弱阳性质控物呈阳性反应为在控,若出现弱阳性质控物"S"线未起或起跳但未过阈值,则视为实验失控,分析原因,重新实验。

二、室间质量评价

室间质量评价(external quality assessment,EQA)简称室间质评,是多家实验室分析同一标本,并由外部独立机构收集和反馈实验室上报的结果,以此评价实验室操作的过程。通过实验室间的比对,判定实验室的校准、检测能力以及监控其持续能力。

室间质量评价是利用实验室间的比对来确定实验室能力的活动,实际上它是指为确保实验室维持较高的检测水平而对其能力进行考核、监督和确认的一种验证活动。参加 EQA 计划可为评价实验室所出具的数据是否可靠和有效提供客观的证据。它的主要作用可归纳为:①评价实验室是否具有胜任其所从事检测工作的能力,由组织 EQA 的权威机构等进行;②作为实验室的外部措施,来补充实验室内部的质量控制程序;③是对权威机构进行的实验室现场检查的补充;④增加患者和临床医生对实验室能力的信任度,而这种信任度对实验室的生存与发展而言是非常重要的。

室间质量评价(EQA)的目的:①确定实验室进行测量的能力以及对实验室质量进行持续监控的能力;②识别实验室存在的问题并制定相应的补救措施,这些措施可能涉及如个别人员的行为或仪器的校准等;③确定新的测量方法的有效性和可比性,并对这些方法进行相应的监控;④增加实验室用户的信心;⑤识别实验室间的差异;⑥确定某种检测方法的性能特征。

通过网上填写室间质评申请表、上报结果和接收结果回报表。参加的项目包括传染性标志物的酶免检测(HBsAg、HCV 抗原/抗体、HIV 抗原/抗体、梅毒抗体)、病毒核酸检测(HBV-DNA、HCV-RNA、HIV-RNA)。

室间质评样品的检测:实验室必须采取与测试患者样品一样的方式来检测室间质量评价(EQA)样品。具体要求为:①室间质量评价样品必须按实验室常规工作,由进行常规工作的人员测试,工作人员必须使用实验室的常规检测方法。②实验室在检测 EQA 样品的次数上必须与常规检测患者样品的次数一样。③实验室在规定回报 EQA 结果给 EQA 组织者截止日期之前,实验室不能进行关于室间质量评价样品结果之间的交流。④实验室不能将 EQA 样品或样品一部分送到另一实验室进行分析。⑤实验室进行 EQA 样品检测时,必须将处理、准备、方法、审核、检验的每一步骤和结果的报告文件化。

室间质量评价计划的成绩要求:①每次活动每一分析未能达到80%可接受成绩,则本次活动该分析项目为不满意的 EQA 成绩;②每次室间质量评价所有评价项目未达到80%得分,则为不满意的 EQA 成绩。

本章小结

输血也存在引起经血传播的疾病如乙型肝炎、艾滋病、丙型肝炎、梅毒等感染的风险。血液中心(血站)需遵照国家规定,对献血者血液进行人类免疫缺陷病毒、乙型肝炎病毒、丙型肝炎病毒、梅毒螺旋体感染标志物的检测。检测方法包括核酸扩增检测技术(转录介导的核酸扩增检测技术、实时荧光聚合酶链反应)和血清学检测技术(酶联免疫吸附试验、化学发光免疫分析试验)。酶免检测血液标本用 EDTA-K$_2$ 真空抗凝管留取 5ml 血液样本。用于核酸检测的血液样本必须采用无菌、无 DNA 酶、无 RNA 酶、带分离胶的一次性真空 EDTA-K$_2$ 抗凝试管。核酸标本应在采集后4h 内进行离心,离心力要求为1 200~1 600g,时间不少于15min。标本运输应使用固定装置,以防标本破损、渗漏或溶血,温度控制在2~10℃范围。检验科工作人员在接收血液样本时应按规定严格核查。HIV、HBsAg、HCV 及梅毒螺旋体感染标志物检测采用2 遍酶联免疫吸附试验及1 遍实时荧光聚合酶链反应检测,严格按操作规程进行检测。检测结果按程序复核后方可签发。血液检测的质量控制通常涵盖检测前、检测中、检测后三个阶段,抓好每个关键控制点是检验结果质量保证的前提,室内质控和室间质评是最重要的控制手段之一。

(胡贵宾 郭华)

扫一扫,测一测

思考题

1. 简述酶免检测血液样本和核酸检测血液样本采集及处理的原则。

2. 简述输血相关传染病标志物检测策略。

3. 简述人类免疫缺陷病毒、乙型肝炎病毒、丙型肝炎病毒、梅毒螺旋体感染标志物的酶联免疫吸附试验的原理及质量控制。

4. 简述人类免疫缺陷病毒抗原/抗体检测初筛结果阳性标本的处理原则。

5. 简述室间质量评价(EQA)的目的。

笔记

第四章　血液成分制备技术

04章PPT

学习目标

1. 掌握红细胞、血小板、血浆及凝血因子制备质量控制标准及保存方法。
2. 熟悉辐照血液制备及血液制品的病毒灭活过程及质量控制。
3. 了解粒细胞的制备及造血干细胞制备技术。
4. 学会临床常用红细胞制剂、血小板制剂及血浆的制备方法。

　　成分血是指在一定的条件下采用特定的方法将全血中一种或多种血液成分分离出而制成的血液制剂与单采成分血的统称。常用的成分血有红细胞、血浆和血小板。红细胞成分制剂主要有浓缩红细胞、悬浮红细胞、去白细胞悬浮红细胞、洗涤红细胞、冰冻红细胞、年轻红细胞、辐照红细胞等,其中浓缩红细胞已基本被悬浮红细胞所取代,临床很少应用;白细胞成分制剂为浓缩白细胞、浓缩粒细胞、辐照白(粒)细胞、单采粒细胞;血小板成分制剂主要为浓缩血小板、单采血小板、洗涤血小板、冰冻血小板、去白细胞浓缩血小板、辐照血小板等;血浆成分制品有新鲜冰冻血浆、冰冻血浆、病毒灭活新鲜冰冻血浆、病毒灭活冰冻血浆、冷沉淀凝血因子等。

　　成分血的制备方式有2种:一种是将采血袋采集的全血分离成一种或几种血液成分,如悬浮红细胞、去白细胞悬浮红细胞、浓缩血小板、新鲜冰冻血浆等;另一种单采成分血即使用血细胞分离机将符合要求的献血者血液中一种或几种血液成分采集出而制成的一类成分血,如单采血小板、单采新鲜冰冻血浆、单采粒细胞等。

　　以采集的全血为原料血制备成分血主要使用多联塑料采血袋采集的全血,用大容量低温离心机来完成。将多联血袋放入离心机中并在一定条件下离心,由于各种血液成分的密度不同,可将全血分成不同的层面:血浆密度为1.025~1.030,在最上层,呈浅黄色;红细胞密度为1.090~1.111,在最下层,呈红色;血小板为1.030~1.060,淋巴细胞为1.050~1.078,粒细胞为1.080~1.095,三者形成一灰白色的膜层,介于血浆和红细胞之间。利用虹吸或挤压的方法,将它们一一分到与首袋密闭相连的其他袋子中,得到较纯的各种单一血液成分。去白细胞成分血的制备使用连有白细胞滤器的多联塑料采血袋采集的全血,在离心前将含有白细胞的全血或成分血经白细胞过滤,白细胞被滞留、黏附在滤器内,而其他成分(红细胞、血小板、血浆、悬浮保存液等)则顺利通过滤器,从而实现去除白细胞的目的。

　　由于各类成分血在临床的应用数量和比例是有差别的,所以采用全血来制备各类成分血这种方式无法满足临床的要求,这促使人们去发展一种可以有选择地采集某种成分血的技术。20世纪初出现了血浆和血小板的手工单采技术,随着该技术的不断改进提高,现在已经实现对多种血液成分进行安全、有效的自动采集。利用血细胞分离机,从献血者体内采出血液并连续分出预期的成分血,同时其他血液成分还输给献血者,简称单采。根据采集分离原理不同,血细胞分离机又可分为离心式、膜过滤式和吸附柱式。

第一节　红细胞的制备

红细胞是血液的主要成分之一,占全血总量的40%以上。由于全血输注的缺点,绝大多数临床输血不再使用全血,临床输血以输注红细胞制剂为主,比例可达98%以上,而且多数使用已滤除白细胞的悬浮红细胞制剂。红细胞制剂常见有浓缩红细胞、悬浮红细胞、去白细胞悬浮红细胞、洗涤红细胞、冰冻红细胞等。国外近年来开展单采红细胞制剂(如在美国可从一个献血者单采2单位红细胞或1单位红细胞和1单位血浆),我国部分单位亦有开展。

一、浓缩红细胞

浓缩红细胞是指采用特定的方法将采集到多联塑料血袋内的全血中的大部分血浆分离出后剩余部分所制成的红细胞成分血。浓缩红细胞仍含有少量的白细胞和血小板。

（一）制备方法

1. 塑料血袋要求　双联袋、三联袋均可。

2. 离心机　带温度控制、时间控制和减速装置。离心力要求不小于5 000g。

3. 平衡对称　联袋全血平衡后对称装入离心机中。

4. 离心条件设置　4 400g离心5~6min,温度2~6℃,刹车5~6挡,在离心开始前应将离心机开机平衡半小时。

5. 分离血浆　离心后的血液应轻轻拿出,放入分浆夹或用虹吸方式将血浆分出,也可以使用全自动血细胞分离机将血浆分出。

（二）注意事项

1. 肉眼观察应无色泽异常、气泡、重度乳糜。

2. 200ml全血分离的浓缩红细胞的容量应为120ml±10%。

3. 300ml全血分离的浓缩红细胞的容量应为180ml±10%。

4. 400ml全血分离的浓缩红细胞的容量应为240ml±10%。

（三）质量控制标准

由于在制备浓缩红细胞时,约有1/2的腺嘌呤和葡萄糖随分离血浆而去掉。剩余的腺嘌呤和葡萄糖很可能在保存期内耗尽。因此,血细胞比容对浓缩红细胞的保存质量影响很大。美国不同的血站采用的浓缩红细胞的血细胞比容标准为0.65~0.80或>0.7。欧洲浓缩红细胞的血细胞比容标准为0.65~0.75。日本红十字会的血细胞比容标准为0.65~0.75。我国现行血细胞比容标准为0.65~0.80。浓缩红细胞的质量控制标准见表4-1。

表4-1　浓缩红细胞质量控制项目和要求

质量控制项目	要　　求
外观	肉眼观察应无色泽异常、溶血、凝块、气泡等情况;血袋完好,并保留注满全血经热合的导管至少35cm
容量	来源于200ml全血:120ml±10%;来源于300ml全血:180ml±10%;来源于400ml全血:240ml±10%
血细胞比容	0.65~0.80
血红蛋白含量	来源于200ml全血:含量≥20g;来源于300ml全血:含量≥30g;来源于400ml全血:含量≥40g
储存期末溶血率	<红细胞总量的0.8%
无菌试验	无细菌生长

0401

图片:大容量低温离心机、手动血浆分浆夹、全自动血液成分分离机

（四）保存

浓缩红细胞含有全血中全部红细胞、白细胞、大部分血小板和少量血浆，具有补充红细胞的作用。浓缩红细胞制剂的保存温度为 2~6℃，含有 ACD-B、CPD 保养液的浓缩红细胞保存期为 21 天，含 CPDA-1 保养液的浓缩红细胞保存期为 35 天。

二、去白细胞浓缩红细胞

去白细胞浓缩红细胞是指使用白细胞过滤器清除浓缩红细胞中几乎所有的白细胞，并使残留在浓缩红细胞中的白细胞数量低于一定数值的红细胞成分血；或使用带有白细胞过滤器的多联塑料血袋采集全血，并通过白细胞过滤器清除全血中几乎所有的白细胞，将该去白细胞全血中的大部分血浆分离出后剩余部分所制成的红细胞成分血。

（一）制备方法

1. 使用白细胞过滤器滤除浓缩红细胞中几乎所有的白细胞。

2. 使用去白细胞塑料采血多联袋采集全血，经过去白细胞过滤器滤出白细胞后，制备成去白细胞浓缩红细胞，制备方法同浓缩红细胞的制备。

（二）注意事项

1. 肉眼观察应无色泽异常、气泡、重度乳糜。

2. 200ml 全血分离的浓缩红细胞的容量应为 100ml±10%。

3. 300ml 全血分离的浓缩红细胞的容量应为 150ml±10%。

4. 400ml 全血分离的浓缩红细胞的容量应为 200ml±10%。

5. 全血采集后应在 72h 内过滤滤除白细胞。

（三）质量控制标准

质量控制标准见表 4-2。

表 4-2 去白细胞浓缩红细胞质量控制项目和要求

质量控制项目	要 求
外观	肉眼观察应无色泽异常、溶血、凝块、气泡等情况；血袋完好，并保留注满全血经热合的导管至少 35cm
容量	来源于 200ml 全血：100ml±10%；来源于 300ml 全血：150ml±10%；来源于 400ml 全血：200ml±10%
血红蛋白含量	来源于 200ml 全血：含量≥18g；来源于 300ml 全血：含量≥27g；来源于 400ml 全血：含量≥36g
血细胞比容	0.60~0.75
白细胞残留量	来源于 200ml 全血：残余白细胞为≤2.5×10^6 个；来源于 300ml 全血：残余白细胞为≤3.8×10^6 个；来源于 400ml 全血：残余白细胞为≤5.0×10^6 个
储存期末溶血率	<红细胞总量的 0.8%
无菌试验	无细菌生长

（四）保存

目前采用过滤法的白细胞滤器多为第三代产品，白细胞滤除可达 99.99%，一般可使白细胞降低至每袋 $1.0×10^6$~$1.0×10^5$，红细胞回收率大于 90%，血小板回收率大于 85%。

去白细胞浓缩红细胞应保存在 2~6℃，含有 ACD-B、CPD 保养液的浓缩红细胞保存期为 21 天，含 CPDA-1 保养液的浓缩红细胞保存期为 35 天。

三、悬浮红细胞

悬浮红细胞是指采用特定的方法将采集到多联塑料血袋内的全血中的大部分血浆分离出后，向剩余物加入红细胞添加液制成的红细胞成分血。

（一）制备方法

1. **塑料血袋要求**　三联袋、四联袋均可。

2. **离心机**　带温度控制、时间控制和减速装置,离心力要求不小于5 000g。

3. **平衡对称**　联袋全血平衡后对称装入离心机中。

4. **离心条件设置**　4 400g离心5~6min,温度2~6℃,刹车5~6挡,在离心开始前应将离心机开机平衡半小时。

5. **分离血浆**　离心后的血液应轻轻拿出,放入分浆夹或用虹吸方式将血浆分出,也可以使用全自动血细胞分离机将血浆分出。

6. **加添加剂**　血浆分出后将红细胞添加剂加入到红细胞袋中并混匀。

（二）注意事项

1. 肉眼观察应无色泽异常、气泡、重度乳糜。

2. 悬浮红细胞的容量应为标示量±10%。

（三）质量控制标准

美国、欧洲的质量标准对容量无明确规定。由于容量的波动范围因献血者的血细胞比容、全血保养液的种类、红细胞添加剂的种类、血浆制剂的规格不同而波动很大,容量很难统一,所以容量标准制定为:标示量±10%。欧洲的标准中规定,悬浮红细胞的比容为0.50~0.70,美国的标准中未见明确规定。我国现行悬浮红细胞的容量标准为0.50~0.65。悬浮红细胞的质量控制标准见表4-3。

表4-3　悬浮红细胞质量控制项目及要求

质量控制项目	要　　求
外观	肉眼观察应无色泽异常、溶血、凝块、气泡等情况;血袋完好,并保留注满全血经热合的导管至少35cm
容量	标示量(ml)±10%
血细胞比容	0.50~0.65
血红蛋白含量	来源于200ml全血:含量≥20g;来源于300ml全血:含量≥30g;来源于400ml全血:含量≥40g
储存期末溶血率	<红细胞总量的0.8%
无菌试验	无细菌生长

（四）保存

悬浮红细胞制剂是含有全血中全部的红细胞、一定量的白细胞、血小板、极少量的血浆和保养液的混悬液。保存温度为2~6℃,MAP、SAGM添加液红细胞保存期为35天,AS系列添加液红细胞保存期为42天。

四、去白细胞悬浮红细胞

去白细胞悬浮红细胞是指使用白细胞过滤器清除悬浮红细胞中几乎所有的白细胞,并使残留在悬浮红细胞中的白细胞数量低于一定数值的红细胞成分血;或使用带有白细胞过滤器的多联塑料血袋采集全血,并通过白细胞过滤器清除全血中几乎所有的白细胞,将该去白细胞全血中的大部分血浆分离出后,向剩余物内加入红细胞添加液制成的红细胞成分血。

（一）制备方法

1. 使用白细胞过滤器滤除悬浮红细胞中几乎所有的白细胞。

2. 使用去白细胞塑料采血多联袋采集全血,经过去白细胞滤器滤出白细胞后,制备成去白细胞悬浮红细胞,制备方法同悬浮红细胞的制备。

（二）注意事项

1. 肉眼观察应无色泽异常、气泡、重度乳糜。

2. 悬浮红细胞的容量应为标示量±10%。

0404

图片:悬浮红细胞制备流程

0405

图片:去白细胞悬浮红细胞

笔记

3. 全血采集后应在2天内(采集后第2天开始计算)过滤滤除白细胞。

（三）质量控制标准

同悬浮红细胞,将去白细胞悬浮红细胞的容量定为标示量±10%。由于在制备去白细胞悬浮红细胞的过程中,去除白细胞时红细胞会有一定量的损耗,所以在悬浮红细胞血细胞比容的标准基础上,考虑消耗的红细胞比容的数量不应多于0.05,将去白细胞悬浮红细胞的血细胞比容定为0.45~0.60。去白细胞悬浮红细胞的质量控制标准见表4-4。

表4-4 去白细胞悬浮红细胞质量控制项目及要求

质量控制项目	要　　求
外观	肉眼观察应无色泽异常、溶血、凝块、气泡等情况;血袋完好,并保留注满全血经热合的导管至少35cm
容量	标示量(ml)±10%
血红蛋白含量	来源于200ml全血:含量≥18g;来源于300ml全血:含量≥27g;来源于400ml全血:含量≥36g
血细胞比容	0.45~0.60
白细胞残留量	来源于200ml全血:残余白细胞为≤2.5×10^{6}个;来源于300ml全血:残余白细胞为≤3.8×10^{6}个;来源于400ml全血:残余白细胞为≤5.0×10^{6}个
储存期末溶血率	<红细胞总量的0.8%
无菌试验	无细菌生长

图片:去白悬浮红细胞制备流程

（四）保存

同悬浮红细胞。

五、洗涤红细胞

洗涤红细胞是指采用特定的方法将保存期内的全血、悬浮红细胞用大量等渗溶液洗涤,去除几乎所有血浆成分和部分非红细胞成分,并将红细胞悬液在氯化钠注射液或红细胞添加液中所制成的红细胞成分血。洗涤红细胞可以较彻底地去除血浆和大部分白细胞。洗涤红细胞制剂的血浆清除率≥98%,白细胞清除率≥80%(用去白细胞的全血或红细胞制剂制备,白细胞几乎全部清除),红细胞回收率≥70%。下面主要介绍四联盐水袋洗涤红细胞制备方法。

（一）制备方法

1. 先制备出浓缩红细胞或悬浮红细胞。凡在保存期内的各种红细胞制剂或全血均可使用,一般用保存一周内红细胞制剂或全血效果更好。如果使用全血制备,应先去除血浆部分。

2. 所用生理盐水及全部器材应有生产厂家名称、生产批准文号、生产日期、有效日期,并经质管部门检测合格后方可使用。

3. 将红细胞血袋使用无菌连接器连接到四联盐水袋上(可在普通房间内操作),也可在洁净台内将红细胞和四联盐水袋接上。

4. 四联盐水袋为四个装有静脉注射用盐水的塑料袋,依次为1~4号袋,彼此由塑料管道相连的密闭系统,每袋内均装有200ml静脉注射用生理盐水。

5. 将1号生理盐水袋内盐水注入红细胞袋内,使血袋充盈为止,然后将血袋管道上的塑料夹关闭。

6. 将血袋内的红细胞和盐水充分摇匀,仔细检查有无渗漏,然后离心。

7. 离心后轻轻取出血袋,放在分浆夹内,打开血袋管道上的塑料夹,使上清液及白膜层流入1号袋内,并将此袋热合断离。

8. 将2号生理盐水袋内同样体积盐水注入红细胞袋内与红细胞充分混合,将连接管道上的夹子关闭,然后离心。

9. 第2次离心后轻轻取出血袋,将上清液和白膜层流入2号袋内然后将其热合断离。

10. 将 3 号生理盐水袋内同样体积盐水注入红细胞袋内与红细胞充分混合,将连接管道上的夹子关闭,然后离心。

11. 第 3 次离心后轻轻取出血袋,将上清液和白膜层流入 3 号袋内,然后将其热合断离。红细胞袋内加入 4 号袋内适量生理盐水,重组悬浮红细胞,也可加入适量红细胞保养液悬浮。

12. 用高频热合机热合封口,仔细检查有无渗漏。

13. 贴上洗涤红细胞标签,经手人注明制备时间,留出配血导管,加外包装后送交血库,并如数办理出入库手续。

（二）注意事项

1. 肉眼观察应无色泽异常、气泡、重度乳糜,上清应澄清透明。

2. 开放制备的洗涤红细胞应在制备后 24h 内输注。在密闭系统条件下制备,使用生理盐水悬浮的洗涤红细胞应在制备后 24h 内输注。使用红细胞保养液悬浮的洗涤红细胞在初始血液保存期内使用。

3. 由于洗涤红细胞已基本不含抗 A、抗 B 抗体,输注前可只做主侧配血。

4. 输注剂量要比相同单位的红细胞制剂增加 30% 左右。

（三）质量控制标准

根据文献,在美国有的采供血机构只规定洗涤红细胞的容量为 250~350ml/450ml 全血制备,并且血细胞比容为 0.60~0.80,白细胞数 $<5\times10^6$/单位;有的无明确规定,只强调洗涤红细胞的目的是去除血浆部分。

日本红十字会的标准为:容量 200ml±10%,红细胞回收率 >90%,白细胞清除率 >50%,血小板清除率 >80%,血浆蛋白清除率 >96%。

洗涤红细胞质量控制标准见表 4-5。

表 4-5　洗涤红细胞质量控制项目及要求

质量控制项目	要　　求
外观	肉眼观察应无色泽异常、溶血、凝块、气泡等情况;血袋完好,并保留注满洗涤红细胞或全血经热合的导管至少 20cm
容量	200ml 全血或悬浮红细胞制备的洗涤红细胞容量为:125ml±10%;300ml 全血或悬浮红细胞制备的洗涤红细胞容量为:188ml±10%;400ml 全血或悬浮红细胞制备的洗涤红细胞容量为:250ml±10%
血红蛋白含量	来源于 200ml 全血:含量为 ≥18g;来源于 300ml 全血:含量为 ≥27g;来源于 400ml 全血:含量为 ≥36g
上清蛋白质含量	来源于 200ml 全血:含量为 <0.5g;来源于 300ml 全血:含量为 <0.75g;来源于 400ml 全血:含量为 <1.0g
溶血率	<红细胞总量的 0.8%
无菌试验	无细菌生长

（四）保存

保存温度为 2~6℃。如果在开放环境制备或最后以生理盐水混悬,洗涤红细胞保存期为 24h。如果是在闭合无菌环境中制备且最后以红细胞保存液混悬,洗涤红细胞保存期与洗涤前的红细胞悬液相同。

六、冰冻红细胞与冰冻解冻去甘油红细胞

采用特定的方法将自采集日期 6 天内的全血或悬浮红细胞中的红细胞分离出,并将一定浓度和容量的甘油与其混合后,使用速冻设备进行速冻或直接置于 -65℃ 以下的条件下保存的红细胞成分血称为冰冻红细胞。采用特定的方法将冰冻红细胞解冻后,清除几乎所有的甘油,并将红细胞悬浮一定量的氯化钠注射液中的红细胞成分血定义为冰冻解冻去甘油红细胞。

图片:洗涤红细胞制备流程

　　冰冻红细胞的最大优点是可以长期保存。为了防止冰冻引起红细胞的解体死亡,所以必须在冰冻的过程中加入防冻剂(甘油最为常用)。一般常用防冻剂根据它们能否穿透细胞膜分为两种:一是细胞内防冻剂(可降低溶液冰点,增加不冻水量),如甘油、二甲基亚砜(DMSO);二是细胞外防冻剂(能使溶液的冰点降低,增加不冻水量,还可能影响冰的形成),如羟乙基淀粉(HES)、乳糖。冰冻红细胞制备与保存技术多应用于稀有血型(目前主要指 RhD 阴性)红细胞保存,是临床稀有血型紧急用血的重要保障措施。目前冰冻红细胞的制备方法有高浓度甘油慢冻法和低浓度甘油超速冷冻法两种,其中前者最为常用。

　　低浓度甘油超速冷冻法是由美国纽约血液中心 Rowe 首先建立。其方法是在浓缩红细胞中加入等体积甘油化试剂,快速(1.5~2.0min)冷冻并保存在-196℃液氮中。其解冻时放 37~40℃水浴快速解冻,离心去甘油后再用 16%甘露醇生理盐水 300~500ml 洗涤离心去上清,然后加入生理盐水或0.2%葡萄糖生理盐水 1 000~2 000ml,离心去上清后加入等体积的上述溶液即可。

　　冰冻解冻去甘油红细胞是指采用特定的方法将冰冻红细胞解冻后,清除几乎所有的甘油,并将红细胞悬浮于一定量的 0.9%氯化钠注射液中的红细胞成分血。甘油的洗脱方法一般分为盐水洗涤法和糖浆洗涤法,前者较为常用。糖浆洗涤法又名团聚法,是利用 50%葡萄糖和 10%蔗糖溶液反复洗涤,最终用生理盐水制成的红细胞悬液。

　　(一)制备方法

　　1. **甘油化前的血液制剂准备**　保养液为 ACD 的血液制剂,2 天内冰冻,保养液为 CPDA-1 的血液制剂在 6 天内冰冻,国外也有采用超出此时间的血液,冰冻前采用复壮液 37℃水浴 1h 后冰冻。

　　2. **甘油化**　包括高浓度甘油保存法和低浓度甘油保存法。高浓度甘油保存,终浓度为 40%,储存在-65℃或-65℃以下冰箱中;中浓度甘油保存,终浓度为 20%,储存在-120℃以下的液氮中;低浓度的甘油保存,终浓度为 14%,采用快速冷冻,储存在-150℃的液氮气相或液氮中。在血站系统,冰冻红细胞保存绝大部分采用高浓度甘油保存法。

　　将装有欲甘油化的血液制剂的血袋保持震荡状态,在无菌条件下缓慢滴加复方甘油溶液至红细胞袋内,使其充分混匀。操作完毕后,室温静置 30min,使得甘油充分进入细胞,然后置-65℃以下保存。也可以静置 30min 后离心移去多余的液体,然后将血袋放入低温设备中保存,可以减少使用空间。

　　3. **冰冻红细胞的解冻**　将冰冻红细胞从低温保存箱中取出,立即放入 37~40℃恒温水浴箱中,不断摇动血袋与水充分接触,加速融化,但不能用力挤压血袋,以免血袋破裂及红细胞的机械损伤,直至冰冻红细胞完全解冻。一般以血袋内无冰晶为准,时间 4~6min。

　　4. **洗涤去甘油**　甘油化红细胞的内环境是高渗的。为防止红细胞溶血,采用梯度洗涤,即首先使用高渗液洗涤红细胞,使甘油从红细胞内扩散出来,逐渐降低洗液的浓度,最后用等渗液悬浮红细胞。高浓度甘油保存的红细胞洗涤液采用为:第一次用 9%氯化钠溶液,第二次用 9%氯化钠和 0.9%氯化钠按一定比例混合液,第三次用 0.9%氯化钠,第三次可重复。最后一次洗涤上清液应无明显溶血迹象。去甘油可以在标准的低温低速大容量离心机中批量洗涤,也可以用血细胞洗涤机完成。

　　(二)注意事项

　　1. 红细胞分浆、甘油化和洗涤过程均应在无菌条件下进行。

　　2. 甘油化和洗涤实验开始时要严格控制溶液的注入速度。

　　3. 使用自动化设备制备冰冻和解冻红细胞时,按照设备使用说明书进行操作。

　　(三)质量控制标准

　　由于含有甘油的红细胞进入体内后,红细胞处于高渗状态,水进入细胞内比甘油移出细胞的速度快,导致细胞迅速膨胀发生溶血。因此,冰冻红细胞在用于临床之前必须洗去甘油,残余甘油含量是衡量冰冻解冻去甘油红细胞一个重要指标。

　　美国对冰冻解冻去甘油红细胞的质量要求不同的资料标准不同,有的只提及红细胞回收率>80%;有的要求血细胞比容 0.75,残余白细胞<5×10^8/单位,应无血小板、血浆;有的资料中则详细要求血细胞比容为 0.6~0.8,容积在 200~300ml 之间,红细胞回收率>80%,残余白细胞、血小板<2%,残余甘油<1%,游离血红蛋白<300mg。

　　日本红十字会的标准为红细胞回收率>80%,残余白细胞、血小板<1%,游离血红蛋白<2g/L。

冰冻解冻去甘油红细胞质量控制标准见表4-6。

表4-6　冰冻解冻去甘油红细胞质量控制项目及要求

质量控制项目	要　　求
外观	肉眼观察应无色泽异常、溶血、凝块、气泡等情况；血袋完好，并保留注满冰冻解冻去甘油红细胞经热合的导管至少20cm
容量	来源于200ml全血：200ml±10%；来源于300ml全血：300ml±10%；来源于400ml全血：400ml±10%
血红蛋白含量	来源于200ml全血：含量为≥16g；来源于300ml全血：含量为≥24g；来源于400ml全血：含量为≥32g
游离血红蛋白含量	≤1g/L
白细胞残留量	来源于200ml全血：含量为≤$2.0×10^7$个；来源于300ml全血：含量为≤$3.0×10^7$个；来源于400ml全血：含量为≤$4.0×10^7$个
甘油残留量	≤10g/L
无菌试验	无细菌生长

（四）保存

含有20%甘油的冰冻红细胞在-120℃以下保存；含40%甘油的冰冻红细胞在-65℃以下保存，保存期为自采血之日起10年；冰冻解冻去甘油红细胞的保存温度为2~6℃，保存期为24h，应尽早输注。

0408

图片：冰冻红细胞制备流程

七、年轻红细胞

年轻红细胞是20世纪80年代国外研究的新的红细胞制剂，是一种具有较多的网织红细胞、酶活性相对较高、平均细胞年龄较小的红细胞成分。年轻红细胞的存活期明显长于成熟红细胞，半存活期为44.9天，而成熟红细胞仅为29天。因年轻红细胞输入患者体内可相对延长存活期，所以对长期依赖输血的贫血患者、重型珠蛋白生成障碍性贫血患者疗效较好。

（一）制备方法

1. **离心、特制挤压板法**　采集全血400ml于三联袋主袋内，离心力可选择1 670g、1 960g、2 280g分别离心5min。将离心后的主袋放入特制挤压板上，先分出上层血浆（含血小板、白细胞），再分离红细胞上层约100g的红细胞至收集袋，即可获得2单位年轻红细胞。

2. **离心分离钳法**　采集全血400ml，4℃、2 900g离心10min，去除上层200ml血浆，其余部分血浆与红细胞充分混匀，移入无菌空袋，置于离心桶内以4℃、3 500g离心30min。用分离钳将红细胞上层45%和底部55%分开，将上部的红细胞与白膜层和部分血浆混匀，移入另一无菌空袋即为2单位年轻红细胞，余下为年老红细胞1单位；将100ml保存液分别移入年轻红细胞和年老红细胞各50ml。

3. **血细胞分离机法**　用连续流动血细胞分离机制备，把浓缩红细胞引入分离机的加工袋中，生理盐水洗涤2次，再收集最先流出的红细胞，收集量为原来的一半，即为年轻红细胞。

（二）质量控制标准

国外大多采用血细胞分离机制备年轻红细胞，国内用离心结合手工分离方法尚处于研究应用阶段，目前国家还没有出台相关质量标准。

（三）保存

年轻红细胞制剂的保存与全血相同，温度为2~6℃。含ACD-B、CPD保存液的年轻红细胞保存期为21天，含CPDA-1保存液的年轻红细胞保存期为35天。

第二节　血小板的制备

血小板是血液有形成分中比重最轻的一种血细胞，在止血和凝血过程中发挥重要作用，是临床治疗中不可或缺的重要血液成分之一。20世纪初就有人尝试通过输注全血而增加血小板数量,50年代开始有血小板输注的报道,70年代中期血小板输注在全世界广泛普及。据美国输血协会(AABB)统计,输注的血小板中将近70%用于血液病和肿瘤患者,16%用于骨髓移植患者。如果合理输用,该成分在临床上的用量可以达到全部输血的20%,甚至40%以上。临床常用的血小板有浓缩血小板、混合浓缩血小板、单采血小板以及一些特制血小板。

一、浓缩血小板

浓缩血小板是采集后置于室温保存和运输的全血在采集后6h内,或采集后置于温度为20~24℃保存和运输的全血于24h内,在室温条件下将血小板分离出并悬浮于一定量血浆内的成分血。制备浓缩血小板有三种方法:第一种为富含血小板血浆(PRP)法,新鲜采集的全血于4~6h内分离PRP,再进一步分离为浓缩血小板(PC)。第二种为挤白膜法,从白膜中经第二次离心后提取血小板。美国多采用PRP法,欧洲则多用挤白膜法,我国则两种方法都有采用。第三种方法为机分法,采集全血后用专业血细胞分离器分离浓缩血小板。

(一)对原料全血的要求

1. 使用三联以上的采血袋采集血液。

2. 采集的全血在室温保存6h内或温度为20~24℃保存24h内的ACD或CPD全血。

3. 200ml全血应在5min内采完,400ml全血应在10min内采完。

(二)富含血小板血浆(PRP)法

1. 一般常用三联袋采血 采血袋为母带,其他两个袋子为子袋1和子袋2;在母袋中装有抗凝剂,子袋2中装有红细胞添加液。

2. 轻离心 温度为20~24℃,离心力1 100g离心5min或700g离心10min。

3. 分离 将离心后全血的上层成分即富含血小板血浆(PRP)分入子袋1中,尽量少携带红细胞。

4. 加添加剂 将子袋2内的红细胞添加液加入到采血母袋的红细胞内并断离母袋。

5. 重离心 将装有PRP的子袋1和子袋2一起离心。温度为20~24℃,离心力3 750g离心6min,或3 000g离心20min,使血小板沉淀于袋子的底部。

6. 将上层乏血小板血浆(PPP) 分入子袋2中,留下20~30ml(200ml全血制备)或50~70ml(400ml全血制备)血浆于血小板中,即为浓缩血小板。此种方法大约可获得全血中60%以上的血小板。

7. 由于第二次重离心,此时的血小板处于沉淀聚集状态,必须重新悬浮才可用于临床,需先在温度为20~24℃环境下静置1~2h,使其自然解聚后,轻轻摇动血袋,成为均匀混悬悬液。

8. 制备时注意事项

(1)采血要顺利。

(2)采血后原料全血应放置在20~24℃或室温条件下。

(3)影响血小板数量的关键是第一次离心条件,应根据不同的离心机来设置最佳的离心条件。

(4)避免混入过多的红细胞和白细胞。大量的红细胞和白细胞可以使血小板在保存期间pH下降。

(5)第二次重离心后重新悬浮血小板时应轻轻摇动,避免血小板发生不可逆聚集。

(三)挤白膜法

可以使用不带红细胞添加剂的三联袋或用带红细胞添加液的四联袋制备,建议使用后者。全血采集一定要用采血摇摆称,在采集后静置3~6h,重离心之前要将血液充分混匀,最好使用全自动成分分离机分离白膜,分离出的白膜至少在室温下解聚1~2h。

1. 重离心 温度为20~24℃,离心力2 100g离心14min。

2. 分浆 将离心后的采血母袋上层血浆分入到子袋1中,将白膜(BC)层(含有红细胞白细胞和血小板)分入到子袋2中,再从子袋1中分出适量血浆到子袋2中;将子袋3内的红细胞添加液挤入到母袋内,制成悬浮红细胞并断离母袋。

3. 轻离心 将子袋2和子袋3一起离心。温度为20~24℃,离心力280g,离心10min。

4. 混合　将子袋 2 上层的悬液分入到子袋 3 中即为浓缩血小板悬液。

（四）机分法

1. 将全血采集于四联袋主袋内。

2. 将 400ml 全血放入离心机,20~24℃、2 100g 离心 14min。

3. 开启血细胞分离机的电脑,启动分离血小板的程序,按仪器操作说明进行。

4. 分离结束后,设备自动热合,同时取下富有血小板层挤入 2 号转移袋进行第二次离心,20~24℃、280g 离心 10min。

5. 将第二次离心的血袋置于悬挂架上进行分离,取下分离好的血小板,热合称重,一般约 80~90ml。

（五）质量标准

血小板是很不稳定的细胞,在体内寿命只有 7~10 天,所以在保存时也应特别注意。血小板储存的质量评价应以体内指标为主,包括输注后血小板的回收率、半衰期、存活时间、止血效果和血小板计数增加校正指数(CCI)等。大量研究表明,体外指标与体内效果具有一定的相关性,如血小板的 pH、乳酸生成速率、低渗休克率等。对血小板保存状态影响较大的因素是保存的温度、保存介质、分离方法、震荡方式、血浆留量、血小板浓度、白细胞污染、储存容器等。浓缩血小板质量控制标准见表 4-7。

表 4-7　浓缩血小板质量控制项目及要求

质量控制项目	要　　求
外观	肉眼观察应呈黄色云雾状液体,无色泽异常、蛋白析出、气泡及重度乳糜等情况;血袋完好,并保留注满血小板经热合的导管至少 15cm
容量	来源于 200ml 全血:容量为 25~38ml;来源于 300ml 全血:容量为 38~57ml;来源于 400ml 全血:容量为 50~76ml
储存期末 pH	6.4~7.4
血小板含量	来源于 200ml 全血:含量为 ≥2.0×10^{10} 个;来源于 300ml 全血:含量为 ≥3.0×10^{10} 个;来源于 400ml 全血:含量为 ≥4.0×10^{10} 个
红细胞混入量	来源于 200ml 全血:混入量为 ≤1.0×10^9 个;来源于 300ml 全血:混入量为 ≤1.5×10^9 个;来源于 400ml 全血:混入量为 ≤2.0×10^9 个
无菌试验	无细菌生长

（六）保存

保存温度为 20~24℃,并持续轻缓振摇。储存于普通血袋时,保存期为 24h;储存于血小板专用血袋时,保存期为 5 天;当密闭系统变为开放系统,保存期为 6h 且不超过原保存期。当无专用血小板保存设备进行持续轻缓振摇时,保存期为 24h 且不超过其原保存期。

图片:浓缩血小板制备流程

二、混合浓缩血小板

混合浓缩血小板是指采用特定的方法将 2 袋或 2 袋以上的浓缩血小板合并在同一血袋内的成分血。

（一）制备方法及注意事项

1. 在无菌条件下,将数个浓缩血小板血袋汇集在一起,即为混合浓缩血小板。

2. 混合 5~7 袋浓缩血小板可达到 1 个机采治疗量:PLT 计数≥2.5×10^{11} 个/袋。

（二）质量控制标准

质量控制标准见表 4-8。

（三）保存

保存温度为 20~24℃,并持续轻缓振摇。当数个浓缩血小板汇集到同一个血袋,需保持可追溯性,汇集后保存期为 6h 且不超过原保存期。

表 4-8　混合浓缩血小板质量控制项目及要求

质量控制项目	要　　求
外观	肉眼观察应呈黄色云雾状液体,无色泽异常、蛋白析出、气泡及重度乳糜等情况;血袋完好,并保留注满血小板经热合的导管至少 15cm
容量	标示量(ml)±10%
储存期末 pH	6.4~7.4
血小板含量	$\geq 2.0 \times 10^{10}$ 个×混合单位数
红细胞混入量	$\leq 1.0 \times 10^{9}$ 个×混合单位数
无菌试验	无细菌生长

三、单采血小板

单采血小板是指使用血细胞分离机在全封闭的条件下自动将符合要求的献血者血液中的血小板分离并悬浮于一定量血浆内的单采成分血。由于单采血小板是从单一个体用全自动血细胞分离机采集而来,通常又称机采血小板。单采血小板具有纯度高、质量好等优点,可以从单采献血者体内采集 1 个或 2 个成人治疗剂量的血小板($\geq 2.5 \times 10^{11}$ 个/袋),而且白细胞残留量低。

（一）单采血小板对献血者的要求

单采血小板献血者除符合捐献全血的健康检查要求外,还需符合以下要求:

1. 外周血血小板计数应 $\geq 150 \times 10^{9}$/L 且 $< 450 \times 10^{9}$/L,预测采后血小板 $\geq 100 \times 10^{9}$/L,血细胞比容 ≥ 0.36。血小板计数 $\geq 250 \times 10^{9}$/L 且体重 > 60kg,可以采集 2 个治疗剂量的血小板($\geq 5.0 \times 10^{11}$)。单采血小板后,献血者的血小板仍应 $\geq 100 \times 10^{9}$/L。

2. 单采血小板采集过程需要持续 1~1.5h,要求献血者静脉必须充盈良好。

3. 献血前一天最好多饮水,当日必须吃早餐,宜清淡饮食,如稀饭、馒头。

4. 要求献血者在献血前 1 周不得服用阿司匹林、吲哚美辛、保泰松、布洛芬、维生素 E、双嘧达莫（潘生丁）、氨茶碱、青霉素及抗过敏类药物。

5. 单采血小板献血间隔不少于 2 周,1 年不超过 24 次。因特殊配型需要,经医生批准,最短时间不少于 1 周。单采血小板后与全血献血间隔时间不少于 4 周,全血献血后与单采血小板献血间隔不少于 3 个月。

（二）制备方法

血细胞分离机通常分为连续性单采和非连续性单采两类。连续性单采是用机器采集出献血者血液,通过离心分离出需要的成分,将不需要的部分还输给献血者,整个过程连续不断地进行,机器与献血者之间有两条管道相通,一根为采血管路,另一根为血液回输管路。非连续性单采是用机器先采集出全血后,通过离心分离出需要的血液成分,再将不需要的成分回输给献血者。机器上只需要一根管道与献血者相连,既用于血液采集,又用于血液回输。不同型号的血细胞分离机具有不同的操作程序,具体应根据仪器厂商的操作说明进行,严格执行各型血细胞分离机的使用规程,选择血小板采集程序并设定相应的参数。采集完成后,取出产品轻轻摇动 3~5min,静置 1h,使血小板解聚并混匀。

（三）注意事项

1. 采集前需进行血脂检查,血脂过高不能单采。

2. 在采集过程中,工作人员应严密观察机器的工作状态、抗凝剂的滴数及献血者的各种反应,不能离开机器。

3. 保存期为 24h 的单采血小板容量为 125~200ml。保存期为 5 天的单采血小板容量为 250~300ml。

（四）质量控制标准

质量控制标准见表 4-9。

表 4-9 单采血小板质量控制项目及要求

质量控制项目	要 求
外观	肉眼观察应呈黄色云雾状液体,无色泽异常、蛋白析出、气泡及重度乳糜等情况;血袋完好,并保留注满血小板经热合的导管至少 15cm
容量	储存期为 24h 的单采血小板容量:125~200ml;储存期为 5 天的单采血小板容量:250~300ml
储存期末 pH	6.4~7.4
血小板含量	$\geq 2.5\times10^{11}$ 个/袋
白细胞残留量	$\leq 5.0\times10^{6}$ 个/袋
红细胞混入量	$\leq 8.0\times10^{9}$ 个/袋
无菌试验	无细菌生长

（五）保存

同浓缩血小板。

四、去白细胞单采血小板

去白细胞单采血小板是指使用血细胞分离机在全封闭的条件下自动将符合要求的献血者血液中的血小板分离并去除白细胞后悬浮于一定量血浆内的单采成分血。自 1991 年 AABB 首次建立少白细胞红细胞的标准之后,1992 年欧洲发布了少白细胞血小板的制备指导原则。我国在 GB18469—2012 中将少白细胞血液制剂统一更名为去白细胞血液制剂。

（一）制备方法

去白细胞单采血小板的制备技术可以采用滤器或单采的方式。20 世纪 80 年代,去白细胞滤器得到了广泛的应用和发展,同时通过改进单采机硬件、软件和一次性套材,也大大提高了去白细胞的效率。制备方法同单采血小板的采集,区别在于两者使用的机采耗材不同。

（二）质量控制标准

质量控制标准见表 4-10。

表 4-10 去白细胞单采血小板质量控制项目及要求

质量控制项目	要 求
外观	肉眼观察应呈黄色云雾状液体,无色泽异常、蛋白析出、气泡及重度乳糜等情况;血袋完好,并保留注满血小板经热合的导管至少 15cm
容量	储存期为 24h 的单采血小板容量:125~200ml;储存期为 5 天的单采血小板容量:250~300ml
储存期末 pH	6.4~7.4
血小板含量	$\geq 2.5\times10^{11}$ 个/袋
白细胞残留量	$\leq 5.0\times10^{6}$ 个/袋
红细胞混入量	$\leq 8.0\times10^{9}$ 个/袋
无菌试验	无细菌生长

（三）保存

同浓缩血小板。

第三节 血浆及冷沉淀凝血因子的制备

一、血浆

血浆是指抗凝全血经过离心去除细胞有形成分后的淡黄色液体,含有水、电解质、激素、蛋白质、

图片:单采血小板制备流程

凝血因子等。临床所用的血浆可由单采或经全血制备其他成分如红细胞和血小板时分离出来。目前国内常用的血浆制剂根据制备方法、来源、凝血因子含量等不同分为新鲜冰冻血浆、单采新鲜冰冻血浆和冰冻血浆,进一步加工处理后可制备成病毒灭活新鲜冰冻血浆、病毒灭活冰冻血浆等。

（一）新鲜冰冻血浆

采集后储存于冷藏环境中的全血最好在6h(保养液为ACD)或8h(保养液为CPD或CPDA-1)内但不超过18h将血浆分离出并速冻呈固态的成分血称为新鲜冰冻血浆。

1. 制备方法

（1）对原料全血的要求：

1）使用二联以上的采血袋采集血液。

2）采集的血液冷藏保存时间不超过18h。

3）采血顺畅,200ml全血采集不超过7min,400ml全血采集不超过13min。

（2）血浆的分离:按照浓缩红细胞或悬浮红细胞制备方法操作。

（3）速冻：

1）拟速冻的血袋逐袋平放,而不应重叠堆放。

2）将新鲜冰冻血浆快速冻结,在60min内将血浆中心温度降至-30℃以下。

2. 质量控制标准　新鲜冰冻血浆主要是用做补充凝血因子,所以在保存时注意各种凝血因子的活性变化是很重要的。一般来说,血浆成分温度越低越稳定,所以应尽量在低温下保存。在这种状态下,凝血因子在保存中的变化是:保存1年后,大部分凝血因子都保持着与新鲜时相近的值,而Ⅶ、Ⅸ、Ⅻ因子为70%~80%,最不稳定的Ⅷ因子则降到65%左右。输血时各种凝血因子都有止血作用,因而规定有效期为1年。质量标准控制见表4-11。

表4-11　新鲜冰冻血浆质量控制项目和要求

质量控制项目	要　　求
外观	肉眼观察应呈黄色澄清液体,无色泽异常、蛋白析出、气泡及重度乳糜等情况;血袋完好,并保留注满新鲜冰冻血浆经热合的导管至少10cm
容量	标示量(ml)±10%
血浆蛋白含量	≥50g/L
Ⅷ因子含量	≥0.7IU/ml
无菌试验	无细菌生长

3. 保存　保存温度低于-18℃,保存期为自采血之日起1年。解冻后2~6℃保存,应24h内输注。

（二）病毒灭活新鲜冰冻血浆

病毒灭活新鲜冰冻血浆是指采集后储存于冷藏环境中的全血按新鲜冰冻血浆的要求分离出血浆,在速冻前采用亚甲蓝病毒灭活技术进行病毒灭活并速冻呈固态的成分血。

1. 制备方法

（1）连接病毒灭活耗材:根据血浆规格选择不同的血浆病毒灭活耗材,使用无菌穿刺技术(或无菌接合技术)连接血浆和血浆病毒灭活耗材。

（2）将血浆倒挂在低温操作台的支架上,打开导管夹,使血浆流经装有固体"亚甲蓝添加元件",连同溶解的亚甲蓝流入光照袋。

（3）热合分离:核对血袋上的献血条形码,如一致则热合断离,弃去原血浆袋。

（4）光照:将光照袋平放在照光架上,在温度为2~8℃、光照为30 000~38 000Lux条件下,光照30min。

（5）亚甲蓝滤除:光照结束后,将血浆倒挂,通过活性炭过滤器滤除亚甲蓝后,即得到病毒灭活新鲜血浆。

（6）速冻:同新鲜冰冻血浆。

2. 质量控制标准　在病毒灭活的过程中会损失一部分凝血因子的活性,所以病毒灭活新鲜冰冻血浆Ⅷ因子含量标准比新鲜冰冻血浆的标准略低为≥0.5IU/ml,同时还要求亚甲蓝残留量≤0.30μmol/L。质量控制标准见表4-12。

表4-12　病毒灭活新鲜冰冻血浆质量控制项目和要求

质量控制项目	要　　求
外观	肉眼观察应呈黄色澄清液体,无色泽异常、蛋白析出、气泡及重度乳糜等情况;血袋完好,并保留注满病毒灭活新鲜冰冻血浆经热合的导管至少10cm
容量	标示量(ml)±10%
血浆蛋白含量	≥50g/L
Ⅷ因子含量	≥0.5IU/ml
亚甲蓝残留量	≤0.30μmol/L
无菌试验	无细菌生长

3. 保存　同新鲜冰冻血浆。

(三) 单采新鲜冰冻血浆

使用血细胞分离机在全封闭的条件下自动将符合要求的献血者血液中的血浆分离出并在6h内速冻呈固态的单采成分血称为单采新鲜冰冻血浆。

1. 献血者的要求　我国规定,采集单采新鲜冰冻血浆要与单采血小板同时进行,所以献血者的要求同单采血小板献血者。

2. 制备方法　使用血细胞分离机,按照设定的程序采集血浆成分。

3. 质量控制标准　同新鲜冰冻血浆。

4. 保存　同新鲜冰冻血浆。

(四) 冰冻血浆

冰冻血浆是指采用特定的方法在全血的有效期内将血浆分离出并冰冻呈固态的成分血,或从新鲜冰冻血浆中分离出冷沉淀凝血因子后将剩余部分冰冻呈固态的成分血称为冰冻血浆。

1. 制备方法

(1) 保存期内的全血,按照浓缩红细胞或悬浮红细胞制备方法分离出血浆并冰冻成固态。

(2) 新鲜冰冻血浆在有效期内分离出冷沉淀凝血因子后,将剩余的血浆冰冻成固态。

(3) 新鲜冰冻血浆超过1年保存期后自然转为冰冻血浆。

2. 质量控制标准　Ⅷ因子含量没有要求;外观、容量、血浆蛋白含量、无菌实验同新鲜冰冻血浆。质量控制标准见表4-13。

表4-13　冰冻血浆质量控制项目和要求

质量控制项目	要　　求
外观	肉眼观察应呈黄色澄清液体,无色泽异常、蛋白析出、气泡及重度乳糜等情况;血袋完好,并保留注满冰冻血浆经热合的导管至少10cm
容量	标示量(ml)±10%
血浆蛋白含量	≥50g/L
无菌试验	无细菌生长

3. 保存　保存温度低于-18℃,保存期为自血液采集之日起4年。解冻后2~6℃保存,应在24h内输注。

(五) 病毒灭活冰冻血浆

采用亚甲蓝病毒灭活技术对在全血的有效期内分离出的血浆或从新鲜冰冻血浆中分离出冷沉淀凝血因子后剩余的血浆进行病毒灭活并冰冻呈固态的成分血称为病毒灭活冰冻血浆。

1. 制备方法　同病毒灭活新鲜冰冻血浆。

图片:病毒灭活新鲜冰冻血浆制备流程

图片:冰冻血浆制备流程

2. 质量控制标准 亚甲蓝残留量≤0.30μmol/L,其他同冰冻血浆。质量控制标准见表4-14。

表4-14 病毒灭活冰冻血浆质量控制项目和要求

质量控制项目	要 求
外观	肉眼观察应呈黄色澄清液体,无色泽异常、蛋白析出、气泡及重度乳糜等情况;血袋完好,并保留注满病毒灭活冰冻血浆经热合的导管至少10cm
容量	标示量(ml)±10%
血浆蛋白含量	≥50g/L
亚甲蓝残留量	≤0.30μmol/L
无菌试验	无细菌生长

3. 保存 同冰冻血浆。

二、冷沉淀凝血因子

采用特定的方法将保存期内的新鲜冰冻血浆在1~6℃融化后,分离出大部分的血浆,并将剩余的冷不溶解物质在1h内速冻呈固态的成分血,称为冷沉淀凝血因子(俗称冷沉淀)。冷沉淀凝血因子主要含有凝血因子Ⅷ、纤维蛋白原(Fg)等。

冷沉淀凝血因子是由美国女科学家Pool博士在1964~1965年间发现的。她在实验中发现,新鲜冰冻血浆在4℃融化时底部有一层白色不融化胶状物质,含有原血浆中的大部分FⅧ,其被加热至37℃时呈溶解的状态。国外多以450ml全血的血浆作为1个制备单位,而国内通常以200ml新鲜冰冻血浆作为1个制备单位。Pool冷沉淀的发现使血友病的临床治疗采用冷沉淀替代原来使用新鲜冰冻血浆首次成为现实,是成分输血的一个里程碑。后来许多国家的输血工作者(包括我国的输血工作者)在此基础上进行改进,使FⅧ的收获率有了进一步的提高,从200ml血浆中制备冷沉淀时,Pool方法Ⅷ因子的回收率为70IU/袋,虹吸法为100~120IU/袋,快速融化离心法为≥100IU/袋。

血浆储存温度对保持FⅧ的活性有很大影响。同一批新鲜冰冻血浆储存在-20℃、-30℃、-40℃和-80℃达2年。贮存在-20℃的血浆40%FⅧ活性丢失,但-30℃、-40℃的血浆保持90%的活性;-80℃下贮存的血浆几乎没有变化。

新鲜冰冻血浆在制备冷沉淀时融化的速度也是影响因素。对冷沉淀凝血因子的深入研究发现,除含有FⅧ、纤维蛋白原,尚含有血管性血友病因子(vWF)、FⅫ及纤维结合蛋白等,使其临床应用更加广泛。

(一)制备方法

1. Pool法 将新鲜冰冻血浆从低温冰箱中取出,置于4℃冰箱或恒温冷室过夜,血浆融化后,经离心,血浆袋底部不融化白色胶状物即为冷沉淀。

2. 水溶融化离心法

(1)将新鲜冰冻血浆从低温冰箱中取出后,置室温5min,待双联袋连接的塑料管变软后放入1~6℃恒温水浴解冻箱解冻,在解冻过程中轻轻摇动血浆,避免血浆袋局部温度过高Ⅷ因子随融化血浆丢失。

(2)当血浆基本融化(还有少量冰晶)时,取出在0~4℃、2 500g离心15min,使冷沉淀下沉于塑料袋底部。

(3)离心后立即将上层血浆分入空袋中,留下约20~30ml血浆与冷沉淀于袋内即为冷沉淀制剂,将两者热合断离。

(4)将制备好的冷沉淀凝血因子应尽快(1h内)置于速冻机内速冻成型,后转移至-18℃以下冰箱冷冻保存。

3. 虹吸法

(1)将新鲜冰冻血浆从低温冰箱取出后,置于室温5min,待塑料导管软化后,将新鲜冰冻血浆袋置于1~6℃恒温水浴装置中,另一空袋悬于水浴箱外,位置低于血浆袋,两者之间形成一定的高度落差。

（2）血浆融化后随时被虹吸至空袋中，当融化至剩下 40~50ml 血浆与沉淀物时，闭合导管，阻断虹吸。将血浆与沉淀物混合，热合分离血袋制成冷沉淀凝血因子。迅速将冷沉淀凝血因子速冻后低温保存。

（二）质量控制标准

质量控制标准见表 4-15。

表 4-15　冷沉淀凝血因子质量控制项目和要求

质量控制项目	要　　求
外观	肉眼观察融化后的冷沉淀凝血因子，应呈黄色澄清液体，无色泽异常、蛋白析出、气泡及重度乳糜等情况；血袋完好，并保留注满血浆经热合的导管至少 10cm
容量	标示量（ml）±10%
纤维蛋白原含量	来源于 200ml 全血：≥75mg；来源于 300ml 全血：≥113mg；来源于 400ml 全血：≥150mg
Ⅷ因子含量	来源于 200ml 全血：≥40IU；来源于 300ml 全血：≥60IU；来源于 400ml 全血：≥80IU
无菌试验	无细菌生长

（三）保存

保存温度低于-18℃，保存期为自血液采集之日起 1 年。解冻后 2~6℃保存，应 24h 内输注，解冻并在开放系统混合后应 4h 内输注，均宜尽早输注。

第四节　粒细胞的制备

白细胞是人体外周血液的有核细胞，包括粒细胞、淋巴细胞和单核细胞三大类，其中粒细胞又包括分叶核中性粒细胞、杆状核中性粒细胞、嗜酸性粒细胞和嗜碱性粒细胞。临床输注的白细胞主要是粒细胞，制备方法分为粒细胞手工制备和粒细胞单采制备两种。

一、手工制备粒细胞

制备成分血用的全血经第一次强离心后，将血浆分入第 2 袋，将白膜层分入第 3 袋，再将第 4 袋的红细胞添加液加入首袋与红细胞混合即为少白细胞的红细胞。第 3 袋（白膜袋）及另一空袋（即第 4 袋，红细胞添加液加入首袋后，即为空袋）再次轻离心，将富含血小板的血浆挤出，留在第 3 袋内的即为白细胞浓缩液。

手工方法从 400ml 全血分离制备的白细胞浓缩液仅含粒细胞 $1.0×10^9$ 个。由于每人份的白细胞浓缩液中粒细胞较少，为达到治疗剂量，需多人份混合，从而造成病毒感染机会增多，白细胞抗原刺激产生的同种免疫反应增多。另外，由于含淋巴细胞较多，对免疫低下的患者可能导致输血相关性移植物抗宿主病。由于以上弊端，现手工分离的白细胞浓缩液已被血细胞分离机分离的单采粒细胞所替代，血站已多不制备。

二、单采粒细胞

使用血液单采机在全封闭的条件下自动将符合要求的献血者血液中的粒细胞分离出并悬浮于一定量的血浆内的单采成分血称为单采粒细胞。用血液单采机可以 1 次从 1 位献血者单采获得足够输注量的粒细胞。由于从正常献血者不易采集足够量的粒细胞，采前需用皮质类固醇类药物使骨髓和边缘池的粒细胞释放进入循环池，使外周血中粒细胞增加 27%~50%。大量采集粒细胞并不影响献血者的健康。实验证明，骨髓中贮存的粒细胞为循环中粒细胞总数的 10~15 倍，当采集粒细胞后骨髓与边缘池中的粒细胞很快进入外周循环，因此献血者外周血中粒细胞并不明显降低。

（一）制备方法

利用血液单采机并根据设定的粒细胞单采程序采集献血者血液中的粒细胞。因一次采集量为

图片：冷沉淀凝血因子制备流程

$(1.5\sim3.0)\times10^{10}$ 个粒细胞,所以在采集前需让献血者口服一定剂量的粒细胞动员剂(皮质类固醇类药物或使用粒细胞集落刺激因子),使骨髓边缘池的粒细胞释放进入循环池,从而提高外周血中粒细胞的含量。

(二)质量控制标准

质量控制标准见表4-16。

表4-16　单采粒细胞质量控制项目和要求

质量控制项目	要　　求
外观	肉眼观察应无色泽异常,无凝块、溶血、气泡及重度乳糜出现等情况;血袋完好,并保留注满单采粒细胞经热合的导管至少20cm
容量	150~500ml
中性粒细胞含量	$\geqslant1.0\times10^{10}$ 个/袋
红细胞混入量	血细胞比容≤0.15
无菌试验	无细菌生长

(三)保存

保存温度 20~24℃,保存期24h,应辐照后使用,且宜尽早使用。

第五节　辐照血液

辐照血液是指使用照射强度为 25~30Gy 的 γ 射线对血液制剂进行照射,使血液制剂中的 T 淋巴细胞失去活性所制成的成分血。冰冻解冻去甘油红细胞和血浆成分不需辐照处理,红细胞成分应在全血采集后14天内完成辐照。经辐照后的血液制剂质量控制要求与原血液制剂的要求相同。

受血者有先天性和继发性细胞免疫功能低下时,输入含有免疫活性的淋巴细胞血液或血液成分易引起输血相关性移植物抗宿主病(TA-GVHD)。该病无特效治疗,死亡率高,多见于一级或二级亲属之间的输血,故应特别重视。输注 γ 射线辐照血液或血液成分是预防 TA-GVHD 的有效方法,对可能发生 TA-GVHD 的高危患者,应在输血前对所需输注的血液制剂进行血液辐照处理。

一、辐照血液的制备

(一)制备方法

1. 辐照剂量　血液制剂的辐照剂量以既能灭活淋巴细胞又能维持其他成分血功能与活力且引起损伤最小为原则,并以被辐照物质的吸收量来计算。吸收量以戈瑞(Gy)为单位,其大小取决于照射量。美国食品药品监督管理局(FDA)在1993年把辐照中心剂量定为25Gy,其他部位不低于15Gy;欧洲学术委员会制定的辐射剂量范围是 25~40Gy,英国为 25~50Gy;国内一般推荐 25~30Gy。

2. 血液辐照质量保证

(1)照射剂量:中心剂量定位 25Gy,其他部位不低 15Gy。

(2)剂量分布:核对中心剂量率,并测定照射物表面的相对剂量分布。[137]Cs 每年 1 次剂量分布图检测,[60]Co 每半年一次。

(3)放射性物质衰变的校正:[137]Cs 每年 1 次,[60]Co 每季度一次。

(二)γ 射线辐照血对血细胞的影响

γ 射线辐照血的目的是灭活淋巴细胞,保持其他细胞的功能和活力。因此,研究辐照血对其他细胞是否有影响是非常重要的。

Sweeney 等用 25Gy γ 射线辐照单采血小板,保存5天,对体内回收率和存活时间无明显影响,但血小板的聚集反应有轻度降低。Davey 等用 30Gy γ 射线辐照红细胞,4℃保存7~14天,血钾、血红蛋白无明显影响,输注 24h 体内回收率>75%;但 4℃保存 42 天,血钾升高,血红蛋白下降,输注 24h 体内回收率降低。因此,γ 射线辐照血不宜长时间贮存。

（三）保存

1. **辐照全血或辐照红细胞**　保存温度为 2~6℃;辐照应在全血采集后 14 天内完成,辐照后保存期为 14 天。AABB 规定,红细胞辐照后保存不超过 28 天,最好尽快输注,输血后体内恢复率应大于 75%。

2. **辐照血小板**　辐照对血小板功能影响较小,可在其保存期内任何时间辐照。保存温度、保存期与原制剂相同,辐照后宜尽快使用。

3. **辐照粒细胞**　粒细胞在制备后应立即辐照并输注,不得保存。

二、辐照血液的质量控制

血液制剂的辐照效果与辐照质量控制密切相关。辐照仪发出的辐照剂量对血液制剂各部位吸收的均一性、重复性直接影响 T 淋巴细胞的灭活程度。因此,要对以下几方面进行严格的质量控制:

1. **血液辐照仪的旋转盘的旋转情况**　必须每日校正,因其旋转与否和围绕放射源的旋转速度直接影响血液制剂各部位辐照剂量的均一程度,是辐照质量的重要保证。

2. **辐照仪计时器的校正**　因放射性同位素是处在不停地衰变中,随着衰变的加强,其单位时间内放射剂量下降,辐照时间相对延长。因此,按 FDA 规定必须定期对辐照仪计时器校正,^{137}Cs 为每年一次,^{60}Co 为每季度一次。

3. **辐照仪放射剂量分布**　直接影响着血液制剂的吸收剂量的均一性。^{137}Cs 每年作一次剂量分布图检测,^{60}Co 每半年一次。用于辐照仪剂量检测的设备(irradiation dosimeter system)种类较多,有热释光检测系统、放射铬胶片系统和电子传感系统。使用每种剂量测量仪都能反映被辐照物质各部位的吸收剂量,大多数测量误差为±5%。但应注意,模拟检测介质空间不能是空气,而应是水或聚苯乙烯类物质,因不同介质射线传导剂量不一致。在购置辐射仪时,必须由厂方提供相关的辐照剂量分布图。

4. **辐照仪放射性漏出的评估(设备自屏蔽效应)**　为了预防放射性漏出,辐照仪主体周围用铅等物质做屏蔽,这对其安全应用是非常重要的一环。但至今并未见到放射性不漏出的报道,所以每年定期检测评估其自屏蔽效应是安全应用设备的重要部分。

5. **可视性放射性敏感性标签**　是粘贴于被辐照血液制剂表面的标记,目前有多种标签。当接受射线辐照时(15~25Gy),由于离子化作用,标签发生颜色改变,并且由"未辐照"变为"已辐照"的字样,可以作为血液制剂被辐照的标记并标示出大概剂量范围,以控制血液被辐照剂量。

6. **辐照后红细胞保存时间**　AABB 规定不得超过 28 天,最好辐照后尽快输注,输后体内恢复率应>75%。辐照对血小板功能影响较小,可在 5 天保存期内任何时间辐照,可以保存到 5 天。粒细胞制剂在制备后应立即辐照并输注,不得保存。

三、辐照血液的临床应用

哪些患者需要输辐照血液或血液成分,哪些患者不需要输注辐照血液,这是临床医生和输血工作者必须明确的问题。一般认为以下几种情况需使用辐照血液:

1. **免疫功能严重损害者**　免疫缺乏症或免疫缺陷类疾病、大剂量化疗、接受嘌呤类和免疫抑制剂治疗、造血干细胞移植、急性白血病贫血等患者。

2. **免疫功能低下者**　老年人(年龄>50 岁)、低体重的新生儿、早产儿等。

3. **供血者与受血者有亲缘关系者**(一般指Ⅰ、Ⅱ级亲属血液)。

4. **输血量较大者以及 6 个月以下的婴儿**　如输血、新生儿溶血病换血等患者。

第六节　造血干细胞的制备技术

现代输血的含义已从狭义的输全血发展到输各种血细胞和血浆制剂。目前造血干细胞移植已

图片:辐照血液制备流程

笔记

成为新一代成分输血治疗组分之一,这意味着造血干细胞是一种输血成分。造血干细胞存在于骨髓、胎肝、外周血及脐带血中。骨髓和外周血干细胞移植又可分为自体和异体移植。异体移植是对患有恶性肿瘤的受血者先用放射治疗或大剂量化学药物治疗,使其免疫系统受抑制,再输入献血者的造血干细胞,使其植入受血者的骨髓内并继续分化增殖,从而受血者的所有血细胞和免疫细胞均由植入的干细胞生成。造血干细胞移植包括骨髓移植、外周血干细胞(PBSC)移植、胎肝移植和脐带血干细胞移植。由于受到采集和使用等方面的限制,目前广泛采用的移植干细胞大多源于外周血。近年来脐带血干细胞移植快速发展,在国内应用较为普遍。骨髓移植由于采集过程繁琐、一次采集剂量不足等原因,目前已很少用。外周血干细胞移植与其他移植方法相比具有以下优点:①无需在全麻下采髓,避免麻醉和采髓所致的风险;②对自体移植,患者外周血残存的肿瘤细胞比骨髓中少,可降低移植后肿瘤复发率;③移植后骨髓造血重建功能恢复迅速,减少早期并发症;④自体外周血干细胞移植还可避免HLA抗原的同种免疫,不会出现致命的并发症移植物抗宿主病(GVHD);⑤外周血干细胞移植对射线的敏感性低,所以在受者体内植入率高。本节着重介绍外周血造血干细胞的制备技术。

一、外周血干细胞的采集

(一)外周血干细胞的动员

正常情况下,干细胞处于骨髓、外周血、脾脏及干细胞池的动态平衡之间。在干细胞不同的成熟阶段,集落形成单位(CFU)是造血前驱细胞存在的指标。骨髓中干细胞的浓度约为外周血的10倍,有人认为外周血的祖细胞和多能造血干细胞只占骨髓的1%~10%。为保证外周血干细胞移植的有效剂量,必须把造血干细胞从造血部位动员到循环池中。动员的方法大致有三种:第一种是骨髓抑制性化疗,如环磷酰胺(CY)化疗后出现短暂的骨髓抑制,外周血干细胞出现反弹性增加,巨系祖细胞(CFU-GM)峰值高于化疗前10~18倍。第二种是注射造血生长因子诱导法,粒系集落刺激因子(G-CSF)和粒系-巨噬集落刺激因子(GM-CSF)能使巨系祖细胞增高60倍。健康献血者分别在第1、3、5天注射粒系集落刺激因子$2\mu g(kg/d)$,注射24h后巨系祖细胞在外周血中增加20倍,第5天增加15倍,对献血者无不良反应。第三种是化疗与生长因子联合诱导,如环磷酰胺和粒系-巨噬集落刺激因子联合使用可增加60~550倍(人峰值)。就目前而言,联合方法是诱导干细胞进入外周血,经几次单采程序获得充足移植量的最有效方法。

(二)外周血干细胞的采集

1. 采集方法 外周血干细胞(PBSC)的采集方法与成分血的单采术类似,即用血细胞分离机分离采集外周血的单个核细胞组分。多采用分离淋巴细胞的程序分离。一般情况下行大静脉穿刺即可,外周静脉穿刺困难(尤其是小儿)时需中心静脉穿刺。

采集成人时的血流速度为50~60ml/min,每次分离4~6循环(约3~4h),分离血液的总容积9L,依据情况连续或隔日采集。对儿童采集时的血流速度和分离的总容积依年龄和体重而定。

2. 采集时机 一般情况下,恶性肿瘤患者大剂量化疗+造血生长因子动员PBSC时,外周血白细胞$>1.0\times10^9/L$、血小板$>(20\sim50)\times10^9/L$、CD34$^+$细胞$>1\%$时开始采集,根据血象的恢复速度连续或隔日采集,至血象达到高峰时为止,一般采集1~3次。

健康供者用G-CSF动员时,虽在4~6h即可见白细胞增多,但血中CD34$^+$细胞只有在3天后才持续增加,在用G-CSF 5~6天达峰值,其后即使继续用G-CSF,血中CD34$^+$细胞数量逐渐下降,故采集时间应在动员后5~6天,多数1次即能采够,少数需于次日再采1次。为避免血中白细胞过高可能引起的不良反应,在白细胞$>70\times10^9/L$时应减少G-CSF剂量。

3. 采集指标 目前多数医生主张用CD34$^+$细胞数作为采集PBSC时的质量指标。也有人认为,用处于DNA合成期的单个核细胞(MNC)数作为PBSC的质量指标,它比用CD34$^+$细胞更快捷、更稳定。

(三)外周血干细胞的纯化

对恶性淋巴细胞造血疾病和某些实体肿瘤患者,在施行自体PBSC移植过程中有因肿瘤细胞污染而增加复发率的可能。异体 PBSC 移植中由于存在能导致 GVHD 的细胞,致患者发生移植后 GVHD,使死亡率升高。因此,纯化干细胞对于提高移植成功率是非常重要的。目前发现 CD34$^+$细胞中几乎含有所有的集落形成细胞(CFU-GM,BFU-E,CFUmix,GFU-BC)、具有多分化潜能的干细胞和未分化的前驱细胞。CD34$^+$细胞在正常骨髓中占有核细胞的 1%~5%,占外周血稳定期 MNCs 的 0.01%~0.1%,动员期的 0.5%~5%。从干细胞中分离纯化 CD34$^+$细胞的方法很多,目前实验室研究应用的较多的有 CD34$^+$单克隆抗体(McAb)与免疫技术相结合,如免疫磁珠(immunomagnetic bead,IMB)法,Fenwal Isolex^{TM}50、300、亲合层析柱(affinity columns)等方法,比较有效地纯化 PBSC 中的 CD34$^+$干细胞,获得较高纯度的 CD34$^+$细胞,相对降低肿瘤细胞的污染。

二、脐带血干细胞

脐带血干细胞是移植造血干细胞的又一重要来源,与外周血干细胞相比,具有含量更丰富、细胞更原始、增殖能力更强等优点。同时,脐带血中含有大量细胞刺激因子,对于细胞再生和分化具有重要价值,是干细胞移植不可多得的宝贵资源。此外,相对于骨髓内的干细胞,进行脐带血干细胞移植所引发的后遗症更低,而且干细胞的排斥概率也低。换言之,脐带血的干细胞与人体的配对率很高,与父母的配对概率是 50%,兄妹则是 25%;即使使用非亲属的干细胞来移植,成功率也比骨髓高,因为在 1 万人当中也许只有 1 人的骨髓是与病人配对的。同时,脐带血干细胞的浓度非常高而且品质优良,约是骨髓细胞浓度的 10~20 倍,细胞的增生能力也比较高。移植脐带血干细胞比移植骨髓或周边血干细胞感染到病毒的可能性也较低,因为胎盘拥有很好的过滤能力,同时脐带血干细胞拥有极高的纯度。脐带血干细胞来源广泛,采集、分离方便。缺点是总量较少,只能用于儿童的干细胞移植。其分离、制备与保存的方法与外周干细胞相近,本文不做深入介绍。

第七节　血液制剂的病毒灭活

输血是临床治疗的重要手段。但必须记住,输血除了可以治病救人外,还可能引起不良反应。输血主要的不良反应是可以传播疾病,造成受血者感染。从 20 世纪 80 年代初出现艾滋病并确定其可经输血传播后,输血相关病毒性传染病不仅成为输血界的重要议题,而且成为整个医学界甚至全社会的焦点。我国是肝炎大国,人群肝炎病毒感染者和携带者比例高,所以肝炎病毒是威胁我国输血安全的主要病原体,除此以外也存在着经输血传播 HIV 的威胁。

随着科技的进步,输血传播病毒性疾病的危险性已大幅度降低,但仍然存在受血者感染病毒的危险。从科学发展的趋势分析,在可预见的将来,输血不可能达到“零危险”,也不可能杜绝经输血传播病毒性疾病。

血液病毒灭活是指在保持血液制剂有效性的前提下,采用物理、化学、生物学等方法,对可能存在于血液制剂中的所有病毒进行灭活处理,以避免经输血传播病毒。因此,研究和使用病毒灭活技术,杀灭和去除血液中可能存在的病毒,进一步提高临床输血安全,具有非常重要的意义。

一、血液制剂病毒灭活的基本要求

(一)病毒的灭活或去除

病毒灭活技术的方法应达到下列要求:在病毒种类方面,应能杀灭各种可能经输血传播的病毒;在数量上应能杀灭所有存在于血液和血液制剂中的病毒。

1. **病毒种类**　主要经输血传播的病毒包括人类免疫缺陷病毒(HIV)、乙型肝炎病毒(HBV)和丙型肝炎病毒(HCV),均为脂质胞膜病毒,对理化因素(如热、光照、化学试剂)的抵抗力和耐受力较差,较容易杀灭,所以目前应用的方法大多能有效地灭活这些病毒。

其他可经输血传播的病毒中,人类嗜 T 细胞病毒(HTLV)、巨细胞病毒(CMV)也是脂质胞膜病毒,较容易杀灭。但微小病毒 B19 为非脂质胞膜病毒,对外界理化因素抵抗力强,较难杀死,尽管在人群中和献血者中的阳性率较低,但感染后常可损伤造血系统,后果严重,是目前病毒灭活研究中的难点。

另外,甲型肝炎病毒(HAV)亦是非脂质胞膜病毒,关于 HAV 对输血安全的影响尚有不同观点,但在病毒灭活研究中也应考虑。

2. **病毒灭活和去除能力** 对病毒灭活方法的基本要求是能杀灭或去除可能存在于血液和血液制剂中的所有病毒。但是由于各国各种病毒的流行病学基本情况不同,血液制剂的生产流程和工艺也不尽相同,所以血液制剂中可能存在的病毒的滴度(即病毒数量)也有差异,因而很难规定统一的要求。尽管如此,为了便于评估,应该有一个基本的要求。得到广泛认同和接受的对病毒灭活的基本要求是,经病毒灭活处理后使血液和血液制剂中病毒滴度降低 10^6 以上。但欧洲一些国家认为这一要求还不足以保证输血安全,提出必须对同一制剂应用两种不同机制的病毒灭活方法进行处理,是两种灭活作用叠加。例如,同时应用化学性的有机溶液/清洁剂方法和膜过滤法处理血液制剂,前者通过破坏溶液病毒脂质胞膜灭杀病毒,后者通过过滤让血液有效成分通过膜,滞留直径大于膜孔径的病毒,从而去除病毒。两者的作用机制完全不同,两者杀病毒效果相加为总的病毒灭活效果。如果有机溶剂法杀灭病毒 10^6,膜过滤法去除病毒 10^6,总的病毒灭活和去除效果为 10^{12}。总之,要决定对病毒灭活能力的要求需考虑多方面的因素,不能简单地直接沿用别国的要求,而应根据实际情况制定符合本国的要求,达到保证输血安全的目的。

（二）保持血液和血液制剂中的有效成分的活性和保存力

如果血液、血液制剂经过病毒灭活处理后,不但杀灭、去除了病毒,而且有效成分活性和存活力也严重损害,就失去了病毒灭活的意义。因此,血液制剂病毒灭活的要求必须包括维持其有效成分的活力和存活力。对于不同的血液制剂,其活力和存活力的含义也不同。对于细胞成分来讲,必须保持细胞的功能和存活力。如红细胞必须保持其带氧功能和输入体内后的半寿期基本正常;对于血浆制剂,必须保持有效蛋白组分的活性。

实际上,任何病毒灭活技术和工艺都不可能不对血液和血液制剂中的有效成分产生损伤,总会造成程度不同的损伤。因此,在评估病毒灭活方法和病毒灭活的血液制剂时,必须要考虑有效成分损伤多少是可以接受的。总的来讲,这方面还没有公认和统一明确的标准。对细胞成分来讲,应将细胞成分保存效果的评估标准作适当修正后用于评价病毒灭活方法,如红细胞,病毒灭活处理后的存活力应达到处理前的80%以上。血浆蛋白成分还没有明确的标准。目前在美国 FDA 已批准有机溶液/清洁法处理血浆用于临床,血浆经处理后大部分凝血因子的活性保持在处理前的80%以上。当然这不是绝对的标准,需综合平衡评估病毒灭活或去除病毒带来的益处和处理造成的对活性成分的损伤。在特定情况下,即使某种病毒灭活方法对某种有效成分损伤较大,但为了保证必要的安全性,在无其他更好的病毒灭活处理方法时,也可以考虑接受和使用。目前研究和使用的用于处理血浆制剂的病毒灭活工艺已显著减少了对活性成分的损伤,如膜过滤技术过滤血浆制剂,有机溶液/清洁剂法处理凝血因子。这些处理方法对活性成分的损伤已低于10%。

理想的病毒灭活/去除方法应能有效地杀灭去除病毒,同时最大限度地保持有效血液成分的活性和治疗作用。为此,各国科学家正在继续努力,改进现有的技术,开发新的更理想的病毒灭活工艺。

二、血浆的病毒灭活方法

血浆输注在临床输血中占有重要的地位,主要用于治疗各种凝血因子缺乏引起的凝血功能障碍,补充凝血因子,特别是用于同时补充多种凝血因子。发达国家一般从全血分出的血浆的10%~20%直接用于临床输注,其余大部分作为原料用于制备血浆蛋白制品。现在人们强调不应将血浆作为血容量扩充剂使用,因为血浆在各血液成分中是传播病毒危险较大的血液成分。因此,当病人需要提高胶体渗透压、维持和扩充血容量时,应选用安全的白蛋白制品,不应选用血浆。我国还广泛存在滥用血浆的现象,大部分从全血分离出的血浆直接在临床输注,主要原因是对血浆输注适应证和血浆输注的病毒危险认识不充分。另外,血浆输注价格较白蛋白低,某些地方白蛋白供应不足也是原因之一。由于我国血浆输注量较大,血浆传播病毒的危险也较大,因此,用适合于血浆的病毒灭活方法处理用于临床输注的血浆,对于提高输血的病毒安全性有重要意义。这类方法也可用于血浆蛋白生产中对原料血浆进行病毒灭活,以提高血浆蛋白制品的安全性。

血浆的病毒灭活研究已取得了长足的进步,现在已应用的或正在研究的方法主要有有机溶剂/清洁剂法、美蓝/荧光照射法、巴氏液态加热法和紫外线照射法。

(一)美蓝/荧光照射法

美蓝(MB)又称甲基蓝,为暗绿色带铜样光泽的结晶性粉末。临床应用于多种疾病的治疗,半致死量达 40~125mg/kg 体重。

早在 20 世纪 30 年代人们就发现美蓝加光照可以灭活病毒。近年来对美蓝/光照病毒灭活法进行了广泛而深入的研究,证明在 1μM 浓度下加上荧光灯照射,可以杀灭大多数脂质包膜病毒包括 HIV、HCV 和 HBV,但是对非脂质包膜病毒如 HAV、B19 杀灭效果不理想。近来发现用低压钠灯代替荧光灯进行照射能提高病毒灭活效果,而对血浆蛋白质影响较小。

美蓝/光照法对血浆中凝血因子有一定的损伤,纤维蛋白原受损最明显,处理后约损失 20%。其他凝血因子回收率较高。

由于作病毒灭活处理时的浓度仅 1μM,远低于临床用量,与半致死量的差距更大,所以处理后的制剂是安全的,不会因为含美蓝而产生毒性。在早期临床应用中,处理后的制剂不去除加入的美蓝而直接应用,近年来考虑到美蓝使血浆呈蓝色,容易使病人产生误解,同时有报道称美蓝可能使细胞出现低分化,所以最好在病毒灭活后去除美蓝。目前已开发出用于过滤吸附去除美蓝的滤器,美蓝/光照处理的血浆经过滤后残存的美蓝量已低于一般测定方法的可检出量,血浆恢复原来的外观和色泽。

美蓝/光照血浆已在我国用于临床,必将为提高我国输血安全水平作出贡献。

(二)有机溶剂/清洁剂法

有机溶剂/清洁剂法已成功地用于血浆蛋白制品的病毒灭活,在此基础上延伸并成功地用于血浆的病毒灭活。血浆融化混合后,加入有机溶剂 TNBP(最佳浓度 1%)和清洁剂 TritonX-100(最佳浓度 1%),搅拌混匀于 30℃ 孵育 4h。除去加入的有机溶剂和清洁剂,除菌过滤并分装到塑料袋中再次冰冻保存备用。

有机溶剂/清洁剂处理血浆时,应用上述 TNBP/TritonX-100 方法病毒灭活效果较应用凝血因子病毒灭活的组合病毒杀灭效果更好,主要表现在杀灭模型病毒 VSV 和 Sindbis 病毒更迅速。用有机溶剂/清洁剂法处理血浆的优点之一是对血浆中蛋白质特别是凝血因子的损伤小,处理后凝血因子回收率高。另外,由于处理的是大批量混合血浆,较容易对处理过程进行质量监控,保证病毒灭活处理的规范化和有效性,而且分装的血浆质量均一。但是混合血浆处理与单袋血浆病毒灭活(如美蓝/光照法处理血浆)比较也有不利的一面。如前所述,尽管经过献血者的选择和严格的筛选检测,但还存在一定的漏检危险。另外,还有某些病毒尚未认知或还没有常规的检测方法。当混合许多单位血浆一起处理时,只要其中有一袋或几袋血为病毒污染的阳性血浆,就会导致整个混合血浆被病毒污染,只是由于病毒滴度被稀释而有所降低。如果由于某种原因或偶然的操作失误,导致病毒灭活不彻底,就会使所有处理过的血浆成为病毒污染血浆,严重威胁病人安全。因此,必须严格操作规范和质量管理,做到万无一失。

(三)巴斯德消毒法(液态加热法)

法国研究开发出用 60℃ 10h 加热处理液态血浆进行病毒灭活的方法:将新鲜冰冻血浆融化混合后加入保护剂,一般选用低分子量糖(如葡萄糖、蔗糖、麦芽糖等)、氨基酸(如甘氨酸等)作为保护剂,目的是减少加热处理时对血浆蛋白特别是凝血因子的破坏。保护剂对病毒无保护作用。加入保护剂后边搅拌边加热,60℃、10h,加热后用超滤等方法去除加入的保护剂,使血浆基本恢复原体积,然后除菌分装,热压封口后低温冰冻保存备用。病毒灭活验证证明,湿热处理血浆能杀灭模型病毒 VSV 和 Sindbis 病毒,经过对各种保护剂的选择比较,甘氨酸加蔗糖为较佳组合。

为了确保规范化处理和结果可靠,法国已设计了自动化处理流程,并开发使用了相应的电脑软件。当然,由于是处理混合血浆,与有机溶剂/清洁剂法处理血浆一样,必须确保病毒灭活效果达到要求。

(四)紫外线(UVA)/光敏物病毒灭活血浆

最近研究发展起来的单袋血浆病毒灭活方法是紫外线(UVA)照射,在照射前血浆中已加入补骨脂类化合物 S-59。这种方法最早应用于血小板病毒灭活,现已用于血浆病毒灭活,其作用原理与杀病毒机制相似(详见血小板病毒灭活)。现已证明,应用这种方法处理能取得满意的病毒灭活效果,并且对血浆蛋白特别是凝血因子的损伤在可以接受的范围内。在美国进行了处理血浆和未处理血浆(对照)临床试用比较研究,结果证明紫外线/S-59 处理血浆在凝血因子的治疗作用方面与未处理血浆类似,无明显差别。

三、血细胞制剂的病毒灭活方法

目前用于输注的血细胞制剂主要是红细胞和血小板。血细胞病毒灭活研究也主要是针对这两种血细胞制剂。对血细胞制剂病毒灭活的要求基本上同一般血制剂病毒灭活。但是对于细胞制剂来讲,要强调除能灭活游离在细胞上清液中的病毒外,必须也能灭活黏附在细胞膜上的病毒和细胞内的病毒。如 HIV 病毒,它可以以游离形式存在于上清血浆中,也可以黏附在白细胞膜上,还可以以前病毒(pro-viral form)状态嵌合在细胞内的核酸中。最近还有报道证实 HIV 可以存在于巨核细胞内。

当然,在灭活病毒的同时必须保持血细胞的完整、存活力和功能。由于细胞比血浆蛋白耐受理化处理的能力更差,所以开发血细胞病毒灭活方法要求更高、更难。这就是目前血细胞病毒灭活技术研究落后于血浆病毒灭活研究的主要原因,至今还没有一项成熟的血细胞病毒灭活方法广泛用于临床。

血细胞病毒灭活应用最多的方法是光敏物在光照激活时杀灭病毒,表 4-17 列出应用的主要光敏剂。

表 4-17 血细胞制剂病毒灭活应用的主要光敏剂

光敏剂	光照	作用大分子目标
补骨脂		
8-甲氧基补骨脂	UVA	核酸
4'-氨甲基-4,5'8-三甲基补骨脂	UVA	核酸
血卟啉衍生物		
双血卟啉醚	630nm	脂质
苯卟啉衍生物		
A 环,单酸苯卟啉	692nm	脂质
花青染料		
部花青	520~550nm	脂质、蛋白质
酞菁铝	670nm	脂质
苯噻嗪染料		
亚甲基蓝	620~670nm	脂质、蛋白质
甲苯胺蓝	620~670nm	脂质、蛋白质

(一)血小板的病毒灭活

1. **长波紫外线(UVA)/补骨脂** 长波紫外线(UVA)照射事先加入补骨脂类化合物的细胞制品进行病毒灭活处理,这一技术已进行了广泛的研究,并已成功地应用于血小板病毒灭活。

补骨脂在长波紫外线照射下激活,主要作用于核酸,作用时不需要氧气的存在。早期研究主要应用 8-甲氧基补骨脂(8-MOP)。8-MOP 为一种呋喃香豆素,与核酸胞嘧啶作用,形成胞嘧啶环状加合物(单加合物和双加合物),使核酸不能复制、转录,从而达到病毒灭活的效果。实验研究证明,这种处理方法对 DNA 病毒杀灭效果好,但对 RNA 病毒效果相对差一些。由于这种处理主要对核酸起作用,而

笔记

血小板为无核细胞,细胞内不含核酸,所以在杀灭病毒的同时对血小板无明显损伤,基本维持血小板的活力和功能。这是长波紫外线/补骨脂能用于血小板病毒灭活的理论基础。尽管红细胞也不含细胞核,但实验证明,当有红细胞存在时,病毒灭活效果降低。因此,长波紫外线/补骨脂方法不能用于红细胞制剂。在用于处理血小板制剂时也要按标准控制血小板制剂的红细胞污染量,以免因污染红细胞的存在而影响病毒灭活的效果。

在血小板制剂中都含有一定量的污染白细胞,特别是淋巴细胞。由于白细胞含细胞核,含有核酸,所以长波紫外线/补骨脂法处理会对白细胞核酸起作用,这可能导致白细胞的破坏,从而产生两个作用:一是有可能在杀灭白细胞的同时杀灭白细胞内的病毒,这些病毒可能占血小板制剂中细胞内病毒的大部分;二是可以减少或避免因白细胞引起的非溶血性发热性输血反应,输血小板后诱发同种免疫导致血小板输注无效,以及输血相关的移植物抗宿主反应。

由于补骨脂经长波紫外线激活直接作用于核酸,不需要氧气的存在,而无氧气状态可以减轻紫外线对血小板的损伤,所以一些研究者在无氧状态下(二氧化碳和氮气)进行这种病毒灭活,结果证实血小板受损减轻。当然,这种结果在实际输血中能否应用还存在问题。

2. GV(gilvocarcin) 是从土壤细菌培养基中分离出来的一类抗生素,与补骨脂一样,在长波紫外线照射下能激活并与核酸起反应,但结合作用点单一。当有氧气存在时,会对细胞产生毒性作用。

GV 的优点是非常低的浓度在长波紫外线照射下即能杀灭某些病毒,如在 1nM 浓度时可杀灭 HSV。

长波紫外线/GV 用于血小板和其他细胞制品病毒灭活的主要问题是,当存在血浆时,病毒灭活作用显著受抑。有报道,当血浆浓度达到 25%时,GV 失去病毒灭活作用。

3. **作用于病毒包膜的光敏剂** 甲基蓝、部花青(MC540)和酞菁铝(AIPcS)在光照下均表现出一定的杀病毒作用,其作用机制与补骨脂不同,必须在有氧气存在的情况下通过激活产生活性氧(如单态氧),间接作用于病毒包膜杀灭病毒。因此,这类光敏剂主要是杀灭脂质包膜病毒,对无包膜病毒作用不大。

这类光敏物在光照激活时均对血小板产生严重损害,目前还不能应用于血小板的病毒灭活。研究者正努力在寻找其衍生物,希望能发现一种衍生物在保持病毒灭活作用的同时对血小板的损伤明显降低。

(二)红细胞的病毒灭活

通过深入广泛的研究,现已开发了多种用于红细胞制品的病毒灭活方法。这些方法绝大多数都是在红细胞中加入光敏物,用可见光照射使之发生光活化作用,产生活性氧(如单态氧)破坏病毒包膜,达到病毒灭活的作用。目前应用的主要光敏物有血卟啉衍生物、苯卟啉衍生物、部花青540、酞菁衍生物、苯噻嗪染料如亚甲基蓝和金丝桃蒽酮。也有人试用补骨脂类化合物如溴化补骨脂对红细胞进行病毒灭活,从理论上讲,此法是行不通的。因为补骨脂需要长波紫外线激活而直接作用于病毒核酸,而红细胞制品含大量血红蛋白,血红蛋白强烈吸收此波段紫外线。但是实验结果显示,在大剂量 UVA 照射(150J/cm)下,溴化补骨脂能杀灭病毒,其机制尚待进一步研究。

光敏物通过可见光照射产生活化作用进行病毒灭活的主要问题是,病毒灭活不彻底和对红细胞的损伤。红细胞损伤主要表现在溶血和钾离子渗出,有的虽然照射后不明显,但在以后的保存期加重。免疫球蛋白和红细胞表面结合,导致表面电荷变化,使红细胞定型和交叉配合实验出现困难。另外,需要照射时间长,要求将红细胞制剂稀释并装入大塑料袋形成薄层液体以保证光照效果,这些因素也使这种病毒灭活方法在实际输血和血库应用中受到限制。目前正在研究应用游离基清除剂和保护剂以及改进红细胞添加剂配方来减少光敏物/可见光照射对红细胞的损伤,已取得显著效果。

(三)其他血细胞制剂病毒灭活/去除方法

1. **膜穿透抗病毒剂脂肪酸、脂肪醇** 现已证明脂肪酸、脂肪醇、甘油一酯、疏水化合物如丁酯羟基甲苯(BHT)有杀病毒作用,主要作用于含脂质病毒。其机制可能是,这些化合物干扰了蛋白质脂质相互作用和磷脂的有序排列,造成膜蛋白的丧失或灭活甚至膜溶解。

2. 臭氧 是强氧化剂,通过对病毒许多成分的氧化杀灭病毒。同时,臭氧也会使血细胞的一些成分氧化,造成细胞损害,在这方面还需要做更多研究。对于臭氧研究来说,难点在于臭氧测定困难,各实验室加臭氧的方法不同,很难将不同实验室的结果互相比较得出客观的结论。

3. 离心洗涤法 在输血实践中,离心洗涤法主要用于制备洗涤红细胞和冰冻红细胞融化后去除冰冻保护剂。浓缩红细胞通过离心洗涤可去除99%以上的血浆蛋白和80%的白细胞。因此,离心洗涤必然可以去除上清液和白细胞内的部分病毒。研究证明,由于只能去除部分病毒,离心洗涤在提高血细胞制剂的病毒安全性方面作用有限,一般认为必须与其他病毒灭活方法结合起来应用。

4. 去白细胞滤器 早期白细胞滤器主要通过去除部分白细胞,减少非溶血性发热性输血反应,白细胞清除率只能达到90%~99%。现在高效滤器白细胞清除率可以到6个log(99.999 9%)。巨细胞病毒(CMV)绝大部分都存在于白细胞中,用这种滤器过滤血细胞制剂可显著减少CMV的感染风险。此外,由于嗜白细胞病毒如(HIV、HTLV)存在于白细胞中,如果高效除白细胞滤器去除绝大部分白细胞,必定去除相当部分病毒,过滤后的血细胞制剂的病毒安全性会提高。

综上所述,血细胞制剂病毒灭活研究已经取得了很大的进展,但是与血浆及血浆蛋白制剂的病毒灭活研究相比还有较大差距,至今还没有一项方法可以真正应用于输血实践。相对而言,血小板病毒灭活取得了较大的进展,补骨脂/UVA方法处理的血小板已开始进入临床研究阶段,有可能在不远的将来应用于临床。

四、病毒灭活效力的综合评估

上述各种方法大部分是作为病毒灭活方法专门用于常规血液和血液制剂采集、制备过程,以提高血液制剂的病毒安全性。实际上常规制备方法中有的步骤本身也兼有病毒灭活/去除作用,所以在总体评价制剂病毒安全性时应将这些因素也考虑进去。在这方面特别突出的是血浆蛋白Cohn低温乙醇法,在低温和一定pH下,乙醇本身就具有杀病毒作用。

血液和血液制剂的病毒安全性是目前输血工作中的热点和难点。尽管通过献血者筛选、血液检测和临床合理用血,输血安全性已大大提高,但距离"零危险"还有很大距离。因此,必须继续研究病毒灭活技术,以进一步提高血液和血液制剂的病毒安全性。

本章小结

血液成分是指从全血中分离制备的血液组分。血液成分制备主要分为两大类,一类是采集的全血进行离心制备,另一类是血液细胞分离机(或血液成分采集机)直接从单个献血者采集所得。临床常用血液成分制剂主要包括悬浮红细胞、去白细胞悬浮红细胞、洗涤红细胞、冰冻解冻红细胞、辐照红细胞、新鲜冰冻血浆、冰冻血浆、病毒灭活新鲜冰冻血浆、病毒灭活冰冻血浆、冷沉淀凝血因子、单采血小板等。血液成分制剂的质量与制备方法、抗凝剂(保养液)选用、献血者个体差异、保存方法、保存时间等因素有关。辐照血液是指使用照射强度为25~30Gy的γ射线对血液制剂进行照射,使血液制剂中的T淋巴细胞失去活性所制成的成分血。血液制剂的辐照剂量以既能灭活淋巴细胞又能维持其他成分血功能与活力且引起损伤最小为原则。造血干细胞移植已成为新一代成分输血治疗组分之一,这意味着造血干细胞是一种输血成分。造血干细胞移植包括骨髓移植、外周血干细胞(PBSC)移植、胎肝移植和脐带血干细胞移植。血液病毒灭活是指在保持血液制剂有效性的前提下采用物理、化学、生物学等方法,对可能存在于血液制剂中的所有病毒进行灭活处理,以避免经输血传播病毒,对进一步提高临床输血安全具有非常重要的意义。

笔记

(孙业富 郭华)

扫一扫,测一测

思考题

1. 以采集的全血为原料制备成分血的技术原理是什么?
2. 简述全血最佳保存温度为 2~6℃ 的原因。
3. 简述单采血小板对献血员的要求。
4. 简述冷沉淀输注过程的注意事项。
5. 简述血液制剂病毒灭活的基本要求。
6. 简述 4℃ 冷藏箱法制备冷沉淀的步骤。

第五章　血液及成分制剂的管理及运输

05章 PPT

学习目标

1. 掌握血液入库、发放、不合格血液报废的相关要求,库存血液的质量检查标准;血液的运输要求。
2. 了解血液预警系统及血液冷藏设备的使用要求。
3. 学会血液隔离、放行、贮存、检查、发放的方法及血液报废处理流程。
4. 具备库存血液质量的判断能力及血液运输条件的把握能力。

第一节　血液及成分制剂的管理

血液是一种极易受到破坏和污染的特殊液体,其质量直接影响到患者的救治效果及生命安全。只有全面加强、规范和完善血站采供血各个环节的质量管理,才能确保血液质量,为临床提供安全、优质的血液及成分制剂。

一、血液隔离与放行

实施血液隔离与放行是血站的一项必要管理措施,目的是为了实现用血安全最大化,防止因工作上的失误而致问题血液流入临床。根据《血站管理办法》《血站质量管理规范》要求,必须建立、实施血液隔离与放行程序。

（一）血液隔离

血液隔离(quarantine)是指运用物理空间隔离、人工隔离和血液管理信息系统(blood transfusion management information system,BMIS)隔离技术相结合的方法将待检血液(包括可能存在质量问题但未最后判定结果的血液)、质检血液、不合格血液、报废血液等与合格血液区分并储存于特定区域进行隔离和管理。每一种血液置以清晰的提示标识(计算机信息和实物),杜绝实物与实物之间、实物与信息之间、信息与信息之间的混淆。

血液隔离应设立有明显标识的三个存放区域,即隔离区、合格品区和不合格品区。隔离区存放待检、质检和检查结果存疑需再次检验确定结果的血液;合格品区存放检测结果合格并贴有合格标签待放行的血液;不合格品区存放检测结果不合格、破袋、报废的血液。

采集或制备好的血液入待检库后,应放入隔离区的贮血冰箱内,做好标识、交接和记录,等待检测结果发布。当每批次血液检测结果发布后,根据检测结果清点核对每批次血液中所有不合格血液和合格血液,将所有不合格血液准确无误的转入不合格品区,进行严格管理和处置;将尚未最后判定结果的血液继续隔离并做好标识;将每批次血液中所有合格血液贴上合格血液标识并再次检查、核对,确认无误后移入合格品区的贮血冰箱内。

应用 BMIS 监控,通过检测、信息发布、扫描血袋信息等程序区分合格与不合格血液并进行标识,自动打印合格或不合格标签进行标识隔离,进出隔离区的血液应做好交接和记录。

（二）血液放行

血液放行是指对已经符合质量要求的血液解除隔离,使其处于可发放状态,即可进入临床使用。血液放行工作由经培训考核合格并取得授权人员承担,质量管理人员监控血液放行。血液放行模式有逐袋放行和批放行。逐袋放行是对分拣出的检测合格、初筛与复检血型一致、其他质量达标的血液,扫描血袋上的献血条形码,经 BMIS 自动核查后打印合格标签,一次只能打印一袋血的标签。包装人员再次确认该血袋无破损、渗漏、外观无异常,再次核对血液信息。为了确保标本与血液、献血者一一对应,一次只对一袋血液贴签,贴签后放置合格品区的贮存冰箱内待放行。批放行是对已经完成逐袋放行的整批血液的核查,解除其隔离状态,使其转化为已放行（可发放）状态。血液批次原则上以存在时间和空间紧密关联的血液作为一个批次,如同一日期、同一地点（或同一采血车、采血屋）采集的血液归为一批次;单采血小板、Rh(D)阴性血液紧急用血时,可单独设定批次。批放行的条件为:该批次全部合格血液已完成逐袋放行;该批次血液血型信息初筛和最终检测血型一致;该批次全部不合格血液及血制品已经清点核对做报废处置;该批次合格血液及血制品数与不合格血液及血制品数相加后同该批次血液总袋数相等;该批次血液的献血员资料、所有制备信息均已录入,没有血液及信息滞留、遗漏或丢失。

BMIS 对血液放行进行监控、记录并自动形成电子记录,以防止贴签错误,防止误发放,并能双向追溯。血液放行记录至少保存 10 年。

二、血液贮存的基本要求

血液储存场所安全,防止非授权人员进入。中华人民共和国卫生行业标准《血液储存要求》（WS399—2012）规定,血液存放区应具备以下条件:

1. 血液存放区连续储存血液≥24h 时,应有双路供电或应急发电设备。
2. 血液存放区的空间应满足整洁、卫生和隔离的要求,具有防火、防盗、防鼠等安全设施。
3. 血液存放区应有足够的照明光源。
4. 血液存放区应分别设置待检测血液隔离区、合格品区和不合格品区,并且标识明确、清晰。
5. 血液和血液成分应分别储存于专用的血液储存设备中。血液储存设备应有可视温度显示,应有温度超限声、光报警装置或配备自动温度监测管理系统,有 24h 连续温度监测电子记录。

贮血室应远离污染源,与行政区域分开,内部布局要符合工作流程,污染区与非污染区分开,人流与物流分开,室内安装紫外灯或其他空气消毒设施,定期进行消毒,室温控制在28℃以下,有防火、防盗、防鼠、污水处理、医疗废弃物处理等设施,并其安全性、卫生性符合国家有关规定。

血液储存设备如贮血专用冰箱,箱门使用高强度真空玻璃,保温效果好,透明度高,便于观察冰箱内物品,还应有安全锁。尤其对控温精度要求高,具有高低温报警、温感器故障报警功能。

血液储存设备的温度监控可人工监控,也可使用自动温度监测管理系统监控。如使用人工监控时,应至少每 4h 监测记录温度 1 次;如使用自动温度监测管理系统时,应每日至少人工记录温度 2 次,2 次记录间隔 8h 以上。当贮血专用冰箱的温度自动控制记录和报警装置发出报警信号时,应立即检查报警原因,及时解决问题,并且记录在案。如果冰箱发生故障、在 2h 内不能恢复时,应将血液和血液成分制剂移到备用冰箱内存放。血液储存设备的温度监控记录至少应保存到血液发出后 1 年,以保证可追溯性。

贮血专用冰箱内严禁存放其他物品,防止血液被污染。贮血专用冰箱每周擦拭后进行一次消毒,冰箱消毒效果监测应每月进行一次。做冰箱内空气细菌培养,细菌生长菌落 < 8CFU/10min 或 <200CFU/m³（培养皿 90mm）为合格,无霉菌生长。

全血、成分血必须按 A、B、O、AB 血型与品种、规格、温度要求等分类贮存于不同的专用冰箱或专用冰箱不同层内,并有明显标识。每一类再按日期或批号依次存放,排列整齐,血袋不能倒置,以便发血时观察红细胞和血浆层界面。

三、库存血液的质量检查

库存血液的质量管理是采供血的重要环节，包括质与量两个方面。血库应建立并实施血液出入库统计程序，包括血液库存、血液入库、血液出库的详细信息，设定科学合理的血液库存水平，并维持其动态平衡。严格按照保存期限要求保存血液，坚持每天检查贮存血液及成分血的质量，观察血液外观有无异常改变，发现问题及时报告并按程序处理。既保证有充足的血液供应，同时又最大限度地避免血液过期报废。

按照《全血及成分血质量要求》（GB18469—2012）对库存血液的质量进行检查。

1. **全血及红细胞成分血**　于光线明亮处肉眼观察，正常库存血分上下两层，分层清晰：上层为血浆，呈淡黄色，半透明；下层为血细胞，呈均匀暗红色；中间以灰白色膜为界。全血及红细胞成分血（包括去白细胞全血、浓缩红细胞、去白细胞浓缩红细胞、悬浮红细胞、去白细胞悬浮红细胞、洗涤红细胞、冰冻解冻去甘油红细胞）都应无色泽异常、溶血、凝块、气泡及重度乳糜等情况，并保留注满全血经热合的导管至少35cm。其中，洗涤红细胞经热合的导管内注满洗涤红细胞或全血，冰冻解冻去甘油红细胞经热合的导管内注满冰冻解冻去甘油红细胞，且导管长度至少20cm，容量符合要求，血袋完好。

2. **浓缩血小板、单采血小板及去白细胞单采血小板**　肉眼观察应呈黄色澄清液体，无色泽异常、蛋白析出、气泡及重度乳糜等情况，并保留注满相应血小板经热合的导管至少15cm，容量符合要求，血袋完好。

3. **新鲜冰冻血浆、病毒灭活新鲜冰冻血浆、冰冻血浆及病毒灭活冰冻血浆**　融化后的冰冻血浆肉眼观察应呈黄色澄清液体，无色泽异常、蛋白析出、气泡及重度乳糜等情况，并保留注满相应的冰冻血浆经热合的导管至少10cm，血袋完好。

4. **冷沉淀凝血因子**　融化后的冷沉淀凝血因子肉眼观察应呈黄色澄清液体，无色泽异常、蛋白析出、气泡及重度乳糜等情况，并保留注满血浆经热合的导管至少10cm，血袋完好。

5. **单采粒细胞**　肉眼观察应无色泽异常、凝块、溶血、气泡及重度乳糜等情况，并保留注满单采粒细胞经热合的导管至少20cm，血袋完好。

四、血站血液的发放

1. 全血及成分血发放出库时，按医院预约用血登记表或取血凭单要求发放，并对预约内容进行评审、确认。严格核对所发放血液品种、血型、规格、数量与电话预约登记或取血凭单是否一致，尤其是医院（科室）名称，并复报三遍以资核实，双方确定无误后方可发血。

2. 血液发放前应检查外观。从贮血冰箱内取出所需要的血液，按照《全血及成分血质量标准》要求检查血液质量，如外观有无色泽异常、分界线是否清晰、有无溶血、凝块、气泡及重度乳糜等情况；检查血袋及包装是否完好，标签有无缺损、是否清晰、是否超过有效期。只有检查全部合格的血液才可发放临床。

3. 一般按照先采先发原则发放各类血液，按日期先后发放；先发有效期短的，后发有效期长的。临床用血单位按用血计划用于储存或临床有特殊输血要求等情况时，尽可能发放有较长有效期的血液。

4. 严格遵守先出库后发放原则，先电脑出库，再开用血凭证、发血单或发票，最后发放血液。

五、血液的报废

血液报废工作是保证血站发出血液及血液制品质量的重要措施。不合格血液应采取报废处理。

（一）判定血液不合格的依据

判定血液不合格的依据有《全血及成分血质量要求》《献血者健康检查要求》《中华人民共和国药典》《中国生物制品规程》和《中国输血技术操作规程》（血站部分）等。

（二）不合格血液形成原因

形成不合格血液的原因很多，主要来自献血者或采供血过程的失控。凡是符合下列情况之一的

图片：血液入库、隔离与放行流程

笔记

血液,均为不合格血液,应作报废处理:

1. 全血总量不足(少于 200ml)。
2. 初检、复检不合格血液。
3. 标签遗失、污损、模糊难以辨认,缺乏标识、标识不唯一或与标本登记信息不符。
4. 血袋破损、渗漏、封口处热合不良。
5. 有凝块、溶血、重度脂血及明显气泡等。
6. 过期血液制品。
7. 被临床退回的血液制品,经检测确属质量问题。
8. 保密性弃血。接到献血者回告,本人存在危险行为或其他不能献血的情况,血站在保密情况下处理该血液。

（三）不合格血液的评审

供血科将发现的所有不合格血液(包括同源成分血)予以隔离,在管理软件中作出报废标识,并清点核实无误,打印血液报废申请表,通知质管科进行评审。质管科对所有不合格血液进行逐袋审核、判定,在确保当批血液中所有不合格血液(包括同源成分血)得到报废申请并清点核实后,打印血液报废信息汇总表并签字,经质管科主任审核、质量主管领导审批。

（四）不合格血液的标识

1. 不合格血液的人工标识　所有不合格血液由发现科室在血袋有献血条形码一面粘贴有"不合格"字样的标签,粘贴位置必须显著,不能覆盖原有其他标签的主要信息,以防止影响追溯。

2. 不合格血液的 BMIS 标识　各科室发现的不合格血液在 BMIS 上发布,进行标识、血液报废申请、打印血液报废信息。

（五）报废血液的处置与记录

凡标识不合格的血液经质控科确认后,由工作人员粘贴不合格标识、隔离,经计算机报废标示后,作为医疗废物处置并记录。

标识不合格的血液应移至不合格品区的冰箱内隔离存放,由工作人员逐袋扫描复核,经质管科审核后,按医疗废物管理制度进行处置;处置完成后相关人员及时在血液报废信息汇总表和医疗废物交接记录上签名确认。

不合格血液的发现、判定、标识、隔离、评审和处置等过程均应记录在案,记录保存期限至少为10 年。

0502
图片:血液报废处理流程

六、血液库存预警及应急响应

特大突发事件(如地震、严重交通事故、恐怖袭击等)导致血液需求量骤然增加,而血站库存量不能满足临床急救用血时,根据《医疗机构临床用血管理办法》,血站应当根据本地区的实际情况建立血液库存预警及制定应急响应预案。

（一）血液库存预警

血液库存预警是血站通过分析近年来采供血情况或本地区一定时期内用血量、预估临床用血增长量等综合因素,在采供血工作预案中规定的最低、最佳、最高库存量。当血液超出最低库存量警戒线时,实行三级预警。Ⅲ级:黄色预警,表示较大,因较大突发事件血液供应影响范围在市级及以下的地方,依靠市一级力量可以保障供血。Ⅱ级:橙色预警,表示重大,因重大突发事件血液供应影响范围在本省内,依靠省内各级力量可以保障供血。Ⅰ级:红色预警,表示特别重大,因非常规突发事件血液供应影响范围超出本省,需要请求外省及国家协助增援,跨省调拨血液方可保障供血。

（二）血液应急响应

发生以上情况时,启动三级应急响应(预案)。血站血液应急领导小组召开紧急会议,及时通报血液库存及影响范围,宣布启动应急预案,如分工安排及制定各项措施等,同时将启动应急预案的情况向当地政府部门汇报并获得批准。Ⅲ级响应:血站通过传统媒体、网络媒体有针对性地开展无偿献血宣传与动员,并实施应急招募,采取增加采血人员、采血点、出车频次、延长采血时间等措施,补充库容,实行血液的当地采集与供应。Ⅱ级响应:以各种形式每天一次向社会公布血液库存情况,在Ⅲ级响应的基础上动员全社会支持、参与无偿献血。血液应急领导小组报请当地政府,启动紧急情况下的献血招募工作,启动应急献血队伍,同时向省级血液主管部门报告,请求省内各血站支援,实行血液省内异地调拨。Ⅰ级响应:以各种形式每天两次向社会发布血液库存情况,在上述响应措施的基础上,血液应急领导小组报请当地政府,由政府向有关部门下达应急无偿献血任务指标。血站及医疗机构库存血液服从统一调配,同时报告当地主管部门及省级血液主管部门,请求外省及国家支援,实行血液跨省调拨,由国家级应急供血管理体系完成。

第二节 血液及成分制剂的运输

建立和实施血液运输的质量管理是在运输过程中保证血液及成分制剂质量的重要措施,以维持血液中各种细胞的活性,保证红细胞的携氧能力、凝血因子的功能,确保血小板的活力与功能,减少细菌污染,避免不必要的血液报废,保障临床的输血疗效。

一、血液的运输设备

血站外采的血液运回血站、血站的血液发往临床、各医院到血站取血、血液在各血站之间运送,这种将血液及成分制剂从一地点向另一地点送送的物流活动称为血液运输(blood transportation)。血液运输可采用冷藏运输车运输,也可将血液及成分制剂盛装于血液运输箱内借助飞机、火车、汽车或其他运输工具运输,因而血液运输的关键设备是血液运输箱和冷藏运输车。

(一)血液运输箱

血液运输箱是用于血液及成分制剂运输的专用设备,其各项性能指标均应符合中华人民共和国卫生行业标准《血液运输要求》(WS400—2012)的标准,满足血液及成分制剂的运输需求。血液运输箱箱体材质应保证在正常使用条件下抗压不变形,通常为PP材质;内部材料不得自发产生有害气体;箱体的外观和内壁的表面要求光洁、平整、无裂痕,能有效防止液体渗漏;箱体在盖合后应整体密闭,能防尘、防雨、防滑;箱体应保持清洁状态,反复使用时应易于消毒和清洗。在装载4~20℃物件时,血液运输箱外表面不应出现明显的凝露现象。血液运输箱的控温类型有蓄电池控温型和固定冰点材料控温型。蓄电池控温型的血液运输箱要求在运输过程中应维持适宜的温度,以满足全血及红细胞类血液成分、血浆类血液成分、血小板及冷沉淀的运输要求。固定冰点材料控温型的血液运输箱要求在运输过程中应维持适宜的温度,以满足全血及红细胞类血液成分、血浆类血液成分、冰冻红细胞、血小板及冷沉淀的运输要求。

血液运输箱外包装应有相应的标识,且标示内容完整、清晰。标识至少包括:采供血机构名称;最大承重量;放置朝向、防摔、防晒、防雨;最多叠放层数;血液的品名、血液运输的起始地和目的地、血液保存温度等内容。

血液运输箱适用于短途运输,一般运输时间在2~3h内。目前市场上的血液运输箱种类繁多,有不同体积的血液运输箱、便携式血液运输箱、血小板运输箱、血小板恒温震荡运输箱、低温冷冻血浆运输箱等。箱内配有内置隔板和托盘,能有效防止血液及成分制剂与冰袋直接接触,使空间利用更加合理;血液运输箱还配备液晶屏,实时显示温度变化情况,全程跟踪记录温度,并可保存数据,确保了运输过程中血液温度数据的可追溯性。

血液运输箱的控温性能是至关重要的,在投入使用之前应对其控温性能进行验证确认,以确保符合血液运输的要求。血液运输箱保温性能的验证需要使用的材料有计量合格的温度计、盛装200ml液体的密闭袋30袋、无锐角的冰袋若干、恒温箱。将计量合格的温度计夹在2个盛装200ml液体的密闭袋之间,并用胶带捆绑住,形成"三明治"。将"三明治"放置在盛装有液体密闭袋的血液运输箱的中心位置。最上层液体密闭袋的上方放置冰袋,冰袋不得与液体密闭袋直接接触,或用血液运输箱配置的隔板将液体密闭袋与冰袋隔开,箱内温度控制在2~6℃。合上盖后,将血液运输箱放置在恒温箱中,恒温箱已设定好温度≥43℃(即血液运输箱外环境温度≥43℃),每隔4h记录血液运输箱内的温度,直至箱内的最高温度达到10℃;将恒温箱的温度设定为≤-10℃(即血液运输箱外环境温度≤-10℃),将血液运输箱放置在恒温箱中,每隔4h记录血液运输箱内的温度,直至箱内的最高温度低于2℃。血液运输箱的性能要求是,在以上温度验证过程中需要满足血液运输箱内维持2~10℃的时间应至少比最长运输时间长2h。如果是使用蓄电池控温型的血液运输箱,则将开关打开,将温度设置在2~6℃,并使温度稳定后验证(此方法适用于2~10℃的血液运输箱的温度验证)。

(二)冷藏运输车

冷藏运输车是带有温度控制、温度监视、温度报警系统的用于血液运输的专用车辆,其各项性能指标均应符合中华人民共和国卫生行业标准《血液运输要求》(WS400—2012)的标准。车厢厢体整体密闭,内壁表面应平整、光洁、无裂痕,便于清洗和消毒。应具备自动或手动温度控制设置,车厢内各测量点的平均温度最大值与最小值的差值应≤2℃;应具备温度指示装置,车厢的平均温度与实际平均温度允许误差应在±1℃以内。冷藏运输车应有与其用途相对应的标识;在用冷藏运输车运输时,车厢内温度应首先预冷到血液及成分制剂所要求的保存温度;运输过程中要保持血液及成分制剂所要求的温度。车厢内应保持清洁状态,并定期进行清洗、消毒。

二、血液的运输要求

血液冷链是采供血过程控制的重要内容。为了保证血液及成分制剂的质量,维持其各种功能,血液从献血者血管采出开始到输注给用血者为止,整个过程均应控制在适宜的温度之下。血液冷链是一套用于血液及成分制剂安全有效地储存和运输所涉及的一系列设备、人员和过程的系统。它贯穿于血液采集、成分制备、储存、发放、运输和血液输注整个过程。血液运输是冷链中的重要环节之一,严格控制和规范血液运输是血液质量的重要保证。因而对整个血液运输过程应实施监控。

血液运输前应检查冷藏运输控温设备的性能和运行状态,达到规定要求后方可运输。同一运输车在运输不同保存温度的血液及成分制剂时,应按温度要求进行分隔。采用血液运输箱运输时,应按血液及成分制剂运输的温度要求分箱装载,并且附上装箱清单,不得在同一运输箱内混装其他任何物品。血液运输箱中固定冰点材料的选择、摆放位置与放置量应针对不同血液运输箱、不同成分制剂、不同装载量、不同使用目的、路程远近等实际情况而定;在运输途中不得开启血液运输箱,以防止冷气流失。运输包装要足够牢固,避免对血液及成分制剂的物理损伤;运输包装要足够密闭,能起到维持血液及成分制剂温度的作用;运输包装要清洁,以最大限度减少细菌污染的风险;运输包装上要有明确的标识内容,如搬运方式、贮存条件、发送者、接受者,必要时可注明交接双方的联系方式。做好血液运输过程的各种记录工作和血液运输箱的清洁消毒工作。血液及成分制剂应在预期的时间内送达,运输时间不应超过24h。整个运输过程应符合不同血液及成分制剂的温度要求。

1. **全血及红细胞成分血的运输**　全血及红细胞成分血(不包括冰冻红细胞)运输时,温度应维持在2~10℃。使用固定冰点材料控温时,因为冷空气是向下运动的,所以固定冰点材料应放置在血液的最上层,并且不得与血液直接接触,以避免发生溶血;不得使用-65℃或以下温度条件下制备的固定冰点材料或干冰。

2. **冰冻血浆和冷沉淀的运输**　运输冰冻血浆、冷沉淀凝血因子时应维持在冰冻状态。使用-18℃或以下温度条件下制备的固定冰点材料或干冰。血袋装箱时要轻拿轻放,尤其是冰冻成分,运输中应避免剧烈震荡。

3. **血小板的运输**　血小板运输时,温度应尽可能维持在20~24℃,需使用特殊固定冰点材料或用20~24℃盛装液体的密闭容器代替。运输箱使用前应先在室温下敞开盖30min,然后将在20~24℃下保存的血小板放入箱中并合上盖子;运输过程中保持轻轻振摇有利于维持血液pH,以避免影响血小板质量,血小板静置时间不可超过24h;要防止剧烈震荡,以避免血小板损伤。最好使用专用的恒温震荡血小板运输箱。

4. **冰冻红细胞的运输**　冰冻红细胞运输时,温度应维持在-65℃或以下温度,使用-65℃或以下温度条件下制备的固定冰点材料或干冰。

血液运输过程中应有可供追溯的记录。记录应包括:血液的品名、数量、规格;血液的发放地和运输的目的地;血液发放日期、时间、负责发放人员的签名;血液接收日期、时间、负责接收人员的签名;运输的设备、血液运输过程中的温度监控记录等内容。

血液运输设备应有质量监控,对运输设备每月至少抽检一次。按照随机抽检的原则,抽检4个运输设备,如果全部运输设备不足 4 个的则抽检全部;抽检项目包括血液运输设备控温性能检测和生物学检测。控温性能检测结果应符合血液及成分制剂运输的温度要求;对血液运输设备箱体内壁生物学检测结果以未检出致病性微生物为准。生物学检测方法按《消毒技术规范》进行。

本章小结

全血采集交付后入待检库,血液成分制剂制备完成后入待检库。当每批次血液检测结果发布后,根据血液检测结果将每批次的不合格血液及相关血液成分制剂全部拣出、标记并有效隔离,对合格血液经核实后打印标签,包装入成品库待放行。血液存放区应符合国家血液储存的相关规定,布局应符合工作流程要求,室温应控制在 28℃ 以下,人流与物流、污染区与非污染区分开,室内定期空气消毒应达标。污水排放、医疗废弃物处理、消防等设施应符合国家相关规定。各种血液及成分制剂应每天观察血液外观有无异常改变,确保其质量。血站血液发放应先核对、检查,遵循先进先出的原则。不合格的血液必须按规定流程处理。血液运输设备各项性能指标必须符合相关规定,整个运输过程应符合血液及不同成分制剂的温度要求。

(翁苏苹 张婧婧)

05章 扫一扫 测一测

扫一扫,测一测

思考题

某血站对成品库全部血液品种进行了一次盘点,保证血液发放遵循先进先出的原则,最大限度控制血液的报废,保障临床用血安全和需求。在盘点库存时发现储存血液有什么改变时可以申请报废?

06章 PPT

学习目标

1. 掌握血液预订、核对、贮存的内容、注意事项和管理；输血前告知的内容和输血申请的内容及医师权限；掌握标本的采集、运送与接收。

2. 掌握交叉配血试验、不规则抗体筛查试验原理、结果判读及质量控制；主次侧配血不相容的处理流程。

3. 掌握血液发放的注意事项及后期处理。

4. 熟悉紧急、大量、特殊情况用血的审批。

5. 学会交叉配血试验、不规则抗体筛查试验的基本方法，具备一定的处理主次侧配血不相容的临床思维能力。

临床输血程序(clinical transfusion)是指无偿献血的血液从血站发出到输入患者体内的整个过程，涉及临床医生、护士和输血科技术人员，包括患者的输血前评估、输血后疗效评价、输血告知、输血申请、输血审批、输血前传染病标志物检测、输血标本的采集、送检、接收、输血相容性检测、血液发放、输血、输血不良反应处理、血袋处理等内容。

0601

文档:医院临床输血流程

第一节　血液预订、核对与贮存

科学、合理、及时的血液预订是医疗机构正常血液库存量的重要保证。血液库存量不仅影响医疗机构的正常运转，也影响着采供血机构的血源招募、应急状态下的血液供应和血站的血液库存管理。合理的血液库存可以在临床用血需求和采供血机构血液供应之间起着缓冲作用，调节临床需求与血站供应的矛盾，既能保证临床有一定量的血液使用，又能最大限度避免血液的过期报废。

一、血液的预订

(一)血液预订的内容和注意事项

1. **血液预订内容**　血液预订(blood order)不仅仅是输血科(血库)向血站发出供血申请，而且要根据医疗机构临床所需不同血型、各类血液品种日均使用量、库存血液的有效期等制订出合理的库存量，包括应急血液库存量、安全血液库存量、周转血液库存量。输血科(血库)人员每天要定时清点库存，确定需要补充库存血液的品种和数量，尽可能保证库存血量在周转库存范围内。各种血型的血液一般按 A 型 30%、B 型 30%、O 型 30%、AB 型 10% 的比例储备。

2. **血液预订注意事项**　医疗机构只能向当地卫生行政部门指定的采供血机构预订血液。由于红

笔记

细胞悬液保存期目前最长只有35天,贮存时要注意血站提供血液的采集日期和失效期。一般规律是,血液保存期在1周之内,可以按周转血液库存量储备,保存期超过2周,按安全血液库存量储备。输血科(血库)在保证治疗效果的前提下,血液发放原则一般是先进先出,并要防止血液过期报废。输血科(血库)要建立血液预警机制,制定应急库存警戒线,当库存血液低于警戒线而且采供血机构又不能及时补充血液时,输血科(血库)应及时向临床发出预警信息,调整临床血液供应量。

3. **血液预订的方式** 血液预定通过电话、传真或网络形式完成。

（二）血液预订的管理

1. **用血计划** 是指根据血液库存量、血液有效期和临床用血需求量,医疗机构制定的用血量计划,包括年度用血计划、月用血计划和周用血计划。

2. **应急血液库存量** 是指输血科(血库)各类型的血液库存量,只能提供医疗机构向采供血机构发出抢救用血申请至采供血机构送血到达医院之前的最低贮存量。应急库存量一般不少于1天常规医疗用血量。

3. **安全血液库存量** 是能保证医疗机构急诊和手术用血的库存量,安全血液库存量一般为1~3天常规医疗用血量。

4. **周转库存量** 是在血液供应充沛的前提下,能够提供临床需求的所有血液的库存量。周转血液库存量一般为3~7天常规医疗用血量。

5. **择期用血量评估** 是根据手术备血量、治疗用血量和血液贮存时间等因素进行测算,确定由采供血机构调配的血液数量,平衡医院血液库存的评估方式。

6. **血液库存预警** 由于采供血机构的血液库存水平、预定血液的满足率、季节、天气以及采供血机构的血液预警级别等因素影响着医疗机构的血液库存,为提高血液应急保障能力,保证正常的医疗秩序和医院安全,医疗机构根据采供血机构的预警级别及库存血量,及时向临床用血科室发出预警,并采取限制临床择期手术或暂缓慢性贫血患者的治疗用血等有效调控措施。

二、血液核对与贮存

（一）血液核对与贮存

医疗机构只能接收卫生行政部门指定的采供血机构提供的血液,输血科(血库)要按规定贮存一定量的血液,以保证急救用血和血液周转。血液贮存是输血科(血库)的基本功能之一,输血科(血库)需要对采供血机构提供的血液进行核对,并按国家标准进行验收,按不同血液品种的贮存条件分血型贮存,并做好贮存条件的监控和出入库的统计。

（二）血液核对与贮存的管理

1. **血液核对** 输血科(血库)在采供血机构的血液送达后,应尽快办理入库手续,尽量缩短血液在室温状态下暴露时间。

血液入库前要认真核对验收。核对验收内容包括:运输条件、物理外观、血袋封闭及包装是否合格,标签填写是否标准齐全(供血机构名称及其许可证号、血袋编码、产品码、血型、血液品种、容量、采血日期、血液成分的制备日期及时间、有效期及时间、贮存条件等),血量、袋数等。

2. **血液贮存** 由于不同的血液成分保存条件和保存期均有不同,如红细胞成分要在2~6℃保存不超过35天,血浆-20℃以下保存1~5年,冷沉淀在-20℃以下保存1年,血小板要求20~24℃振荡保存等。因此,血液入库时要按不同血型、不同血液品种分别贮存于输血科(血库)专用储血设备内,避免因保存不当造成的血液报废(见第四章)。

3. **血液出库** 在不影响临床治疗效果前提下,按入库日期先进先出原则,防止血液过期报废。

4. **血液的运输** 血液在运输过程中必须储存在具有保温功能的专用储血容器内,临床取血要使用能保持温度的专用取血箱,保证血液运输过程中冷链不间断。

5. **贮血设备管理** 输血科(血库)使用的贮血设备必须是血库专用设备,并加强监控和管理,贮血环境应符合卫生标准和要求(具体要求见第五章)。

6. **血液资料管理** 建立并实施血液出入库统计程序,包括血液库存、患者用血、血液入库、血液出库的详细信息。认真做好血液出入库、核对、领发的登记,有关资料需保存10年。

第二节　输血前评估、告知与输血申请

一、输血前评估

申请输血的医师应根据患者的临床表现及实验室检测结果认真评估。要求患者在输血前必须有明确的输血指征,如患者的疾病、原有的 HCT 或 Hb 水平、凝血功能、年龄、性别、体质、营养、心肺功能和临床症状等。评估的原则是在替代方法不能治疗或缓解患者病情,不输血可能危及患者生命或影响预后,然后决定异体输血或自体输血,选择适当的血液成分和输血量。

二、输血前告知

(一)输血治疗同意书签署

在决定异体输血治疗前,经治医师应向患者或其亲属履行告知义务,说明输注同种异体血液有可能发生输血不良反应(transfusion reaction)和经血传播疾病的风险,并告知输注异体血是在替代方法不能治疗或缓解患者病情,不输血可能危及患者生命或影响预后的最后选择,征得患者或其亲属同意,并在《输血治疗同意书》上签字后方可输血。

(二)特殊情况处理

因抢救生命垂危的患者需要紧急输血且不能取得患者或其亲属意见的,经医疗机构负责人或者授权的负责人批准后,可以立即实施输血治疗,并在病历中记录。

(三)遵循知情权原则

输血是自愿的,患者有权拒绝输血;患者有权知道输血的必要性、风险及可能的替代方法。

三、输血申请

(一)输血申请单填写

临床输血申请单内容包括患者姓名、性别、年龄、病案号、科室、床号、申请输血日期以及临床诊断、输血目的、输血史、妊娠史、血液成分、血量、血型、实验室检查结果和经血传染病标志物检测结果等内容。

(二)申请输血医师权限

输血申请单由中级以上医师填写,输血量在 800ml 以下由上级医师核准并签字,800~1 600ml 需要科主任审核签字,超过 1 600ml 的需要医疗机构主管部门审批。申请单应填写完整和清晰,经血传染病标志物检测结果不能用"+"或"-"表示,要填写"阳性"或"阴性"。

(三)开具经血传染病检测化验单

在决定输血前,患者必须检测经血传染病(infection markers),包括 ALT、乙肝、丙肝、梅毒、艾滋病等。检测结果填入《输血申请单》和《输血治疗同意书》中。对于急诊患者来不及检验者,在输血前要留取检测标本,结果随后补填。患者每次入院都要进行经血传染病,长期住院患者要定期检测,间隔不能超过 2 个月。

第三节　患者标本的采集、运送与接收

一、标本的采集

血液标本的采集正确与否直接影响着患者的输血安全,采集的血液标本主要用于输血前传染病标志物检测和输血相容性检测,标本要求能代表患者当前免疫学状况,确保血液标本的有效性,防止差错事故发生。

(一)血液标本采集

血液标本的采集由护士完成,双人在医嘱单上签执行时间与全名。试管上粘贴的标签必须包含

0602
文档:医院输血治疗同意书

0603
文档:医院临床输血申请单

0604
文档:血液标本采集流程

笔记

必要的和唯一的患者信息,床旁采集患者标本时,两名护士必须仔细、完整地核对输血申请单与患者姓名、性别、年龄、住院号、科别、床号等信息,床旁再次核对申请单、标本标识与患者腕带资料是否一致,无误后按正确的采血方式采集血液标本。标本采集结束后,采集者和核对者应当在医嘱单或登记本上签字。一名护士值班时,应由值班医师协助采血。

(二)输血标本采集注意事项

标本应使用 EDTA 真空抗凝管,采血量不少于 2ml。标本稀释、溶血,脂血、乳糜血均不能用于交叉配血试验。不能从输液管中抽取血液标本,如果必须抽取,要先用生理盐水冲洗管道,并弃去最初抽取的 5ml 血液后留取标本。患者使用肝素、右旋糖酐等大分子药物能够干扰交叉配血试验,应在药物使用之前采集标本。为保证血液标本的准确唯一性,一位采血护士不能同时采集两位以上患者的标本,用于输血相容性检测的标本不能同检验科用于检测血型的标本一起采集。

二、标本的运送

血液标本采集完成后,再次核对标本标识与输血申请单信息、标本量、有无溶血等内容,准确无误后由护士或经培训的专门人员连同输血申请单一起送到输血科(血库)。若采取 4℃ 条件送检,应避免血标本与冰盒直接接触,以免发生溶血。标本运送要注意唯一标识原则、生物安全原则和及时运送原则。

三、标本的接收及处理

(一)标本接收

血液标本连同输血申请单送达输血科(血库)后,送检人员和输血科(血库)人员共同核对血液标本的标签与输血申请单信息是否相符,条形码/编号是否一致,标本容量、是否稀释和溶血等内容。如果应用实验室管理系统接收血液标本,接收人员应核对电子信息;将血标本条形码扫描后,系统将自动生成血标本接收电子文本。

(二)血液标本的处理

所有用于交叉配血试验的标本必须是输血前 3 天之内采集的,标本过期必须重新抽取。每次输血后,受血者和供血者的标本必须保存于 2~6℃ 至少 7 天,以便发生输血反应后调查,7 天后的标本按医疗垃圾进行无害化处理。

视频:标本的采集、运送与接收

第四节　输血前实验室检查技术

一、患者输血相关传染病病原学标志物检测

(一)检测意义

由于病毒检测存在"窗口期",使输血存在感染病毒的风险,由此引发的血源性传播疾病和医疗纠纷时有发生。但是经血传播疾病的病毒感染途径是多样的,有些患者是入院前或接受治疗前就已经被感染,所以患者在输血前进行 ALT、乙肝、丙肝、梅毒、艾滋病等输血相关病原体标志物检测,对于传染病感染的辅助诊断、区分责任、减少医疗纠纷的发生、提醒医务人员有针对性地加强自我防护、防止或减少职业感染等具有十分重要的意义。

(二)检测方法学要求

患者在输血治疗前要进行 ALT、乙肝、丙肝、梅毒、艾滋病等输血传染病标志物检测。检测方法通常使用酶联免疫吸附测定(enzyme linked immunosorbent assay,ELISA),必要时进行核酸检测,金标试纸法快速检测不能用于输血前患者的检测。检验完毕后的标本按要求保留。

二、输血相容性检测技术

输血相容性检测(blood transfusion compatibility test)是临床输血前最后一个关键环节,目的是使输入的供血者红细胞成分在受血者体内不被破坏,输入的血浆成分不破坏受血者的红细胞,达到供血者

和受血者血液相容。输血相容性检测项目包括供血者和受血者的 ABO 血型和 RhD 血型鉴定、不规则抗体筛查(irregular anti-body screening)和交叉配血试验(cross matching test)。

(一) ABO 血型和 RhD 血型鉴定

人类血型系统(blood group system)纷繁复杂,血型不合所致的同种免疫反应,轻则使输血无效,重则危及患者生命。在各类血型中,由于 A、B 抗原性最强,D 抗原性次之,当受血者接受了所缺少的 A、B 抗原后,几乎每个人都发生特异性同种免疫反应,大约 50%~70% 的 D 抗原阴性者接受了 D 抗原阳性血液后产生抗 D 抗体。因此,受血者和供血者的 ABO 和 RhD 血型必须在输血前确认。交叉配血时要进行受血者和供血者的 ABO 血型和 RhD 血型复查,除非紧急特殊用血,患者必须选择 ABO、Rh 血型同型血液输注,任何定型试验结果发生疑问,都应当在输血前解决(ABO 血型和 RhD 血型鉴定的方法见第二章第一节及《临床检验基础》教材)。

(二) 交叉配血试验

将供血者的红细胞、血清分别与受血者的血清、红细胞混合,观察有无溶血或凝集,称为交叉配血试验(matching cross test)。

交叉配血试验包括两个部分:一是主侧配血试验(major cross matching test),采用受血者血清(或血浆)与供血者红细胞进行的相容性试验;二是次侧配血试验(minor cross matching test),采用供血者血清(或血浆)与受血者红细胞进行的相容性试验。交叉配血试验的目的是检测受血者、供血者血液之间是否存在不配合的抗原、抗体成分。在技术方法的选择时,该方法应尽可能多地检测出具有临床意义的抗体,包括不配合的 IgM 抗体和 IgG 抗体,最大限度地减少抗体的漏检,防止溶血性输血反应的发生。

这里主要介绍盐水介质法、微柱凝胶抗人球蛋白法和低离子聚凝胺介质法。

1. 盐水介质交叉配血法

【原理】 用生理盐水作为红细胞抗原和血清抗体之间的反应介质,通过离心来观察有无凝集(溶血)现象,判断受血者与供血者间有无 ABO 血型不合的情况。盐水介质配血试验是最经典的一种配血试验,但只能检出不相合的 IgM 类完全抗体,而不能检出 IgG 类免疫性的不完全抗体,临床上多与其他能检出不规则抗体的配血试验(如抗球蛋白试验等)联合使用。

【标本】 受血者标本使用 EDTA 抗凝的静脉血,特殊情况下也可以使用不抗凝的静脉血或动脉血,供血者标本为 CPDA 抗凝静脉血,标本采集量 ≥3ml。

【器材与试剂】

(1) 器材:台式低速离心机、血型血清学专用离心机、显微镜、试管架、小试管、标记笔等。

(2) 试剂:生理盐水。

【操作】

(1) 制备标本。①分离血浆:取供血者和受血者血液标本,900~1 000g 离心 5min,分别取上层血浆于 2 支试管中,做标记。②洗涤红细胞:加入约 1~2 倍体积生理盐水于上述红细胞管中,混匀,洗涤,同上离心,弃去上清液。重复操作 2~3 次,末次洗涤后的上清液应清亮并完全弃去,获得比容红细胞。③制备 5% 细胞盐水悬液(2ml 生理盐水加入 50μl 比容红细胞),做标记。

(2) 标记:取 2 支洁净小试管分别标明主、次侧管。

(3) 加样:主侧管加入受血者血浆 100μl 和 5% 供血者红细胞生理盐水悬液 50μl,次侧管加入供血者血清 100μl 和 5% 受血者红细胞生理盐水悬液 50μl。

(4) 混匀,室温放置 1min,以相对离心力 1 000g 离心 15s。

(5) 取出试管,先以肉眼观察有无溶血(溶血与凝集有同样意义),再轻轻摇动试管,观察凝集情况,然后以低倍镜检查。

(6) 任何一侧凝集(或溶血)或两侧均凝集(或溶血)为配血不合,应查明原因。主侧管和次侧管无溶血和凝集反应表示配血相合。

【结果判断】

(1) 阴性结果:红细胞呈游离的混悬状态为阴性结果,表明受血者与供血者血液相容,供血者血液可以输给受血者。

（2）阳性结果：红细胞出现凝集反应或溶血为阳性结果,提示受血者和供血者血液不相容。

（3）溶血：为阳性结果,与血液凝集具有同样重要的临床意义。有些血型抗体与红细胞表面相应抗原反应后能够激活补体,引起红细胞溶解,具有这种性质的抗体为溶血素。当补体不存在时,这些抗体往往凝集或致敏具有特异性抗原的红细胞。血型抗体中具有溶血作用的有抗 A、抗 B、抗 A,B、抗 I、抗 i 等。

【质量控制】

（1）重视用于交叉配血的血标本来源,确保血标本准确无误来自标本上标识的患者。血标本要求来自 3 天以内,未经污染,且未经稀释,或能代表受血者当前的免疫状态。

（2）主侧交叉配血不相合的主要原因：①患者或供者 ABO 血型定型不正确,或两者的 ABO 血型不配合;②患者血清中存在同种抗体,与供者红细胞上的相应抗原起反应;③患者血清中存在自身抗体,与供者红细胞中的相应抗原起反应;④供者红细胞上已经包被了抗体,导致抗球蛋白试验阳性;⑤患者血清不正常,如白蛋白/球蛋白比例不正常引起缗钱状假凝集,血清中存在高分子聚合物的血浆扩容剂引起假阳性(用盐水添加试验来解决);⑥试验系统被污染。

（3）次侧交叉配血不相合的主要原因：①供者血清中存在针对患者红细胞抗原的抗体;②患者与供者的 ABO 血型不相合;③患者红细胞已经包被了抗体,直接抗球蛋白试验阳性。

（4）注意冷凝集对实验结果的影响。

2. 微柱凝胶介质抗人球蛋白法

【原理】　将供血者红细胞和受血者血清、受血者红细胞和供血者血清加入含有抗人球蛋白试剂的微柱凝胶孔内,放 37℃ 孵育器中孵育后,如果血清(浆)中存在针对红细胞抗原的血型抗体(无论是 IgM 型或 IgG 型),离心后,发生红细胞凝集。凝胶柱中的凝胶或小玻璃珠的间隙具有分子筛作用,经低速离心,凝集反应阳性的红细胞凝块留在微柱凝集检测管的上面或中间,凝集反应阴性的红细胞沉于微柱凝胶的底部。

【标本】　同盐水介质法。

【器材与试剂】

（1）器材：试管架、小试管、微量移液器、卡式孵育器、卡式离心机、标记笔等。

（2）试剂：用于交叉配血试验的抗人球蛋白微柱凝胶试剂卡、红细胞稀释液。

【操作】

（1）制备标本。①分离血浆：取供血者和受血者血液标本,900~1 000g 离心 5min,分别取上层血浆于 2 支试管中,做标记。②洗涤红细胞：加入约 1~2 倍体积生理盐水于上述红细胞管中,混匀,洗涤,同上离心,弃去上清液。重复操作 2~3 次,末次洗涤后的上清液应清亮并完全弃去,获得比容红细胞。③制备 1% 细胞盐水悬液,用凝胶卡配套的红细胞稀释液配成 1% 红细胞悬液,做标记。

（2）加样：主侧管反应室内加入 50μl 1% 供血者红细胞,25μl 受血者血浆;次侧管反应室内加入 50μl 1% 受血者红细胞,25μl 供血者血浆。

（3）孵育：将加样后的微柱凝胶卡置 37℃ 孵育器中 15min。

（4）离心：将孵育好的微柱凝胶卡放入卡式离心机中,严格按试剂说明书离心。

【结果判断】

（1）阴性结果：主侧管和次侧管内红细胞完全沉降于凝胶管底部,判读为阴性,表明受血者与供血者血液相容,供血者血液可以输给受血者。

（2）阳性结果：若主侧管或/和次侧管内红细胞凝集块位于凝胶表面或凝胶中,或出现溶血,判读为阳性,提示受血者和供血者血液不相容。

【质量控制】

（1）（2）（3）（4）同盐水介质交叉配血法。

（5）红细胞不正确的洗涤和悬浮,可造成抗球蛋白试验出现假阴性。

（6）出现溶血或部分溶血应判为阳性结果(标本本身溶血例外)。

（7）含有冷凝集素的患者交叉配血时可采用 37℃ 生理盐水洗涤红细胞 3 次,如果 37℃ 还显弱凝集,用 42℃ 或 45℃ 生理盐水洗涤 1 次,再进行交叉配血。

笔记

（8）自身免疫性温抗体产生的非特异性凝集,有时患者血清中的游离抗体很难吸收完全,导致配血困难,在排除存在同种抗体的情况下,不得已时,只能选择凝集反应弱的血液输注,输注时速度不宜过快。

（9）所有试剂都在有效期内使用,使用前进行质量控制检测,不合格的试剂不能使用。

（10）微柱凝胶卡必须按说明书保存,实验前要将微柱凝胶卡空卡放入微柱凝胶卡离心机中,以500g离心1min,避免卡中的凝胶在运输途中产生胶质不均匀、胶面不整或气泡等。

（11）注意直接抗人球蛋白试验阳性的红细胞对实验结果判定的影响。

3. 低离子聚凝胺介质法

【原理】 红细胞表面带有大量的负电荷,使红细胞间相互排斥、不易凝集。聚凝胺(polybrene)是一种高价阳离子季铵盐多聚物,液相中产生的正电荷能中和红细胞膜表面唾液酸带有的负电荷,使红细胞Zeta电位降低,红细胞间距离缩短,在离心力作用下,红细胞发生可逆性、非特异性聚集。低离子介质溶液能降低反应介质的离子强度,减少红细胞周围的阳离子云,促进抗原和抗体结合。在血清(或血浆)和红细胞反应体系中添加一定量聚凝胺试剂和低离子介质溶液后,经一定条件离心,加入带有负电荷的柠檬酸盐重悬液,其负电荷能与聚凝胺上的正电荷中和,使红细胞非特异性聚集散开;而当红细胞上有IgG抗体结合时,其特异性凝聚是不可逆的,呈现肉眼可见的凝集现象,即为阳性结果。

【标本】 同盐水介质交叉配血法。

【器材与试剂】

（1）器材:离心机、试管架、小试管、显微镜、标记笔等。

（2）试剂:低离子强度溶液、聚凝胺溶液、重悬液、生理盐水。

【操作】

（1）制备标本。①分离血浆:取供血者和受血者血液标本,900～1000g离心5min,分别取上层血浆于2支试管中,做标记。②洗涤红细胞:加入约1～2倍体积生理盐水于上述红细胞管中,混匀,洗涤,同上离心,弃去上清液。重复操作2～3次,末次洗涤后的上清液应清亮并完全弃去,获得比容红细胞。③制备5%细胞盐水悬液(2ml生理盐水加入50μl比容红细胞),做标记。

（2）标记:取洁净试管2支,分别标明主侧和次侧。

（3）加样:在主侧管中加入100μl受血者血浆和50μl供血者红细胞悬液,次侧管中加入100μl供血者血浆和50μl受血者红细胞悬液。

（4）加低离子介质:每管加入一定量低离子介质溶液(LIM),混匀(添加剂量以及是否需要室温孵育,请参照试剂使用说明书)。

（5）加聚凝胺溶液:每管再加入2滴聚凝胺溶液,混匀,1000g离心15s,弃上清液,不要沥干,让管底残留约0.1ml液体,轻摇试管,肉眼观察有无凝集,如无凝集必须重做试验。

（6）加重悬液:每管中加入2滴重悬液。

（7）观察结果:轻轻混匀,1min内观察凝集是否消失,有无溶血现象。弱凝集反应时,取洁净玻片1张,用一次性塑料滴管从疑似弱凝集反应管内吸取1滴红细胞混悬液,滴放在玻片上并涂成薄片,在显微镜下观察,记录结果。

【结果判读】

（1）阴性结果:阳性对照管凝集不消失,阴性对照管凝集消失。如果主侧管和次侧管内红细胞凝集在1min内散开,即红细胞呈游离的混悬状态为,则为阴性结果,表示供血者和受血者血液聚凝胺介质交叉配血相合。

（2）阳性结果:如果主侧管或/和次侧管内红细胞凝集不散开或溶血为阳性结果,提示供血者和受血者血液聚凝胺介质交叉配血不相合。

【质量控制】

（1）（2）（3）（4）同盐水介质交叉配血法。

（5）聚凝胺法中,当悬浮液加入后应尽快观察结果,不可超过1min,以免反应消失。

（6）可用EDTA抗凝标本代替血清,而不能使用含枸橼酸钠和肝素抗凝标本。

（7）血浆(清)中存在冷凝集素时,可影响配血结果的判断。此时可在最后滴加重悬液时将试管立即放入 37℃ 水浴中,轻轻转动试管,并在 1min 内观察结果。

(8) 缺乏唾液酸的细胞(如 T 及 Tn 细胞)无作用,只能使正常红细胞发生凝集。

(9) 聚凝胺是一种抗肝素试剂,若受血者血液标本中含有肝素,可使红细胞之间的非特异性凝集反应减弱。因此,血液透析患者血样常常会导致主侧不出现聚凝胺引起的非特异性凝集反应,在临床工作中须多加几滴聚凝胺试剂以中和肝素。最好改用抗人球蛋白交叉配血试验,确保试验的准确、可靠,避免输血反应的发生。

(10) 操作过程中加样量不准、反应时间不够、离心力不足及观察结果时振摇过重都会造成阳性结果减弱。因此,操作者必须熟悉试剂说明书,严格按有关操作说明操作。

(11) 质控试验:每次质控试验应至少选择两组质控品。一组为一个包含 IgM 抗体受血者质控品,一个阳性供者质控品和一个阴性供者质控品。另一组为一个包含 IgG 抗体受血者质控品,一个阳性供者质控品和一个阴性供者质控品。至少在每天试验开始前、试验中途更换试剂批号后做质控试验,受检标本与质控品应该采用完全相同试验操作步骤。质控结果与预期靶值相符,结果在控,受检标本检测结果可用;质控结果与预期靶值不相符,结果失控,受检标本检测结果不可用,需再查找原因,纠正影响因素后重复检测。

【方法学评价】 临床上常用的几种交叉配血试验的方法学评价见表 6-1。

表 6-1 交叉配血试验方法学评价

方 法	评 价
盐水介质交叉配血法	适用于 ABO 血型交叉配血,操作简便、快速,但不能检出不相配合的 IgG 抗体
微柱凝胶抗人球蛋白法	敏感性高、特异性强、结果可靠,重复性好,结果稳定,便于自动化、标准化。但孵育和离心时间较长,不适用于急诊标本配血,不适合 DAT 阳性受血者配血。易受血液成分干扰出现假阳性
低离子聚凝胺介质法	对 Kell 系统之外的大多数血型系统敏感性高,操作简便、快速、假阳性少。但容易漏检低效价抗体,该方法交叉配血阳性还需用抗人球蛋白试验对结果进行确认

0606

图片:主次
侧配血不相
容处理流程

(三)不规则抗体筛查

不规则抗体也称意外抗体,是指抗 A、抗 B 以外的血型抗体。大约有 0.3%~2% 的住院患者血清中含有意外抗体,通常可能由妊娠、输血、骨髓移植或注射药物所引起。不规则抗体筛查试验的目的是检测受检血清(或血浆)中是否存在不规则抗体,采用具有能覆盖常见的、有临床意义的血型抗原的混合 O 型红细胞,检测患者血清中(37℃)有反应活性的抗体。不规则抗体可引起急性、迟发性溶血性输血反应(hemolytic transfusion reaction),可以使患者体内或输入的红细胞寿命缩短和引起新生儿溶血病(HDN)。不规则抗体筛查试验方法包括盐水介质法、经典抗人球蛋白试验、微柱凝胶介质抗人球蛋白法等。

1. 经典抗人球蛋白试验

【原理】 在盐水介质中多数 IgG 血型抗体与红细胞膜上相应血型抗原结合后,只能发生致敏反应而不能出现肉眼可见的凝集反应。当加入抗人球蛋白试剂后,该抗体(二抗)可与多个包被在红细胞膜上的 IgG 类抗体(一抗)的 Fc 段结合,通过抗人球蛋白的桥联作用,使致敏红细胞发生肉眼可见的凝集反应。

【标本】 推荐使用 EDTA 抗凝静脉血,标本采集量 ≥3ml。

【器材与试剂】

(1) 器材:台式低速离心机、血型血清学专用离心机、阅片灯箱、显微镜、试管架。

(2) 试剂:抗体筛查红细胞试剂(2 或 3 系)、抗 IgG 抗人球蛋白血清试剂、生理盐水。

【操作】 以使用 3 系抗体筛查红细胞试剂为例:

(1) 标记:取 4 支洁净试管,分别做好 Ⅰ、Ⅱ、Ⅲ 和自身标识。

(2) 加样:每支试管中分别加入 2 滴患者血浆(或血清),再分别加入 1 滴相应 2%~5% 筛查红细胞和自身红细胞,混匀。

笔记

（3）离心：经 1 000g 离心 15s,观察有无凝集和溶血,记录结果。

（4）孵育：直接离心结果为阳性者,不必继续后续试验;阴性者,置 37℃水浴箱内孵育 30~60min。

（5）离心：从水浴箱取出试管,经 1 000g 离心 15s,观察有无凝集和溶血,记录结果。

（6）洗涤：再分别用生理盐水洗涤红细胞 3 次,末次弃尽上清液。

（7）加抗球蛋白试剂：在各管内分别加入 1 滴抗人球蛋白血清（剂量及最适稀释度参照试剂说明书）,经 1 000g 离心 15s。

（8）观察结果：首先以肉眼观察有无溶血现象,如无溶血,将试管缓慢倾斜摇动,观察有无凝集,记录结果。疑为弱凝集反应时,取洁净载玻片 1 张,从疑似弱凝集反应管内吸取红细胞混悬液 1 滴,滴放在载玻片上,涂成薄层,在显微镜下观察,做好原始试验结果记录。

【质量控制】

（1）标本无血液稀释、细菌污染、离心后无溶血及明显乳糜。

（2）要求每套抗体筛查红细胞试剂至少包含 D、C、E、c、e、M、N、S、s、P、Le^a、Le^b、K、k、Fy^a、Fy^b、Jk^a、Jk^b 等抗原。以 3 系细胞为例,其抗原格局如表 6-2。

表 6-2 红细胞血型筛选细胞反应格局表

序号	血型系	Rh-hr					Kell		Duffy		Kill		Lewis		P	MNSs				Luth	
	基因	D	C	E	c	e	K	k	Fy^a	Fy^b	Jk^a	Jk^b	Le^a	Le^b	P_1	M	N	S	s	Lu^a	Lu^b
I	R1R1	+	+	0	0	+	+	+	+	0	0	+	0	+	+	0	+	+	0	0	+
II	R2R2	+	0	+	+	0	0	+	+	+	+	0	0	+	+	0	+	+	0	0	+
III	R1r1	+	+	0	+	+	0	+	+	0	0	0	0	+	0	+	0	0	+	0	+

注：+代表阳性;0 代表阴性。

（3）红细胞洗涤应充分,防止残留的游离球蛋白中和抗人球蛋白,使试验出现假阴性结果。当血液标本中含有冷凝集素、脐血标本含有 Wharton 胶等,都可能使红细胞发生凝集,出现假阳性结果。

（4）离心后应立即判读结果,如果结果被放置一段时间或重复判读,阳性结果可能减弱甚至变成阴性。

（5）注意试验过程中温度、离心力与离心时间、红细胞浓度与抗原抗体比例、试管摇动力度等因素都会对试验结果产生影响。

（6）抗人球蛋白血清应按说明书的要求使用最适稀释度,否则会因产生前带或后带效应（钩状效应）而误判试验结果。

（7）操作步骤（3）发现红细胞凝集或溶血,提示可能有自身抗体存在。

2. 微柱凝胶介质抗人球蛋白法

【原理】 将不规则抗体筛查红细胞和被检血清分别加入微柱凝胶卡中,放 37℃孵育器中孵育后,如果血清（浆）中存在针对红细胞抗原的血型抗体（无论是 IgM 或 IgG）时,离心后,发生红细胞凝集,凝胶柱中的凝胶或小玻璃珠的间隙具有分子筛作用,凝集反应阳性的红细胞凝块留在微柱凝集检测管的上面或中间,凝集反应阴性的红细胞沉于微柱凝胶的底部。

【操作】 包括手工操作和全自动检测,要求严格按照微柱凝胶卡使用说明书的要求进行操作。

【结果判断与解释】

（1）自身对照管及 Ⅰ、Ⅱ、Ⅲ管均无凝集或溶血,表明未检出 IgG 意外抗体。

（2）自身对照管无凝集或溶血,Ⅰ、Ⅱ、Ⅲ管中至少有 1 管出现凝集或溶血,表明受检者血清（或血浆）含有 IgG 意外抗体。

【质量控制】

（1）室内质控：每次质控试验应至少选择一个阳性对照质控品,一个阴性对照质控品。阳性质控品最好选择 2+的反应强度,在每天试验开始前和更换试剂批号前要做质控实验。

（2）室间质评：按照要求参加国家级或省级输血相容性检测室间质量评价活动,成绩至少达到合格以上。

【方法学评价】 经典抗人球蛋白试验是鉴定不规则抗体最可靠的方法。该方法通过抗人球蛋白的桥联作用,能够使抗体致敏的红细胞发生凝集反应。抗人球蛋白试剂含有抗 IgG 和抗 C3d。抗人球蛋白试验证实有不规则抗体存在时,应该用两种方法交叉配血。

微柱凝胶介质抗人球蛋白法是凝胶层析分子排阻技术和免疫学抗原抗体特异性反应技术相结合的产物,通过调节凝胶的浓度来控制凝胶间隙的大小,其间隙只允许游离红细胞通过,从而使游离红细胞和凝集红细胞分离。该方法简便、准确、灵敏,易标准化,已成为临床抗体筛查的常规方法。

【临床应用】　临床上应对有输血史、妊娠史、骨髓移植史或短期内需要大量输血的患者进行不规则抗体筛查,以便及时发现有临床意义的不规则抗体,从而避免输血反应的发生;同时,血液中心或血站也应开展献血员血清中不规则抗体的筛查工作,以减少含有不规则抗体的血液进入受血者体内。

（四）不规则抗体的鉴定

不规则抗体筛查试验结果阳性,应进一步作抗体特异性鉴定。当抗体强度弱或血清中含有两种及以上抗体时,应结合吸收放散试验对抗体的特异性进行分析。

【标本】　待检者不抗凝静脉血 4.0ml,分离血清,48h 内使用。

【器材与试剂】

（1）器材:试管架、小试管、一次性吸管、标记笔、微量移液器、不规则抗体筛选微柱凝胶卡、离心机、37℃水浴箱等。

（2）试剂:鉴定谱红细胞,除包括常见的抗原以外还有 Cw、Kpa、Kpb、Jsa、Jsb、Lua、Lub、Xr/mina 等。每次用 11 套试剂进行抗体鉴定(表6-3);抗人球蛋白试剂,即多特异性抗人球蛋白血清(IgG、C3d);致敏红细胞(质控细胞)。

表 6-3　红细胞血型谱细胞反应格局表

序号	血型系	Rh-hr					Kell		Duffy		Kill		Lewis		P	MNSs				Luth	
	基因	D	C	E	c	e	K	k	Fy^a	Fy^b	Jk^a	Jk^b	Le^a	Le^b	P_1	M	N	S	s	Lu^a	Lu^b
1	R1wR1	+	+	0	0	+	0	+	+	+	0	+	0	+	+	+	+	+	+	0	+
2	R1R1	+	+	0	0	+	0	+	+	0	+	0	0	+	+	0	+	0	+	0	+
3	R2R2	+	0	+	+	0	0	+	+	0	+	0	0	+	+	+	0	+	0	0	+
4	r'r	0	+	0	+	+	0	+	+	+	+	+	+	0	+	+	0	+	0	0	+
5	r"r	0	0	+	+	+	0	+	+	0	+	+	0	+	+	+	+	0	+	0	+
6	r r	0	0	0	+	+	0	+	0	+	0	+	+	0	+	+	0	+	0	0	+
7	r r	0	0	0	+	+	+	+	0	0	+	0	0	0	0	+	+	0	+	0	+
8	Ror	+	0	0	+	+	0	+	+	0	0	+	0	+	+	0	+	0	+	0	+
9	r r	0	0	0	+	+	0	+	+	+	+	0	0	+	+	+	0	0	+	0	+
10	r r	0	0	0	+	+	0	+	0	+	0	+	+	0	+	0	+	+	0	+	+
11	r r	0	0	0	+	+	0	+	0	+	+	0	0	+	+	+	+	+	+	+	+

注:+=阳性;0=阴性;W=弱阳性。

【操作】

1. 盐水介质法

（1）取小试管 12 支并标记,取受检者血清 2 滴于 1～12 的 12 支小试管中,第 12 管为自身对照管。

（2）在前 11 支小试管中分别加入 11 套 2%～5% 鉴定谱红细胞生理盐水悬液 1 滴,第 12 管加入受检者红细胞生理盐水悬液 1 滴,37℃孵育 30min。

（3）以 1 000g 离心 15s,观察凝集和溶血情况,并记录反应结果。

2. 抗人球蛋白法

（1）取小试管 12 支并标记,第 12 管为自身对照管。

（2）再取受检者血清 2 滴于标记有 1～12 的 12 支小试管中。

（3）在前 11 支小试管中分别加入 11 套鉴定谱红细胞悬液 1 滴,第 12 管加入受检者红细胞悬液 1 滴,37℃孵育 30min。

（4）用足量的生理盐水洗涤 1~11 支小试管中的红细胞，并沥干盐水。

（5）加入多特异性抗人球蛋白血清 1 滴，混匀。

（6）以 1 000g 离心 15s，观察凝集和溶血情况，并记录反应情况。

3. 微柱凝胶介质抗人球蛋白法

（1）将 11 套鉴定谱红细胞对应加入标记有 1~11 的微柱凝胶卡中各 50μl，标记第 12 的微柱凝胶卡加入待检者自身红细胞悬液 50μl。

（2）再各加入被检血清 25μl。

（3）将不规则抗体筛选微柱凝胶卡置于微柱凝胶孵育器内，孵育 15min。

（4）将不规则抗体筛选微柱凝胶卡置于微柱凝胶离心机内，按说明书要求离心。

（5）取出微柱凝胶卡观察结果。

【质量控制】

（1）自身对照试验应为阴性。若自身对照试验为阳性，则可能存在自身免疫抗体，如患者近期输过血，还应考虑同种抗体的存在。

（2）按照抗体筛选观察到的反应结果或按患者表型选择谱红细胞。

（3）临床上很难找到完全覆盖所有抗原的谱红细胞，所以只用一套谱红细胞不能对所有的不规则抗体进行鉴定。应选择不同厂家来源的谱红细胞来鉴定不同的特异性抗体。

（4）临床上常见抗体主要是针对 ABO、Rh、MNS、Kell、Kidd、Duffy 等血型系统主要抗原的抗体。其中，主要是 Rh 系统的同种抗体，出现的频率由高到低为：抗 E>抗 D>抗 c>抗 C>抗 e，最多见的是抗 E。

（5）不规则抗体鉴定试验至少要包括：①自身细胞检查，观察受血者血清与自身细胞的反应情况，确定血清中是否存在自身抗体、同种抗体或两种抗体同时存在。②谱红细胞，是用于不规则抗体鉴定的标准红细胞，一般是由 8~20 单人份的已知血型表型的 O 型红细胞配套组成。谱红细胞的功能必须具备能够检测出常见抗体及某些罕见抗体，所以不仅要求涵盖常见且具有临床意义的抗原，还要保证这些抗原在一组谱红细胞的分布特点，以便在检测相应抗体时会出现不同的反应格局。另外，为了能从统计学上保证对抗体特异性的确认，每一种血型抗原最好在谱红细胞上保持一定的阴性和阳性比例，使血清型检查的结果表现出客观规律性，而不是偶然的结果。

（6）试剂选择时应结合本地区不规则抗体分布的特点，并尽量满足以下要求：①由 8~20 人份 O 型红细胞组成一套谱红细胞，应包含 D、C、c、E、e、M、N、S、s、Mia、Mur、Jk^a、Jk^b、Dia、K、k、P1、Fy^a、Fy^b、Le^a 和 Le^b 等抗原，能鉴定 Rh、MNS、P1PK、Lewis、Kell、Kidd、Duffy、Diego 等血型系统的常见抗体。②在每套谱红细胞中，应保证其中表达某抗原阴性或阳性的试剂红细胞数应≥2 个。③Rh、MNSs、Duffy 和 Kidd 系统的多数抗体均表现有剂量效应，试剂红细胞上相应的抗原应尽量为纯合子。④能鉴定大多数单一抗体和多种混合抗体，能区分复合抗体和混合抗体。⑤应标明 Rh 基因型如 *R1R1*、*R1R2* 等。⑥尽可能多地检测出有临床意义的抗体，少检出无临床意义的抗体。

【临床应用】 不规则抗体鉴定试验检测出受血者血清中某种特异性抗体时，对临床交叉配血有很大的帮助（表 6-4）。对于急诊需要输血的患者，选择不含与其特异性抗体相应的抗原且交叉配血相容的献血员红细胞，即可输血，从而避免输血反应的发生。

表 6-4 抗体筛检和交叉配血结果分析

试 验 结 果	原 因 分 析
抗体筛检阴性，交叉配血相容	见于临床大部分被检样本，但抗体筛检试验阴性也不能保证血清中就不含有临床意义的抗体
抗体筛检阴性，盐水介质交叉配血不相容	献血者 ABO 红细胞血型错误；抗 A$_1$ 存在于 A$_2$ 或 A$_2$B 个体血清中；存在室温反应的同种异体抗体；献血者的红细胞是多凝集红细胞
抗体筛检阴性，检测不完全抗体的交叉配血不相容	献血者红细胞 DAT 是阳性；受血者血清抗体活性很弱，导致抗体筛检阴性；抗体与低频率抗原反应
抗体筛检阳性，交叉配血相容	自身抗体 H；抗 Le^{bh}；抗体筛检阳性，但献血者红细胞可能正好不含有与其相应的抗原
抗体筛检阳性，交叉配血不相容	存在同种异体抗体；自身抗体；与标准红细胞不恰当的反应和缗钱状红细胞形成

第五节　血液的发放

交叉配血试验后,根据交叉配血结果填写输血记录单,配血结果相合即可随时发血。配血结果相容要根据临床患者情况决定是否发血。如 ABO 血型不同的骨髓移植(bone marrow transplantation,BMT)患者输血、新生儿溶血病患儿换血等,根据申请需要可以发血。由于库存同型血液不足或紧急用血,要按医疗机构临床用血规定执行。

血液发放前输血科(血库)应作目视检查,凡有下列情形之一的,一律不得发出:①标签破损、字迹不清;②血袋有破损、漏血;③血液中有明显凝块;④血液呈乳糜状或暗灰色;⑤血浆中有明显气泡、絮状物或粗大颗粒;⑥未摇动时血浆层与红细胞的界面不清或交界面上出现溶血;⑦红细胞层呈紫红色;⑧过期或其他须查证的情况。

冰冻血浆与冷沉淀发放前需要在 37℃ 融化后方可发往临床。由于血液是特殊的生物制剂,需要严格的保存条件,所以血液发出后要尽快使用。血液一经发出后不得退回输血科(血库)。

血液发出后供血者和受血者的血液标本要保存在 2~6℃ 冰箱内至少 7 天,以便发生输血不良反应后调查。

第六节　血液的输注及输血后疗效评估

详细内容见第七章血液成分的临床应用。

第七节　紧急、大量、特殊用血的审批

《医疗机构临床用血管理办法》要求,卫生行政部门应当制订临床用血应急预案,保证自然灾害、突发事件等情况下应急用血的供应和安全。

因抢救生命垂危的患者需要紧急输血且不能取得患者或者其近亲属意见的,经医疗机构负责人或者授权的负责人批准后,可以立即实施输血治疗。

同一患者一天申请输备血量达到或超过 1 600ml 的,由具有中级以上专业技术职务任职资格的医师提出申请,科室主任核准签发后,报医务部门批准,方可输备血。

本章小结

科学的血液预定是医疗机构做好血液库存的良好保证。输血科(血库)需要对采供血机构提供的血液进行核对,按国家标准进行验收,按不同血液及血液成分的贮存条件分类贮存并做好监控。同时应建立并实施血液出入库统计,包括血液库存、患者用血、血液入库、血液出库等信息。

临床输血过程包括患者的输血前评估和输血后疗效评价、输血告知、输血申请、输血审批、输血传染病标志物检测、输血标本的采集、送检、接收、输血相容性检测、血液发放、输血、输血不良反应处理、血袋处理等内容。

输血前相容性检测是临床输血前最后一个关键环节。《临床输血技术规范》规定的输血相容性检测项目包括供血者和受血者的 ABO 血型和 RhD 血型鉴定、不规则抗体筛查和交叉配血试验。

紧急、大量、特殊输血是为了抢救患者生命必须实施的输血治疗,应根据疾病的紧急程度和机体的免疫学状况来选择合适的血液,制定相应的发血程序,确保患者的输血安全。

（陈秉宇　孙园园）

扫一扫,测一测

思考题

1. 患者的病史和药物史对 ABO 血型鉴定可造成影响,请各举一例,说明可能造成 ABO 正定型以及反定型假阳性和假阴性的情况。

2. 患者抗体筛检试验阴性而交叉配合试验阳性,请简述恰当的后续试验步骤。

3. 恰当的交叉配合试验已经可以保证患者输血安全,为何还需要对患者进行不规则抗体筛检试验?

第七章　血液成分的临床应用

07章 PPT

学习目标

1. 掌握成分输血及其优点,不同血液成分输注的适应证。
2. 熟悉血液成分输注的原则、剂量、方法及疗效评价。
3. 了解治疗性血液成分单采及置换术的适应证和方法。
4. 了解细胞治疗、干细胞治疗技术。
5. 能够指导临床合理用血。

第一节　概　　述

输血是临床上一种重要的治疗和抢救手段,正确的实施输血能挽救生命,不适当的使用也将危害生命。与其他治疗措施一样,输血也可能导致急性或迟发性反应,传播输血相关传染病,包括肝炎、梅毒、艾滋病、疟疾等。输血可引起一系列不良反应,严重的输血反应甚至可危及生命。医务人员应严格把握合理用血原则,杜绝输"人情血""安慰血"和"营养血"。输血的安全性和有效性取决于两个要素:供应的血液和血液制品是安全的,数量充足能够满足临床需要;临床合理应用血液成分。

一、合理用血

合理用血应把握好六大原则,只有在充分权衡利弊,评估输血的好处大于坏处时,方可选择输血治疗,切不可轻易让患者承担不必要的输血风险。

（一）不可替代原则

只有通过输血才能缓解病情和治疗患者疾病时,才考虑输血治疗。如可通过预防和早期诊治贫血及引起贫血的疾病,先治疗原发病可避免输血。即可输可不输的,坚决不输。

（二）最小剂量原则

临床输血剂量应考虑输注可有效缓解病情的最小剂量。即可少输的,决不多输。

（三）个体化输注原则

临床医生应针对不同患者的具体病情制定最优输血策略。即避免千篇一律。不同的患者对于贫血的耐受能力不同,可综合评估患者具体情况,充分权衡输血或不输血两者谁的危险更大后,再决定是否给予输血治疗。

（四）安全输注原则

临床治疗以安全为前提,避免对患者造成额外伤害。输血时严格执行各项制度,确保患者安全用血。

（五）合理输注原则

输血前应对患者进行输血前评估,严格掌握输血适应证,根据具体病情实施限制性输血策略。

（六）有效输血原则

输血后应对疗效进行评价,评价输血治疗方案是否有效,为后续的治疗提供依据。

二、成分输血

成分输血是现代输血发展的方向,也是衡量医疗技术水平的标志之一。成分输血是用物理或化学的方法将血液中各种细胞成分、血浆、血浆蛋白和凝血因子等分离出来,分别制成高浓度、高纯度的制品。临床根据患者病情的需要,仅输注所需血液成分,从而达到治疗目的。成分输血与全血输注相比有着明显的优越性。

（一）全血不全

全血在$(4\pm2)℃$条件下保存,仅对红细胞有保存作用,而白细胞、血小板以及不稳定的凝血因子在保存一段时间后均失去活性。血小板、白细胞需在$(22\pm2)℃$振荡保存;FⅤ、FⅧ需在$-20℃$以下保存。

（二）成分输血疗效高

通过对全血进行分离、提纯和浓缩,患者所需的有效成分浓度和纯度均高于全血,成分输血可以显著提高疗效。

（三）输全血不良反应多

全血输注量大,易导致患者循环超负荷,血液中枸橼酸钠、乳酸、钾、氯等含量均高于成分血,可加重患者代谢负担。成分输血可避免输入一些不需要的血液成分,降低输血免疫反应发生的概率,使输血不良反应明显减少。

（四）成分输血传播疾病的概率小

血液中病毒不是均匀分布的,白细胞是血源性病毒传播的主要媒介,血浆成分次之。贫血患者仅输注红细胞,就可避免输注白细胞、血浆等其他不必要的成分,从而减少感染病毒的概率,降低感染疾病的风险。

（五）血液成分便于保存

不同的血液成分有不同的最佳保存条件,只有将全血中不同的成分分离出来,才能按各自最佳条件进行保存,保证其生理活性和功能,从而达到最大疗效。

（六）节约宝贵的血液资源

血液是高成本的宝贵资源,将全血制成不同的红细胞、粒细胞、血小板和血浆及血浆蛋白成分,供不同病情的患者输注,既可一血多用、节约血液资源,又可减少患者的经济负担。

第二节　全　血　输　注

全血是指采用特定的方法采集符合要求的献血者一定量的静脉血至塑料血袋内,与适量的抗凝保存液混合而成,不作任何加工的血液制品。我国规定,200ml全血为1个单位。

全血由血细胞和血浆组成,由于一般血液保养液都是针对红细胞保存设计的,其有效成分主要是红细胞、血浆蛋白和部分稳定的凝血因子,其他成分在保存过程中很快会丧失活性及生理功能。全血主要功能是提高携氧能力和增加血容量。

全血可分为新鲜全血和库存全血。目前新鲜全血的含义有所不同:补充红细胞,保存期以内的全血均视为新鲜全血;补充凝血因子,当日的全血可视为新鲜全血;补充血小板,12h内的全血应视为新鲜全血;补充粒细胞,8h内的全血应视为新鲜全血。决定输新鲜全血,一定要综合考虑、慎之又慎。因为血液中的某些微生物如梅毒螺旋体可存活3~6天,有传染疾病的潜在危险性。

目前全血主要作为制备血液成分的原料,除个别情况外,成分输血已基本取代全血输注。

一、适应证

由于全血输注存在诸多弊端,现代输血主张不用或少用全血,临床输全血的并不多见,应严格掌握全血输注的适应证：

（一）急性大量失血

当各种原因导致患者大量失血时，失血量接近全身血容量30%并出现休克症状，此时需要在扩充血容量的基础上补充红细胞，可选择输注全血。

（二）全血置换

主要用于新生儿溶血病患儿的换血治疗，可以同时去除胆红素、抗体及抗体致敏的红细胞。

二、禁忌证

全血输注时除红细胞外，其他成分因浓度偏低、纯度不够，达不到一个治疗剂量的要求，不能取得预期疗效。对血容量正常的患者，尤其是老年人或儿童，大量输注全血可引起超循环负荷而发生心力衰竭；全血中含有白细胞和血小板，使受血者产生抗体，发生同种免疫的可能性更大，当再次输血时可能发生输血不良反应，也增加疾病传播的机会；库存全血中钠、钾、氨、乳酸等代谢产物含量高，增加患者代谢负担。因此，全血输注存在很多禁忌证。

1. 心功能不全、心力衰竭的贫血患者、婴幼儿、老年人、慢性病体质虚弱者。
2. 需长期反复输血的患者。
3. 对血浆蛋白已致敏的患者，以往输血或妊娠已产生白细胞或血小板抗体的患者。
4. 血容量正常的慢性贫血患者。
5. 可能进行骨髓移植及其他器官移植患者。
6. 适用输注各种成分血的情况均应视为输注全血的禁忌证。

三、输注原则、剂量和方法

（一）输注原则

按照 ABO 及 RhD 同型且交叉配血相合的原则进行输注。

（二）剂量

全血的输注剂量应考虑患者的贫血程度、年龄及体重、输血适应证、心肺功能等情况来决定。一般以血红蛋白增加来衡量输注的剂量。对一个体重60kg的贫血患者，输注400ml全血可提高血红蛋白10g/L；儿童按6ml/kg输注，大约可以提高血红蛋白10g/L。因此，输血总量及间隔时间取决于失血量、失血速度、组织缺氧情况等，输血前后应测定患者血红蛋白或血细胞比容，来调整输血剂量。如果是全血置换，应掌握好出入平衡。

（三）方法

输注前将全血从冷藏箱取出，室温放置不超过30min。常采用静脉输注，应使用标准输血器。特殊患者应进行血液辐照处理，以减少输血不良反应。应根据患者病情决定输血速度，开始输血时速度应较慢，一般成人为5ml/min，15min后如一切正常可适当加快输注速度。输血过程中应观察患者体温、脉搏、呼吸和血压。对心血管疾病患者及儿童患者，速度应较慢，以避免循环系统超负荷；急性失血患者输注速度应加快。

四、疗效评价

全血用于纠正贫血时，疗效评价可以根据血红蛋白的增加量来衡量。较合理的方法是在输血后24h测定血红蛋白、红细胞计数和红细胞比容，比较输血前后结果，评价输注疗效。如未达到预期效果，应积极查找原因。

图片：全血
输注

第三节 红细胞输注

一、红细胞输注的种类及适应证

细胞输注的目的主要是为了补充血红蛋白，纠正贫血，提高机体携氧能力。根据患者病情的不同,选用不同的红细胞成分血进行输注。红细胞成分血就是以全血内红细胞为主要成分的一类成分血,适用于因红细胞数量减少或功能异常致携氧能力减弱的患者。

为保障患者用血安全,应严格把握输血六大原则,做到科学合理用血。红细胞输注应遵循个体化输注原则,不能仅依据实验室数据如血细胞比容、血红蛋白浓度来决定是否给予输血。对于血流动力学稳定的患者,在制定输血方案时应同时参考临床症状、血红蛋白水平、心肺功能、代偿能力、组织供氧与氧耗等因素。对于活动性出血的患者,应综合评估患者生命体征、出血量、出血速度及止血情况等因素,决定是否输注红细胞。

目前常见的红细胞输注种类主要包括:

(一)浓缩红细胞

浓缩红细胞是指采用特定的方法将采集到多联塑料血袋内的全血中的大部分血浆分离出后剩余部分所制成的红细胞成分血。因为去除了全血中的大部分血浆,血容量只有全血的一半,最小限度扩充血容量,减轻受血者循环负荷,并减少血液添加剂对患者的影响。但白细胞和血小板与全血相差不大,易引起免疫反应。适用于存在循环超负荷高危因素的患者,如充血性心力衰竭患者及婴幼儿患者等。

(二)洗涤红细胞

洗涤红细胞采用特定的方法将保存期内的全血、悬浮红细胞用大量等渗溶液洗涤,去除几乎所有血浆成分和部分非红细胞成分。洗涤红细胞中白细胞去除率>80%,血浆去除率>98%,红细胞回收率≥70%,可以降低过敏、非溶血性发热反应等输血不良反应的发生。主要适用于:①对血浆成分过敏的患者;②IgA缺乏的患者;③非同型造血干细胞移植的患者;④高钾血症及肝、肾功能障碍的患者;⑤新生儿输血、宫内输血及换血等。

(三)悬浮红细胞

悬浮红细胞又名添加剂红细胞,是目前国内应用最广泛的一种红细胞制品,是指采用特定的方法将采集到多联塑料血袋内的全血中的大部分血浆分离出后,向剩余物中加入红细胞添加液制成的红细胞成分血。在高浓缩红细胞中加入专门针对红细胞设计的添加剂,使红细胞在体外保存效果更好,因其红细胞比容为0.50~0.65,故输注过程较为流畅。悬浮红细胞适用于依据病情需要输注浓缩红细胞或洗涤红细胞之外的慢性贫血、急性失血患者。

(四)去白细胞悬浮红细胞

去白细胞悬浮红细胞是指使用白细胞过滤器清除悬浮红细胞中几乎所有的白细胞,并使残留在浓缩红细胞中的白细胞数量低于一定数值的红细胞成分血;或使用带有白细胞过滤器的多联塑料血袋采集全血,并通过白细胞过滤器清除全血中几乎所有的白细胞,将该去白细胞全血中的大部分血浆分离出后的红细胞成分。400ml全血中,白细胞残余量应≤5.0×10^6个。

去白细胞悬浮红细胞由于白细胞含量低,可以起到预防非溶血性发热反应的作用,以及预防白细胞抗原同种免疫反应及巨细胞病毒(CMV)和人T淋巴细胞病毒(HTLV)-Ⅰ/Ⅱ感染等。适用于:①由于输血产生白细胞抗体,引起发热等输血不良反应的患者输血;②防止产生白细胞抗体的患者输血,如器官移植的患者及需长期反复输血者等;③免疫功能低下,易感染CMV等病原微生物的患者。

去白细胞血液成分不适用于预防输血后移植物抗宿主病。

(五)冰冻解冻去甘油红细胞

冰冻解冻去甘油红细胞是采用特定的方法将自采集日期6天内的全血或悬浮红细胞中的红细胞分离出来,利用一定浓度的甘油作为红细胞冻存保护剂,在-80℃下保存。输注前采用特定的方法将冰冻红细胞解冻后,洗涤去除几乎所有甘油,并将红细胞悬浮在氯化钠注射液中,尽快输注。

冰冻红细胞制备成本昂贵,工艺复杂,且制备过程长,目前主要适用于稀有血型患者和有特殊情况患者(如自身免疫性疾病贫血患者等)的自体红细胞的长期保存,以便应急使用。

(六)年轻红细胞

年轻红细胞是指将全血中的新生红细胞,大多为网织红细胞,因其体积大、比重低,利用血细胞分离机分离收集而制备的特殊红细胞成分血。

年轻红细胞主要适用于主要用于长期依赖输血的患者。红细胞存活期的延长,可使输血的间隔

图片:浓缩红细胞、洗涤红细胞、悬浮红细胞特点及适应证

图片:去白细胞悬浮红细胞

延长,减少输血次数,从而减少因输血过多而导致的继发性血色素沉着病的发生。

（七）辐照红细胞

辐照红细胞是指为灭杀红细胞中具有免疫活性的淋巴细胞,对红细胞制品进行辐照处理制备而成,其他血液成分不受影响,不是单独的红细胞制品。目的主要是预防输血相关性移植物抗宿主病(TA-GVHD)。

辐照红细胞主要适用于:①宫内换血和宫内输血,或已知或疑似免疫缺陷的儿科患者;②先天性细胞免疫缺陷症(如重症联合免疫缺陷症、先天性胸腺和甲状旁腺发育不全)和霍奇金病;③粒细胞输注;④患者正在接受抑制 T 细胞功能的治疗(如嘌呤核苷类药物氟达拉滨、苯达莫司汀、咪唑硫嘌呤、阿仑单抗等);⑤亲属间输血(不受亲缘关系远近及患者免疫状态限制);⑥接受移植手术的患者输血等。

二、输注原则、剂量和方法

（一）输注原则

洗涤红细胞、冰冻解冻去甘油红细胞按照交叉配血主侧相容性原则输注,优先选择 ABO 同型输注。其他红细胞成分血则按照 ABO 及 RhD 同型且交叉配血相合的原则进行输注。

（二）剂量

输注红细胞成分的剂量可根据患者输血前的血红蛋白浓度和输血后期望达到的血红蛋白浓度决定。一般情况下,体重 60kg 的成人,如果没有活动性出血和溶血,输注 1 单位红细胞成分血可提高 Hb 约 5g/L;婴幼儿每次可输注 10~15ml/kg,Hb 水平提高 20~30g/L。原则上无需提高 Hb 至正常水平,以能改善和满足组织器官供氧即可;活动性出血患者,输注剂量取决于失血量、失血速度及组织缺氧情况;洗涤红细胞、冰冻解冻去甘油红细胞在制备过程中有红细胞损耗,输注剂量应大于其他制品。

（三）方法

用标准输血器进行输注,输注前应将红细胞成分血充分混匀。除生理盐水外,血液中不得加入其他任何成分或药物,以防止红细胞发生变性、凝血或溶血。红细胞输注速度不宜太快,成年人输注 1 个单位细胞制品不应小于 1h,或按 1~3ml/(kg·h)速度输注。心、肝、肾功能不全患者、年老体弱患者、新生儿及儿童患者,输注速度宜更慢,或者按不超过 1ml/(kg·h)速度输注,以免发生输血相关性循环超负荷。新生儿输注期间应减少其他静脉营养液的补充,以预防可能并发症的发生。对于急性失血性休克,短时间内需输入大量红细胞、补充血容量,应加快输血速度。一袋血液输注时间不应超过 4h。在开放环境制备或生理盐水悬浮的洗涤红细胞保存期为 24h,应尽快输注。冰冻红细胞解冻洗涤后,应 2~6℃保存,24h 内输注。

三、疗效评价

循环血液中 Hb 升高是评价红细胞输注临床效果的重要指标。输血后 24h 测定血红蛋白、红细胞数量和红细胞比容。一般来说,无出血的情况下,成人输注 1 单位红细胞,提高 Hb 约 5g/L。如 Hb 升高低于预期值、无变化甚至降低,可判断为红细胞无效输注,应积极分析原因,为后续治疗提供帮助。

第四节　血小板输注

一、血小板输注种类

血小板的主要功能是参与止血。血小板输注的目的是为了提高血小板的数量,用于预防和治疗血小板数量减少或功能异常所致的出血,维持机体正常的止血功能。

（一）浓缩血小板

从全血中分离制备的血小板浓度及纯度高。来源于 200ml 全血中分离制备的血小板为 1 单位,血小板含量≥2.0×10^10 个,一般需多袋联合使用。

（二）混合浓缩血小板

混合浓缩血小板是指两袋及两袋以上的浓缩血小板汇集在同一血袋内的血小板成分血。血小板含量≥2.0×10¹⁰×混合单位数。

（三）单采血小板

单采血小板是指采用血细胞分离机从单个献血者循环血液中采集的血小板。一个治疗量来自单个献血者，血小板含量≥2.5×10¹¹/治疗量。单采血小板纯度高、浓度高，临床治疗效果好，减少了同种免疫反应发生的概率，降低血小板输注无效率，且红细胞混入量和白细胞污染率低，贮存时间长，输注可以快速提高患者的血小板数量。

此外，血小板成分血还有移除大部分血浆的血小板，适用于儿童及心功能不全者，可防止输注导致的循环超负荷；洗涤血小板主要用于对血浆蛋白过敏者；去白细胞血小板主要用于有 HLA 抗体而需要输注血小板者；辐照血小板可用于免疫功能低下及移植后患者的输注，预防输血相关性移植物抗宿主病；冰冻血小板用于自身血小板保存或应急输血时。

图片：单采血小板

二、适应证

是否要输注血小板取决于患者的病情、血小板减少的原因、血小板数量及功能。根据输注目的不同，血小板输注分治疗性血小板输注和预防性血小板输注。

（一）预防性血小板输注

预防性血小板输注就是通过血小板输注达到预防出血的目的。通过血小板输注，可以大大降低患者出血的风险，从而降低死亡率。但临床上预防性输注血小板要慎重选择适应证，因为反复输注可产生同种免疫，增加血小板无效输注率。

长期慢性血小板低下的患者一般不需要输注血小板，预防性血小板输注仅限于出血危险性大的患者。适用于：①血小板≤100×10⁹/L，且需行神经外科或眼科手术；②血小板≤80×10⁹/L，且需行椎管内麻醉；③血小板≤50×10⁹/L，需行有创操作，如择期诊断性腰椎穿刺和非神经轴索手术等；④血小板≤20×10⁹/L，需行中心静脉导管置入或病情不稳定，如伴有发热或感染等的非出血患者；⑤血小板≤10×10⁹/L，病情稳定的非出血患者，预防自发性出血；⑥使用抗血小板药物的患者需行有创操作前；⑦先天性或获得性血小板功能障碍的患者行重大手术前。

（二）治疗性血小板输注

治疗性血小板输注就是通过血小板输注，增加血小板数量，改善血小板功能，达到止血的目的。主要适应证是有活动性出血的血小板减少症、血小板功能障碍患者。适用于：①血小板≤100×10⁹/L，心胸外科手术患者凝血指标异常，并伴随大量微血管出血；②血小板≤50×10⁹/L，大量输血致血小板稀释性减少；③严重感染特别是革兰阴性细菌感染、弥散性血管内凝血，血小板计数低下并引起出血；④特发性血小板减少性紫癜患者脾切除前或术中严重出血，血小板低于 20×10⁹/L 并伴有出血，可能危及生命时；⑤血小板功能异常的所致的严重出血，如巨大血小板综合征、血小板病等。血小板输注应根据出血程度和临床症状综合判断。

三、禁忌证

（一）输入血小板后可引起血栓的疾病

血栓性血小板减少性紫癜（TTP）以及肝素诱发的血小板减少（HIT），其血小板减少的原因有可能是由于血栓形成，造成血小板大量被消耗，输入血小板后可促进血栓形成而加重病情。

（二）免疫因素导致的血小板减少

特发性血小板减少性紫癜（ITP）和输血后紫癜（PTP），由于受血者血循环中存在破坏血小板的抗体，输入的血小板会很快被破坏，导致血小板输注无效。但急性 ITP 患者有大出血或需要进行手术时，输注血小板也是需要的。

（三）菌血症、药物诱发的血小板减少和脾功能亢进

输入的血小板很快从循环中被破坏清除，会造成血小板输注无效，达不到输注的目的，还可能发生输血不良反应，此时应先处理原发病。

笔记

四、输注原则、剂量和方法

（一）输注原则

手工法制备的血小板，因混入的红细胞数量多，输注前必需进行交叉配血，以避免产生溶血反应。单采血小板混入的红细胞数量少，输血前可不进行交叉配血，选择 ABO 同型原则输注即可。出血危及生命且无同型血小板制品时，可考虑输注次侧相容的血小板。血小板输注无效时，可行血小板交叉配型，选择相容血小板输注。

（二）剂量

血小板输注应一次输足，切忌小量多次反复输注。患者无活动性出血时，血小板输注的剂量取决于患者输注前血小板数量及预期达到的血小板数量。通常成人每次输注 1 个治疗剂量的单采血小板（血小板含量 $\geq 2.5 \times 10^{11}$/袋），或 12~14 单位的浓缩血小板（血小板含量 $\geq 2.0 \times 10^{10}$/单位）。患者处于活动性出血时，输注剂量取决于患者的出血情况及止血效果。严重出血或已产生同种免疫反应者，应加大输注剂量。

输注一个治疗剂量的单采血小板，成人（70kg 体重）可升高约 20×10^{9}/L 血小板，儿童（18kg 体重）大约可升高 40×10^{9}/L；婴幼儿输注血小板 5~10ml/kg，血小板可升高 40~80$\times 10^{9}$/L。

（三）方法

输注前应轻摇血袋，使血小板充分悬浮。用孔径 170μm 的标准滤器，不能用小孔径滤器，以免阻滞部分血小板而影响输注效果。输注时不能添加任何药物或溶液。应在保证安全的前提下尽快完成血小板输注，输注速度宜快，以患者最大耐受速度进行，保证达到迅速止血的目的。

五、疗效评价

（一）治疗性血小板输注的疗效评价

主要是通过观察患者出血症状是否改善，血小板计数、血栓弹力图（TEG）结果只能作为参考指标。如患者输注血小板后出血速度减慢或停止、出血点减少或消失等明显的病情改善，说明血小板输注有效。

输入的血小板进入患者血液循环后，血小板计数会在短期内明显升高，但可能很快游走到出血部位参与止血而被消耗。因此，测定输血后 1h 的血小板数量比测定输血后 24h 血小板数量更有参考价值。

（二）预防性血小板输注的疗效评价

由于患者并无明显出血，主要是观察输注后的血小板计数的结果来评价疗效，输血后 1h 和 24h 的血小板计数都十分重要。如果输注后 1h 的血小板计数明显升高而 24h 后的血小板计数又迅速下降，则说明血小板存在被消耗或破坏的情况，应进一步分析原因。

（三）血小板输注无效

血小板输注无效（platelet transfusion refractoriness，PTR）是指患者接受充足治疗剂量的血小板输注后处于血小板治疗不应性状态，即患者循环血液中血小板计数未见有效提高，临床出血表现未见明显改善。患者可能存在血小板同种抗体、自身抗体及其他破坏血小板的病理性因素，常见的原因是由于反复输血产生 HLA 同种抗体，导致血小板被破坏。

（四）血小板回收率

血小板回收率（PPR）是检测血小板输注结束后 1h 或 24h 后的血小板数量，按公式计算得出。主要用于对血小板输注后的实际效果进行评价。一般来说，输注 1h 后的 PPR<30% 或输注 24h 后的 PPR<20%，应考虑血小板输注无效。计算公式为：

$$PPR(\%) = \frac{（输注前血小板计数-输注后血小板计数）\times 血容量}{输入的血小板总数（\times 10^{11}）} \times 100\%$$

式中：血小板计数单位为 L；血容量按照 0.075L/kg 体重计算。

（五）血小板计数增加校正指数

血小板计数增加校正指数（CCI）是指为减少个体差异的影响，更客观准确地评价血小板输注效果,加入体表面积进行计算,得出输注 1h 或 24h 后的血小板数量。通常认为输注 1h 后的 CCI<7 500 或输注 24h 后的 CCI<4 500,应考虑血小板输注无效。计算公式为:

$$CCI = \frac{(输注后的血小板计数-输注前的血小板计数)\times 10^{11}/L\times 体表面积(m^2)}{输入血小板的绝对数量(10^{11})}$$

式中:血小板计数单位为 μl;体表面积$(m^2) = 0.006\ 1\times 身高(cm) + 0.012\ 8\times 体重(kg) - 0.015\ 29$。

第五节　粒细胞输注

随着各种高效抗生素、基因重组造血因子的临床应用日趋增加,临床对输注粒细胞引起的严重输血不良反应及传播疾病的认识日渐加深,且现有技术和条件难以获得足够剂量的粒细胞输注,粒细胞的输注量呈逐年下降趋势。但是由于白血病和恶性肿瘤患者的主要治疗手段为放疗、化疗,导致粒细胞显著减少而并发严重的感染,在联合抗感染治疗无效的情况下,有时仍需要通过输注粒细胞以增加抗感染能力。因此,粒细胞输注仍可作为中性粒细胞数量低且并发严重感染时的一项可选择的治疗措施。

目前制备粒细胞的方法主要有使用血液单采机制备的单采粒细胞和手工法制备的浓缩粒细胞。手工法由 200ml 全血制备为 1 单位,约 20~30ml,其中仅含粒细胞 0.5×10^9 个;单采粒细胞是在全封闭的条件下自动将符合要求的献血者血液中的粒细胞分离并悬浮于一定量的血浆内的单采成分血,每单位约 200ml,平均含 1.5×10^{10} 个粒细胞,临床上应用更为普遍。

一、适应证及禁忌证

由于粒细胞抗原性强,异型输注容易产生同种免疫反应;离体后功能很快丧失;浓缩粒细胞中常混有大量有免疫活性的淋巴细胞,免疫功能低下患者输注后可导致移植物抗宿主病;浓缩粒细胞输注后容易引起肺部并发症,并可能传播病毒。因此,粒细胞输注应十分慎重,适应证要从严掌握,只有充分权衡利弊,无其他替代疗法后,才考虑输注。应避免不必要的粒细胞输注。

必须同时具备以下四个条件,并在充分权衡利弊的基础上,方可进行治疗性粒细胞输注:

1. 患者白细胞计数 $<1.0\times 10^9/L$,中性粒细胞绝对值 $<0.5\times 10^9/L$。
2. 有明确的细菌或真菌感染。
3. 经强有力的抗生素治疗 48h 无效。
4. 骨髓造血功能短期内能够恢复。

先天性粒细胞功能障碍患者(如慢性肉芽肿病等)也可根据情况选择输注粒细胞。

粒细胞输注不适用于抗生素治疗有效的感染,也不适用于骨髓移植后粒细胞的重建;预计患者骨髓功能将在几天内恢复,也不需要输注粒细胞;预后极差者,如终末期癌症患者,输血已不能改善其临床症状。

二、输注原则、剂量和方法

（一）输注原则

因粒细胞制品中混有一定量的红细胞和血浆,所以应选择 ABO 及 Rh 同型输注。输注前必须交叉配血相容后输注。有条件情况下,可行 HLA 配合试验或进行辐照处理,以预防 TA-GVHD。

（二）剂量

粒细胞在体内寿命短,每次输注的剂量要大于 1.0×10^{10} 个粒细胞,推荐成人和年龄较大的儿童每次输注剂量为 $(4~8)\times 10^{10}$ 个粒细胞,婴幼儿每次输注 $(1~2)\times 10^9$ 个粒细胞/kg。粒细胞输注频率宜参考患者病情,一般 1 天 1 次,严重感染时可 1 天 2 次,输注 4~6 天,直到感染得到控制、体温下降为止。如果输注无效,应停止再输入。

（三）方法

单采粒细胞制备后尽快输注,最好在 4~6h 内完成,室温保存不能超过 24h。使用 170μm 过滤装置的标准输血器缓慢静脉滴注。由于粒细胞制品中含有大量淋巴细胞,为预防输血后移植物抗宿主

图片:血小板输注

病的发生,必要时输注前可用 25~30Gyγ 射线进行辐照处理。

三、疗效评价

因粒细胞输入后很快经血管到达感染部位,或者先到肺部,再进入肝脾。因此,粒细胞输注后疗效评价不应看粒细胞计数结果,而是观察患者感染是否得到控制,体温是否下降。

第六节　血 浆 输 注

血浆占体重的 4.5%~5.5%,是血液的液体成分,由水分、蛋白质、脂类、无机盐等组成。正常血浆为淡黄色,比重为 1.025~1.030,pH 为 7.35~7.45。其主要生理功能包括补充蛋白质、维持胶体渗透压、维持酸碱平衡、运输和调节、免疫作用以及凝血和抗凝的作用。血浆制品主要有新鲜冰冻血浆和普通冰冻血浆两种,其主要区别在于前者含全部凝血因子,而后者因存储时间长,缺乏不稳定的 V 因子和Ⅷ因子。血浆输注主要用于补充凝血因子,预防或治疗凝血因子缺乏引起出血或出血倾向。近年来为减少输血传播疾病的危险,各种病毒灭活血浆已在临床得到广泛应用。

一、血浆输注的种类

(一)新鲜冰冻血浆输注

新鲜冰冻血浆(FFP)是全血采集后 6~8h 内在全封闭状态下,将血浆分离出来并在-50℃下迅速冰冻成块制备而成。新鲜冰冻血浆在-20℃以下可保存 1 年,包含全部凝血因子,特别是不稳定的 V 因子和Ⅷ因子。

(二)普通冰冻血浆输注

普通冰冻血浆(FP)是将采集 8h 后,但又在有效期内的全血的血浆分离出来并冻结而成,可在-20℃以下自采血之日起保存 5 年。新鲜冰冻血浆保存 1 年后可转为普通冰冻血浆。主要用于 V 和Ⅷ以外的凝血因子缺陷患者的治疗,其他同新鲜冰冻血浆。

二、适应证及禁忌证

(一)适应证

1. **补充凝血因子**　用于无相应浓缩制剂的凝血因子的补充、肝病获得性凝血功能障碍、双香豆素抗凝过量引起的出血,以及抗凝血酶缺乏、血栓性血小板减少性紫癜、DIC 等。PT 大于正常范围均值的 1.5 倍、APTT 大于正常范围上限的 1.5 倍或 INR 大于 1.7 时,可考虑输注血浆。凝血试验结果不易获取时,由临床医生根据患者出血情况决定是否输注血浆。

2. **补充体液**　用于治疗性血浆置换术、大面积烧伤等。

3. 大量出血、严重创伤时。

4. 华法林治疗患者发生颅内出血时建议给予血浆输注。

(二)非适用证

1. 单纯扩充血容量和升高蛋白浓度。

2. 可通过其他方式(如维生素 K、冷沉淀凝血因子、凝血因子浓缩制剂等)治疗的凝血障碍或者凝血实验结果异常但未出血的患者。

3. 非紧急手术逆转华法林。

4. 不宜用于重组全血。

冰冻血浆在国内外均有滥用趋势,临床上的一些不合理应用主要包括补充血容量、补充营养、增强抵抗力、消除水肿、替代人血白蛋白制品的使用等。

三、输注原则、剂量和方法

(一)输注原则

按交叉配血次侧相容性原则输注,献血者不规则抗体筛查阴性的血浆可直接进行 ABO 相容性输注。优先选择 ABO 同型血浆输注。

（二）剂量

新鲜冰冻血浆的输注剂量取决于受血者临床状况和体重，通常成人为 10~20ml/kg，婴幼儿为 10~15ml/kg。大多数受血者凝血因子被提高到正常水平的 25% 以上，基本能够达到止血的目的。用于治疗多种凝血因子缺乏疾病时，可以根据实验室凝血功能检测结果制定输血方案。

（三）方法

冰冻血浆使用前于 37℃ 水浴中迅速融化，融化过程中不断轻轻摇动血袋，防止纤维蛋白析出，冰冻血浆不能在室温下放置使之自然融化。解冻后的新鲜冰冻血浆尽快输注，以免不稳定的凝血因子失活，融化后的血浆不应再冰冻保存。使用 170μm 过滤装置的标准输血器输注。输注速度应根据具体情况而定，一般来说输注速度不应超过 10ml/min。对于失血性休克和严重血容量不足患者，输注速度可加快，可以在补充凝血因子的同时起到迅速扩容的作用。对于心功能不全、老年患者或婴幼儿应减慢输注速度。

四、疗效评价

用于治疗多种凝血因子缺乏疾病时，可以根据实验室凝血功能检测结果或血栓弹力图试验评价血浆输注疗效。有出血症状时，可结合患者出血症状是否改善进行评价。

第七节　冷沉淀凝血因子输注

将新鲜冰冻血浆置于 1~6℃ 水浴中（或 4℃ 冰箱过夜）缓慢融化，解冻后沉淀的白色絮状物称为冷沉淀。制备时将绝大部分血浆移去，只剩下 20~30ml 血浆，在 1h 内速冻成固态，制备好的冷沉淀置于 −18℃ 下保存（自采集日起）1 年。冷沉淀的主要成分是Ⅷ因子、纤维蛋白稳定因子（ⅩⅢ因子）、血管性血友病因子（vWF）、纤维蛋白原、纤维结合蛋白。

一、适应证及禁忌证

（一）适应证

1. 先天性或获得性纤维蛋白原缺乏症　用于严重创伤、烧伤、DIC、重度感染、恶性肿瘤、肝功能衰竭等所致的纤维蛋白缺乏，输注冷沉淀凝血因子可明显改善预后。

2. 无特异性浓缩制剂使用时的先天性或获得性Ⅷ因子缺乏症、ⅩⅢ因子缺乏症、血管性血友病、纤维蛋白异常及纤维蛋白原缺乏症。

3. 大量输血或 DIC 伴纤维蛋白原水平 <1.0g/L 时，可输注冷沉淀凝血因子。

4. 创伤、产科和心脏手术患者纤维蛋白原维持在 1.5~2.0g/L。

（二）禁忌证

1. 除Ⅷ因子、ⅩⅢ因子、纤维蛋白原、血管性血友病因子（vWF）、纤维结合蛋白外的其他凝血因子缺乏症。

2. 有特异性浓缩制剂可供使用时。

二、输注原则、剂量和方法

（一）输注原则

按交叉配血次侧相容性原则输注，献血者不规则抗体筛查阴性的冷沉淀可直接进行 ABO 相容性输注。优先选择 ABO 同型冷沉淀输注。

（二）剂量

输注剂量和频率取决于纤维蛋白原消耗速度、恢复时间和半衰期。国内制备冷沉淀 1 单位，大多数是由 200ml 全血分离的血浆制备而成。要求 1 单位冷沉淀中纤维蛋白原 ≥75mg，Ⅷ因子 ≥40IU。纤维蛋白原在无其他消耗（如出血、DIC 等）的情况下，半衰期大约是 4 天。通常成人每 5~10kg 输注 2 单位。

图片：血浆输注

图片：冷沉淀凝血因子

冷沉淀凝血因子用于甲型血友病治疗时,按Ⅷ因子含量计算。通常轻度出血(单纯关节出血及软组织血肿)10~20IU/kg体重,中度出血(口腔底部出血及拔牙等)20~30IU/kg体重,重度出血(胸腹腔出血及颅内出血)50IU/kg体重。维持输注的天数需根据病情决定,最短维持3天,最长可达14天。由于成人中重度出血的甲型血友病患者所需冷沉淀凝血因子的剂量较大,容易导致循环超负荷,所以只适合儿童及轻型成年患者治疗。成年中重度出血的甲型血友病患者最好选用因子Ⅷ浓缩剂治疗。

纤维蛋白原缺乏症患者所需冷沉淀凝血因子剂量取决于患者血浆中原有纤维蛋白原水平,正常血浆浓度为2~4g/L,能保持正常止血功能的最低浓度为0.5~1.0g/L。以每1单位冷沉淀含纤维蛋白原75mg计,则0.5单位/kg体重可提高血浆纤维蛋白原浓度0.5g/L。因此,体重50kg的病人血浆纤维蛋白原浓度提升0.5g/L,约需25单位冷沉淀。一般成人的常用剂量为每次输10单位左右,使血中的纤维蛋白原水平维持在0.5~1.0g/L为适度。儿童剂量酌减。

血管性血友病,一般按单位/10kg进行粗略估算。

（三）方法

冷沉淀凝血因子应在输注前水浴中10min内融化。融化过程中必须不断轻轻摇动,避免局部温度过高,水浴温度保持在30~37℃,融化后的冷沉淀凝血因子不可再重新冻存。融化后应尽快输注,必须在4h内输注完毕。必须使用170μm过滤装置的标准输血器,以患者可耐受的最快速度输入。

三、疗效评价

冷沉淀凝血因子主要用于Ⅷ因子、纤维蛋白稳定因子(ⅩⅢ因子)、血管性血友病因子(vWF)、纤维蛋白原、纤维结合蛋白缺乏或减少而引起出血的患者,在判断疗效时主要通过观察患者出血表现是否得到改善,有关出凝血实验的检测指标如纤维蛋白原检测、血栓弹力图检测结果有重要参考价值。因冷沉淀凝血因子输注有剂量效应,如止血效果不理想时,加大输注量可获得较好止血效果。

第八节　临床输血

一、内科输血

输血是内科系统疾病特别是血液系统疾病的重要治疗手段之一,在决定输血时应明确其适应证和输注的利弊。本节主要介绍成分血输注的指征。

（一）红细胞输注

1. 血红蛋白>100g/L或/和红细胞比容>0.30,可不输注。

2. 血红蛋白60~100g/L或/和红细胞比容0.18~0.30,根据患者组织缺氧与耗氧情况、心肺代偿功能等情况综合评估考虑是否输注。

3. 血红蛋白<60g/L或/和红细胞比容<0.18,可输注。

4. 珠蛋白合成障碍性贫血患者血红蛋白<130g/L,可输注。

5. 伴有心肺疾病如心肌梗死、肺心病、先天性心脏病、严重感染和实施肿瘤放化疗等患者,指征可适当放宽。

6. 红细胞成分输注后,宜及时观察患者贫血改善情况,检测血红蛋白值等,实时调整输注剂量。

（二）血小板输注

1. 血小板计数>50×10⁹/L,可不输注;倘若存在血小板功能异常伴有明显出血,可输注。

2. 血小板计数(10~50)×10⁹/L伴有明显出血,应输注。

3. 血小板计数≤10×10⁹/L,应立即输注。

4. 存在其他止血异常(如遗传性或获得性凝血障碍等)或存在高出血风险因素(如发热、败血症、贫血、肿瘤放化疗后等),血小板计数<30×10⁹/L时,可输注。

5. 血栓弹力图显示MA值降低伴有明显出血,应输注。

6. 血小板输注后宜及时观察患者出血改善情况,通过血小板计数增加校正指数(CCI)、血小板回收率(PPR)、血栓弹力图检测等,实时调整输注剂量。

（三）冰冻血浆/病毒灭活冰冻血浆输注

1. PT 或 APTT 大于参考值区间上限 1.5～2 倍,伴有出血,应输注。

2. INR 值>1.5～2.0(肝病 INR 值>1.3)伴有出血,应输注。

3. 当需要快速纠正华法林抗凝作用(如急诊手术等)、华法林使用过量或使用过程中发生颅内出血等严重出血时,可输注。

4. 血栓弹力图显示 R 值延长伴有出血,可输注。

5. 输注病毒灭活冰冻血浆时,剂量可适当放宽。

6. 如需补充 FⅧ或 FⅤ时,应选择新鲜冰冻血浆/病毒灭活新鲜冰冻血浆。

7. 冰冻血浆/病毒灭活冰冻血浆输注后宜及时观察患者出血改善情况,通过 PT、APTT、INR、血栓弹力图检测等实时调整输注剂量。

（四）冷沉淀凝血因子输注

1. 先天性或获得性低纤维蛋白原血症(纤维蛋白原水平<1.0g/L)伴有明显出血,在纤维蛋白原浓缩制剂无法获得时,可输注。

2. 血浆 FⅧ活性较低并伴有明显出血,在药源性 FⅧ浓缩制剂无法获得时,可输注。

3. 血管性血友病伴有明显出血,在药源性 FⅧ浓缩制剂无法获得时,可输注。

4. 出血或 DIC 患者,疑有凝血因子ⅩⅢ缺乏或低下时,可输注。

5. 血栓弹力图显示 K 值延长、α 角缩小并伴有明显出血时,可输注。

6. 尿毒症伴凝血功能异常、溶栓治疗药物过量等时,可输注。

7. 输注冷沉淀凝血因子宜及时观察患者出血改善情况,通过 PT、APTT、INR、血栓弹力图检测等实时调整输注剂量。

图片:内科输血

二、外科输血

输血是促进外科学发展的三大要素之一,在抢救创伤性失血患者中发挥了不可替代的作用,也是许多手术得以顺利完成的重要保障,合理应用成分血对保证外科治疗的成功和患者的安全有着重大意义。

（一）红细胞

1. 血红蛋白>100g/L,失血量<自身血容量的 20%,可以不输。

2. 血红蛋白<70g/L,失血量>自身血容量的 30%,应考虑输。

3. 血红蛋白在 70～100g/L 之间,失血量为自身血容量的 20%～30%,根据患者的贫血程度、心肺代偿功能、有无代谢率增高以及年龄等因素决定。

（二）血小板

1. 血小板计数>100×10⁹/L,可以不输。

2. 血小板计数<50×10⁹/L,可考虑输。

3. 血小板计数在 50～100×10⁹/L 之间,应根据是否有自发性出血或伤口渗血决定。

4. 如术中出现不可控渗血,确定血小板功能低下,输血小板不受上述限制。

（三）冰冻血浆

同内科输血,患者急性大出血输入大量库存全血或浓缩红细胞后(出血量或输血量相当于患者自身血容量),应及时补充凝血因子。禁止用血浆作为扩容剂,禁止用 FFP 促进伤口愈合。

（四）冷沉淀凝血因子

只要纤维蛋白原浓度大于 0.8g/L,即使凝血因子只有正常的 30%,凝血功能仍可能维持正常,可以不输,即患者血液置换量达全身血液总量,实际上还会有三分之一自体成分(包括凝血因子)保留在体内,仍然有足够的凝血功能。

图片:外科输血

三、大量输血

创伤、大出血及大手术常需要大量输血(massive transfusion),常见于快速失血超过机体的代偿能力而出现的失血性休克(hemorrhagic shock)、外伤大出血、大血管破裂及产科大出血等。大量输

笔记

血是指：①24h 内快速输入相当于受血者本身全部血容量或更多血液,相当于一个 70kg 的人 24h 内输入 5 000ml 以上的血液；②3h 内输注血液量达到患者血容量的 50% 以上,输血速度在 100ml/min 以上；③1h 内输入 4 单位以上红细胞制剂。大量输血时应合理搭配血液成分,并根据实际情况进行调整。

（一）红细胞

在使用晶体液、胶体液充分扩容抗休克治疗的基础上,紧急输注悬浮红细胞制剂 2~4U,以快速缓解组织供氧不足的情况,并快速进行输血前检测。条件允许时,可根据病情需要,选择更合适的红细胞成分血。

（二）血小板

大量出血也可以使血小板丢失,大量输血、输液可发生稀释性血小板减少,当血小板计数低于 $50×10^9/L$ 时,需要补充血小板。

（三）新鲜冰冻血浆

大量失血会引起稀释性凝血功能障碍,当 PT 和 APTT 超过正常对照值 1.5 倍时,应该输注一定量新鲜冰冻血浆,补充丢失的血浆蛋白和凝血因子。

（四）冷沉淀凝血因子

当失血量达到患者自体血容量的 1.5 倍,纤维蛋白原降至 1.0g/L 以下,需要输注冷沉淀。

（五）注意事项

1. 根据临床出血、止血情况和有关实验室检查结果,确定需要输注的血小板、冷沉淀、新鲜冰冻血浆或其他凝血因子的时间和剂量。

2. 通常大量输血患者需要输注一个治疗量以上的浓缩血小板和若干单位的冷沉淀或 FFP；大量失血患者实验室结果只是参考,国外经验是每输入 4 单位红细胞,输入新鲜冰冻血浆 2 单位；每输入 8 单位红细胞,补充一个治疗量单采血小板；每输入 16 单位红细胞,输入 10 单位冷沉淀。

3. 大量快速输注库存血会引起患者低体温、酸中毒和凝血功能紊乱,增加死亡率。

4. 大量输血超过 5 单位,输血速度大于 50ml/min。新生儿溶血病的换血,要注意输入血液的复温,选用满足临床输血速度要求并能过滤微聚体的输血器。

5. 大量输血要注意患者出现低钙血症。当血中钙离子浓度低于 1.0mmol/L,及时补充钙剂。

四、新生儿输血

新生儿贫血主要是失血性贫血,其次是溶血性贫血、感染性贫血和原因不明的贫血。失血性贫血易发生在新生儿早期,失血由多种原因引起,可发生在产前、产时及产后三个不同时期。感染性贫血中以肺炎、败血症、化脓性脑膜炎和梅毒为主要病因。新生儿输血有其特殊性,输血前应慎重考虑,严格把握适应证。

（一）红细胞

1. 一周以内的新生儿 Hb<145g/L。

2. Hb<130g/L,有严重心肺疾病

3. Hb<100g/L,有中度心肺疾病。

4. Hb<80g/L,有贫血症状。

5. 急性失血时,失血量大于自身血容量的 25%。

（二）血小板

1. 血小板计数 $(50~100)×10^9/L$,病情不稳定或有明显出血症状。

2. 血小板计数 $<50×10^9/L$,需做有创性检查时。

3. 血小板计数 $<20×10^9/L$,可预防性输注血小板。

（三）粒细胞

1. 生后第一周内中性粒细胞 $<3×10^9/L$,伴有严重败血症,抗生素治疗 48h 无效且对 G-CSF 无反应时。

2. 生后一周以后中性粒细胞<$1×10^9$/L,伴有严重败血症,抗生素治疗48h无效且对G-CSF无反应时。

（四）血浆

主要用于补充凝血因子、抗凝血蛋白等。目前临床上血浆的输注不合理的应用有补充血容量、补充营养、增强机体免疫力、治疗低蛋白血症等。

（五）注意事项

1. 因新生儿血容量少,容易受输入血液中所含的电解质和pH的影响,而库存血中钾离子含量高,2,3-DPG水平低,可能引起高血钾、低血钙和酸中毒。因此,新生儿尽量少库存血的输入。

2. 新生儿输血应首选滤除白细胞且CMV阴性的血液,可降低传播巨细胞病毒的风险。

3. 新生儿和早产儿因细胞免疫功能弱,是输血相关移植物抗宿主病的高危人群,输血时最好选用辐照血液。

4. 新生儿输血采用小剂量10~20ml/（kg·次）,输注时间不少于2h,可少量多次输注。

五、弥散性血管内凝血患者的输血

弥散性血管内凝血（disseminated intravascular coagulation,DIC）是一种发生在许多疾病基础上,由致病因素激活凝血及纤溶系统,导致全身微血栓形成,凝血因子大量消耗并继发纤溶亢进,引起全身出血及微循环衰竭的临床综合征。DIC病理生理过程分为高凝血期、消耗性低凝血期和继发性纤溶亢进期三个时期。由于DIC患者存在广泛的血管内凝血,大量凝血因子和血小板被消耗,所以治疗DIC除消除诱因、抗凝治疗外,必要时还需补充相应的血液成分。

（一）红细胞

当失血量超过自身血容量的20%~30%,Hb<80g/L并伴有明显的贫血症状或有活动性失血。

（二）血小板

血小板计数<$50×10^9$/L,应在肝素充分抗凝的基础上输注血小板。如病因尚未去除,输注的血小板剂量可适当加大。

（三）新鲜冰冻血浆和冷沉淀

新鲜冰冻血浆和冷沉淀是DIC时用于补充凝血因子的常用制品。输注最佳时期是消耗性低凝期。

（四）注意事项

当处于高凝期时如果补充凝血因子,会加重DIC的病程,如有必要应在肝素化的基础上进行。动态观察DIC实验室指标变化和充分了解临床症状变化,选择恰当的时机输注血液成分,才能获得满意疗效。

六、特殊输血

由于临床输血受患者的疾病种类、个体免疫差异及血液供应情况等多种因素影响,在输血治疗前需要制定适合患者需要的输血方案,选择合适的血液成分和输注方式。当特殊情况紧急抢救时,如无法获得充足的同型血液,可根据具体情况选择非同型相容性的血液成分输注。

（一）ABO、Rh血型不同的相容性输血

1. 不同ABO血型血液相容性输注原则（表7-1、表7-2）

表7-1 不同ABO血型的悬浮红细胞相容性输注原则

供血者血型	受血者血型
O	A、B、AB
A	AB
B	AB

表 7-2 不同 ABO 血型血浆相容性输注原则

供血者血型	受血者血型
AB	A、B、O
A	O
B	O

2. RhD 血型不同血液输注原则(表 7-3)

表 7-3 不同 Rh 血型血液相容性输注原则

供血者血型	受血者血型
RhD 阴性红细胞	RhD 阳性患者
RhD 阳性血浆、机采血小板、冷沉淀	RhD 阴性患者
RhD 阴性血浆(不规则抗体筛查阴性)	RhD 阳性患者

注:《医疗机构临床输血技术规范》规定,急诊抢救患者紧急输血时 RhD 检查可除外。

3. 大量输入 ABO 血型不同的相容性血液后,需要继续输血治疗的患者应根据受血者血液中 ABO 抗原抗体情况判断是否给予患者同型的血液成分输注。

4. 在不输血可能导致患者死亡或患者处于严重状态而又无其他方法有效治疗时,RhD 阴性患者在没有 RhD 阴性血液成分的情况下,如果不规则抗体检测阴性,可一次性足量输注 ABO 同型、RhD 阳性的血液成分。一旦有 RhD 阴性血液成分,应输注 ABO 同型或相容、RhD 阴性血液成分。

5. 对有输血史、未成年女性、育龄女性、有妊娠史或移植后的 Rh 阴性受血者输注 RhD 阳性红细胞时应特别慎重,避免因输注 RhD 阳性红细胞成分导致的抗体产生或输血反应。

6. 特殊血液品种选择原则,根据临床实际需求,选择恰当的血液品种,如去白细胞血液成分、巨细胞病毒阴性血液成分及辐照血液成分等。

(二)自身免疫性溶血性贫血

自身免疫性溶血性贫血(autoimmune hemolytic anemia,AIHA)为人体内免疫功能发生紊乱,产生了抗自身红细胞的自身抗体,从而导致机体内红细胞过早破坏,临床上出现贫血症状。然而,AIHA 患者血清中的自身抗体往往能与所有正常的红细胞发生反应,所以通常难以找到相容性血源。而且自身抗体可以掩盖红细胞同种抗体的存在,而后者能导致溶血性输血反应的发生。

对于 AIHA 患者的输血,应严格掌握输血适应证,选择合适的血液品种。不恰当的输血可能加重溶血。只有当 AIHA 患者发生溶血危象,或血红蛋白<40g/L 且伴有明显组织缺氧表现以及危及生命的情况时,方给予输注红细胞以改善贫血状况。当患者血型鉴定存在困难而又需要紧急输注红细胞时,在排除同种抗体条件下,可选择输注 O 型洗涤红细胞,Rh 阴性患者则输注 O 型 Rh 阴性的洗涤红细胞。有条件的话,应尽可能选择 Rh 血型系统匹配的血液输注。

(三)造血干细胞移植

造血干细胞移植(hematopoietic stem cell transplantation,HSCT)主要包括骨髓移植、外周血干细胞移植和脐血干细胞移植。由于造血干细胞移植涉及造血干细胞的植活与排斥、免疫和造血功能的重建、输血相关移植物抗宿主病(TA-GVHD)和继发感染等问题,增加了输血处理的复杂性。准备进行 HSCT 的患者,移植前的异体输血可能导致患者发生免疫反应而影响移植的成功率,所以移植前应尽可能减少输血次数。家族成员成为合适的造血干细胞供者的机会较大,应特别注意避免输注家族成员的血液及血液成分,以减少接触同种抗原的机会。移植前预处理后,患者的骨髓严重受抑,全血细胞减少,尤其是血小板和粒细胞减低明显,需对 HSCT 患者进行输血支持治疗。为防止 TA-GVHD 的发生,患者所接受的所有血液制品都必须经过 ^{60}Co 或 ^{137}Cs 照射,以灭活供体血液中的淋巴细胞。

ABO 血型不合的异体骨髓移植,或异体外周血造血干细胞移植后,血型将发生变化。因此,在输血时选择何种 ABO 血型红细胞及其他血液成分应区别对待。其输血原则如下:

1. 主侧不相合 即受者的血型抗体与供者的 ABO 血型不合,如受者为 A 或 B 型,供者为 AB 型。

造血干细胞移植后的早期宜选择受者同型或 O 型洗涤红细胞,血小板或血浆则应和供者的血型一致;当受者血型抗体消失且直接抗人球蛋白试验(DAT)阴性,则可选择与供者 ABO 血型相同的红细胞输注。

2. 次侧不相合　即供者的血型抗体与受者的红细胞 ABO 血型不合,如受者为 AB 型,供者为 A 或 B 型。移植后早期可选择与供者血型相同或 O 型洗涤红细胞,血小板或血浆则应与受者 ABO 血型相同;只有当血型完全转变为供者血型后,才能输注与供者血型相同的血小板或血浆。

3. 主次侧均不相合　即 A 型血与 B 型血直接移植。移植后早期需输注 O 型洗涤红细胞,当患者原有血型抗体消失后再输注供者血型的红细胞;血浆或血小板宜选择 AB 型,至血型完全转变为供者型后,才使用供者血型的血液成分。

(四)新生儿溶血病

新生儿溶血病(HDN)是指母婴血型不合而引起胎儿免疫性溶血性贫血。最常发生新生儿溶血病的是 ABO 和 Rh 这两个血型系统。造成 ABO 新生儿溶血病的抗体主要是 IgG 类的抗 A、抗 B 和抗 A,B。Rh 新生儿溶血病的抗体比较复杂,最常见的有抗 D、抗 E 和抗 c 等。

1. 血型的选择　ABO 血型不合时,采用 O 型红细胞和 AB 型血浆的重组血液换血。Rh 血型不合时,存在两种情况:一种是单纯的 Rh 溶血,可选用 Rh 血型与母亲相同的血型,而 ABO 血型与婴儿同型的血液;另一种是既有 Rh 溶血又有 ABO 溶血,这时只能选用 Rh 血型与母亲同型的 O 型红细胞和 AB 型血浆混合的重组血液来换血。

2. 配血原则　当新生儿红细胞呈直抗阳性时,只需做主侧配血试验,分别用盐水、聚凝胺、抗人球蛋白等方法操作。当母婴 ABO 血型配合时,可以使用母亲血清代替婴儿血清进行配血。当母婴 ABO 血型不合时,应该使用婴儿红细胞放散液代替血清配血。

3. 成分选择　当新生儿患者发生 DIC 时,应输注新鲜冰冻血浆或/和血小板。

4. 血液辐照　在可能的情况下,应对换血用的红细胞悬液或全血进行 γ 射线照射,以灭活淋巴细胞,防止移植物抗宿主病(GVHD)发生。也可用专用的过滤器滤除白细胞,减少因白细胞引发的不良反应。

5. 换血量　一般为 150~180ml/kg 体重,可置换出 70%~85% 的致敏红细胞及胆红素。每次抽出和注入约 20ml,换血后余留原血液的百分比可由以下公式计算出:

$$剩余血占原血百分比(\%)=(1-每次注射的血量/婴儿血量)n×100\%$$

式中:n 为注射血液的次数。

第九节　血液治疗技术

现代输血已经从传统的全血输注、成分输血,发展到了新型的输血治疗,如治疗性血液成分单采及置换、细胞治疗和干细胞的输注治疗等。应用治疗性血液成分单采及置换术治疗的疾病已达上百种,细胞治疗和干细胞治疗的作用已越来越受到重视。新型的输血治疗已成为重要的医学发展方向,为多种危重症疾病及疑难疾病的治疗带来了希望。

一、治疗性血液成分单采术

治疗性血液成分单采术是指通过血细胞分离机分离和去除患者循环血液中某些病理成分,还输正常成分,补充一定量的溶液或正常人血浆,可以快速改变血液组成成分,治疗因血细胞以及血浆质量异常引起的疾病。在血液系统疾病中,由于原发或继发因素导致血细胞显著高于正常,可以针对单种细胞成分进行去除,快速清除患者血液循环中过高的细胞成分,有效地降低细胞数,为多种危重症和难治性疾病提供了有效的治疗方法。该技术已成为一种临床常用的治疗手段。常用的治疗性血液成分单采术包括治疗性红细胞单采术、治疗性白细胞单采术、治疗性血小板单采术。

(一)治疗性红细胞单采术

治疗性红细胞单采术是指采用血细胞分离机将循环血液中的红细胞分离出来,获得的比容红细胞,引入血袋中去除,以减低患者循环血液中病理性增多的红细胞。

图片:特殊用血

1. 适应证 用于红细胞计数>$6×10^{12}$/L,血红蛋白>180g/L,并出现明显的组织器官缺血缺氧等临床症状的原发性和继发性红细胞增多症。治疗性红细胞单采术用于治疗真性红细胞增多症比较成功。真性红细胞增多症患者常伴有高黏滞综合征,红细胞单采术可迅速降低血液黏度,减少血栓形成或出现严重并发症。真性红细胞增多症在红细胞异常增多的情况下,可同时伴有血小板异常增多,可一并予以去除。

2. 方法 每次去除红细胞的总量,以患者红细胞增多的程度以及自身对去除红细胞的耐受情况决定。成人一般单次量可去除红800~1 400ml,HCT以下降至0.50左右为宜,儿童按照体重比例进行估算。多数患者做一次红细胞去除就能出现较好的疗效,术后用少量化疗药物治疗即可。

3. 注意事项 在去除红细胞的同时,以同样的速率补充与采出的浓缩红细胞等量的晶体盐溶液及胶体液,一般先补充晶体液后补充胶体液,保持血容量的动态平衡。体外循环抗凝所用的抗凝剂最常用的是酸性枸橼酸盐葡萄糖液(ACD),一般不主张肝素作抗凝剂,但高凝状态、枸橼酸盐过敏以及白细胞单采术的患者建议用肝素抗凝。由于给患者回输了大量ACD抗凝剂,治疗性红细胞单采术后易出现低钙血症,应及时补充钙剂,术前饮用200ml牛奶或口服钙盐可有效预防低血钙症状的发生。

(二)治疗性白细胞单采术

治疗性白细胞单采术是指采用血细胞分离机将循环血液中的白细胞,主要是病理性增多的粒细胞和淋巴细胞分离出来予以去除。由于白细胞过多,患者容易发生白细胞淤滞,易在血管内形成微血栓或凝块,导致脑、肺等重要器官损害,引起脑梗死和脑出血,也可引起肺梗死和肺出血。如果直接进行化疗,大量白血病细胞短期内被破坏,极容易产生肿瘤溶解综合征,表现为急性肾功能衰竭、高钾血症、高尿酸血症、高磷酸血症等,可加速患者死亡。另外,化疗药物只对增殖期细胞有杀灭作用,而对静止期细胞无效,高白细胞急性白血病患者体内有部分细胞处于静止期,化疗效果差。白细胞单采术可去除循环池中的大部分白血病细胞,并能促使静止期肿瘤细胞进入增殖期,储存池细胞进入循环池,从而使化疗药物能充分发挥作用,降低患者早期死亡率。

1. 适应证

(1)白细胞计数>$200×10^9$/L。

(2)急性白血病,白细胞计数>$100×10^9$/L,并伴有血液黏滞症状。

(3)白细胞计数>$50×10^9$/L,伴有严重的脑、肺等重要组织器官的并发症。

(4)白细胞计数为$(50~100)×10^9$/L,准备进行化疗的患者。

2. 方法 高白血性白血病的患者在进行化疗前,要把外周白细胞数量降低30%以上。一般来说,处理一个循环血量可去除约50%的白细胞,若处理1.5个循环血量,多数患者白细胞可下降50%~70%。因脾大患者的脾脏中含量大量白细胞,会不断释放入外周血中,故该类患者需多次施行白细胞单采术才能获得满意疗效。

3. 注意事项 施行大量白细胞单采术的患者可用肝素抗凝。在白细胞单采中可丢失部分血小板,引起患者术后血小板数减少,应引起注意。如果患者术前血小板数<$20×10^9$/L,建议先补充或在术中补充血小板制品,以免发生意外。

(三)治疗性血小板单采术

治疗性血小板单采术是指采用血细胞分离机将循环血液中异常增多的病理性血小板分离出来予以去除。外周血异常增多的病理性血小板易形成血栓和微栓塞,可能损害重要的组织器官,导致严重的出血,危及患者的生命安全。采取治疗性血小板单采术,可以减低血小板的数量,有效缓解临床症状。

1. 适应证 主要用于血小板计数>$1 000×10^9$/L的原发性血小板增多症或其他骨髓增生性疾病。如果血小板计数<$1 000×10^9$/L,但存在严重的心、肺等重要器官基础疾病,或有形成血栓或微栓塞风险的情况下,也可以考虑采取治疗性血小板单采术。

2. 方法 治疗性血小板单采术通常处理1.0~1.5个全血容量,或持续处理3h。处理1.5个循环血量可减少血小板40%左右。脾大患者因血小板会不断从脾脏中进入循环血液,这类患者也应连续几次血小板去除才能获得满意疗效。

3. **注意事项**　本法不适用于继发性血小板增多症,并且术后应进行抑制血小板生长的化疗、生物治疗等,防止出现血小板数量的反弹。

二、治疗性血液成分置换术

常用的治疗性血液成分置换术包括治疗性血浆置换术和治疗性红细胞置换术。

(一)治疗性血浆置换术

治疗性血浆置换术(TPE)是指采用血细胞分离机将患者的血浆从全血中分离出来弃去,然后补充等量的新鲜冰冻血浆或人血白蛋白、晶体盐等置换液,以除去患者循环血液中的抗原、抗体、免疫复合物或其他病理性物质,目的是缓解症状或控制病情的发展。血浆置换术不仅可以清除体内中小分子的代谢毒素,还可以清除与血浆蛋白结合的毒素、异常球蛋白、免疫复合物等大分子物质,同时又补充了体内所缺乏的白蛋白、凝血因子等必需物质,较好地替代了肝脏某些功能,缓解因这些成分造成的病理损害,为进一步治疗创造有利条件。以下是部分疾病临床治疗情况:

1. **高黏滞综合征(HVS)**　这是最早应用血浆置换术并取得较好效果的疾病。这种综合征多见于巨球蛋白血症和多发性骨髓瘤,因血液中产生了大量的异常免疫球蛋白,使血液黏度明显增高,黏滞度增加,易形成血栓,从而引起心血管、神经系统等一系列的临床表现。血浆置换对快速去除 IgM 类免疫球蛋白效果显著。因 IgG、IgA 在血管外含量较高,又容易从血管外进入血管内,置换疗效较不明显。对于危重病例,尤其是合并有肾功能损害的多发生骨髓瘤患者,治疗效果较好,若与血液透析联合应用,则可快速恢复肾功能。因该类患者血液中纤维蛋白原含量偏高,不宜选用含纤维蛋白原的新鲜冰冻血浆或冷沉淀做置换液,可选用晶体液、代血浆和白蛋白液。一般情况下,每隔一日进行一次血浆置换,2~3 次置换后即可缓解相关症状,每次置换量 800~1 500ml。

2. **血栓性血小板减少性紫癜(TTP)**　为一种不常见的血栓性微血管病,伴有微血管病性溶血性贫血、血小板减少和神经精神状态。一旦确诊,血浆置换术为首选的治疗方法,能去除患者体内促进血小板聚集的物质、某些损害毛细血管内皮细胞的免疫介质,补充缺乏的血浆因子,使 TTP 症状明显缓解,较单纯输注血浆疗效明显。每次血浆置换的量为 35~40ml/kg 体重,每日或隔日一次,直到症状缓解,一般需多次置换,其缓解率可达 75%。

3. **ABO 血型不合的骨髓移植、新生儿溶血病**　通过血浆置换可以降低受者或母体血液中抗供血者造血干细胞或胎儿红细胞的抗体浓度,达到预防免疫反应发生的作用。随着近年来异体器官移植的增加,血浆置换术用来降低血型抗体的应用也越来越普遍。

4. **结合蛋白的物质中毒**　如急性重度农药中毒、重度毒蕈中毒、洋地黄等可与血浆蛋白结合的物质中毒时,可通过血浆置换术将结合的血浆蛋白快速去除,淡化药物或毒素在血液中的含量,从而达到解毒的目的。置换的次数取决于血液中毒素的浓度及中毒的程度。

5. **重症肌无力**　是神经-肌肉接头传递障碍的一种自身免疫性疾病,患者产生抗乙酰胆碱受体的抗体,干扰神经-肌肉传递,引起神经-肌肉传递障碍。主要累及骨骼肌,受累肌群活动后无力,严重时可出现呼吸肌和咽喉肌瘫痪。一般治疗无效时可施行血浆置换术,血浆置换可以快速降低患者血液中抗乙酰胆碱受体的抗体浓度,缓解症状,与免疫抑制剂联合使用效果更好。每周 2 次血浆置换术,5次后可获得满意疗效。

6. **吉兰-巴雷综合征(GBS)**　又称急性多发性脱髓鞘性神经根炎,是一种自身免疫性周围神经病,主要症状是对称性的四肢瘫痪,也可能伴有大小便失禁,严重者会导致呼吸肌无力,引起呼吸衰竭。患者循环血液中存在抗神经元的抗体,对周围神经组织进行免疫攻击,损害多数脊神经根和周围神经,也常损害脑神经。血浆置换术可以清除血液中的抗体、淋巴因子和感染后产生的炎症介质,从而缓解症状。急性期患者越早使用血浆置换术,可缩短严重症状的持续期。

7. **结缔组织病**　如类风湿关节炎和系统性红斑狼疮,属自身免疫性疾病,血浆置换可以清除循环中异常增高的免疫球蛋白、补体和循环免疫复合物,缓解症状。研究表明,单纯血浆置换疗效不明显,联合淋巴细胞去除疗法效果更明显。

8. **肺出血肾炎综合征(GPS)**　患者循环血液中存在抗肾小球基底膜抗体,表现为肾小球肾炎、

图片:治疗性血液单采术

小肺泡出血等症状,死亡率较高。血浆置换术可去除抗肾小球基底膜抗体,避免或减轻肾损害,使症状缓解,联合大剂量免疫抑制药物治疗可取得较好的疗效。置换液以 5% 白蛋白为主,每天 1 次,每次 1.5 个血浆容量的置换量。

9. **自身免疫性溶血性贫血** 是指某些疾病情况下机体产生的红细胞自身抗体使红细胞破坏加速引起的一种获得性溶血性贫血。严重的自身免疫性溶血性贫血患者用免疫抑制剂、肾上腺皮质激素等治疗无效时,使用血浆置换术可获得满意疗效。

10. **家族性高胆固醇血症** 是一种遗传性代谢缺陷疾病,由于肝脏中的低密度脂蛋白受体缺陷,导致血液中低密度脂蛋白异常增高,患者可较早出现动脉硬化。严重的患者 30 岁左右就发生心肌梗死。传统饮食和药物治疗无效时,可行血浆置换术,可快速有效降低患者血液中低密度脂蛋白的浓度,减轻对皮肤和血管的损伤,达到预防严重并发症的目的。因血浆置换疗效短暂,通常置换频率为每 2 周 1 次。

（二）治疗性红细胞置换术

治疗性红细胞置换术(TEE)是指通过血细胞分离机,用健康人的红细胞置换出患者循环血液中异常增生的病理性红细胞,既可以恢复红细胞正常的生理功能,迅速改善组织器官缺氧的症状,又能避免单纯输入红细胞造成的数量过多,引起高黏滞综合征。

1. **镰状细胞贫血** 循环血液中含有大量变形能力差的镰状细胞,可引起微循环瘀滞,导致组织缺氧或坏死。

2. **一氧化碳(CO)中毒** CO 中毒时,体内大量红细胞中的 Hb 与 CO 结合,丧失了运输 O_2 和 CO_2 的功能,严重时导致组织器官缺氧。高压氧舱治疗仅能增加正常红细胞的携氧量,不能逆转、解救已被 CO 结合的 Hb,而红细胞置换术是快速改善组织器官供氧的有效措施。

三、细胞治疗

细胞治疗是指利用某些具有特定功能的细胞的特性,采用生物工程方法获取、通过体外扩增、特殊培养等处理后,使这些细胞具有增强免疫、杀死病原体和肿瘤细胞、促进组织器官再生和机体康复等治疗功效,从而达到治疗疾病的目的。

细胞作为一个独立的生命体,具有很强的生命力、增殖分化能力和功能的可塑性能力。细胞疗法治疗疾病的机制主要分为两大类:一是细胞的直接作用,直接运用其特定的生物活性修复受损伤的组织和器官,或起到特异性或非特异性杀伤作用;二是细胞的间接作用,如分泌相关的因子或活性分子来调节患者自身细胞的增殖和功能活动。

治疗性的细胞包括自然杀伤细胞、CD3AK、DC-CIK、CAR-T 细胞、细胞因子或单克隆抗体活化的免疫细胞、树突状抗原提呈细胞、成体组织间充质细胞、血液-淋巴干细胞、人工诱导的多能干细胞等。

（一）LAK 细胞治疗

LAK 细胞即淋巴因子激活的杀伤细胞。将外周血淋巴细胞在体外经淋巴因子白介素-2(IL-2)激活 3~5 天而扩增为具有广谱抗瘤作用的杀伤细胞。LAK 有广谱抗肿瘤作用。LAK 与 IL-2 合用比单用 IL-2 效果好,因为经 IL-2 激活的 LAK 在输入人体后仍需 IL-2 才能维持其杀伤活性。

（二）CD3AK 细胞

CD3AK(anti-CD3 antibody induced activated killer cells)是 CD3 单克隆抗体和 IL-2 共同激活的杀伤细胞,具有强体外增殖能力、高效细胞毒活性,是继 LAK、TIL 细胞后又一具有杀伤肿瘤作用的免疫活性细胞。与 LAK 细胞及 TIL 细胞相比较,CD3AK 细胞具有扩增能力强、体外存活时间较长、细胞毒活性高、分泌淋巴因子的能力强和体内外抗肿瘤效果显著等优点,有报道称其增殖能力及抗肿瘤细胞毒活性均显著优于 LAK 细胞。

（三）CIK 细胞免疫治疗

CIK 细胞为一种新型的免疫活性细胞,是将人外周血单个核细胞在体外用多种细胞因子共同培养一段时间后获得的一群异质细胞,具有 T 淋巴细胞强大的抗瘤活性和非主要组织相容性复合体限制性杀瘤的优点。$CD3^+$、$CD56^+$、T 淋巴细胞是 CIK 群体中主要效应细胞,与其他过继性免疫治疗细胞相比,具有增殖速度更快、杀瘤活性更高、杀瘤谱更广等优点。

（四）CAR-T 细胞

嵌合抗原受体 T 细胞免疫疗法（chimeric antigen receptor T-cell immunotherapy）是一个出现了很多年，但是最近才被改良使用到临床上的新型细胞疗法。通过将识别肿瘤相关抗原的单链抗体和胞内信号域"免疫受体酪氨酸活化基序"在体外进行基因重组，生成重组质粒，再在体外通过转染技术转染到患者的 T 细胞，使患者 T 细胞表达肿瘤抗原受体，转染后经过纯化和大规模扩增后的 T 细胞称为嵌合抗原受体 T 细胞（CAR-T 细胞）。CAR-T 细胞在体内外都具有对特定肿瘤抗原高度亲和性及对抗原负载细胞高效杀伤特性。CAR-T 细胞杀癌细胞的同时，因在瞬间在局部会产生超大量的细胞因子，引起免疫反应，导致病人高热不退，所以在治疗过程中应严密监护病人。

四、干细胞治疗技术

干细胞是一类具有自我更新、高度增殖和多向分化潜能的原始细胞群体。按其分化能力分为 3 类，分别是：①全能干细胞，具有形成完整个体的分化潜能；②多能干细胞，这种干细胞具有分化为多种细胞、组织的潜能，但丧失发育成完整个体的能力，发育潜能受到一定的限制；③单能干细胞，只能向一种类型或密切相关的两种类型的细胞分化。

干细胞治疗技术是把健康的干细胞移植到病人或自己体内，以达到修复病变细胞或重建功能正常的细胞和组织的目的。

临床上应用最为广泛的是造血干细胞移植，可分为骨髓移植、外周血造血干细胞移植和脐带血造血干细胞移植。血细胞分离机技术是目前采集外周血造血干细胞的唯一手段。患者接受超剂量化（放）疗后，将正常造血干细胞通过静脉输注，取代病变骨髓，从而使患者正常的造血及免疫功能得以重建。骨髓移植是各种血液系统恶性肿瘤、再生不良性贫血、重度地中海型贫血以及一些先天性免疫缺乏症或代谢性疾病的根本治疗方法。

文档：知识拓展

本章小结

临床输血分为全血输注和成分输血。全血输注只有在失血量接近全身血容量 30% 并出现休克症状以及新生儿溶血病患儿换血治疗时应用，主要用于作为制备血液成分的原料。成分输血包括红细胞、血小板、粒细胞、血浆以及冷沉淀凝血因子的输注，其中红细胞输注应用最为广泛，主要是为了补充红细胞，纠正贫血。根据病情的不同，选用不同的红细胞成分血。血小板输注是为了提高血小板的数量，维持机体正常的止血功能。根据输注目的的不同，可分为治疗性输注和预防性输注。中性粒细胞输注主要应用于严重感染且抗生素治疗无效的患者。血浆制品主要包括新鲜冰冻血浆、病毒灭活新鲜冰冻血浆、冰冻血浆、病毒灭活冰冻血浆。主要区别在于新鲜冰冻血浆中含全部凝血因子，而普通冰冻血浆缺乏不稳定的 V 因子和Ⅷ因子。冷沉淀凝血因子的主要成分是Ⅷ因子、纤维蛋白原、血管性血友病因子（vWF）、纤维结合蛋白等，用于相应因子缺乏的患者。不同的疾病，输血治疗的方案也不一样，应根据疾病的特点选择合适的输血方案。治疗性血液成分单采及置换术可以快速改变血液成分，对于血细胞以及血浆质量异常引起的疾病可以起到快速有效的治疗作用。干细胞治疗技术是血液系统疾病和先天性免疫缺乏症或代谢性疾病的根本治疗方法。

（邱 芳）

扫一扫，测一测

思考题

1. 什么是成分输血？有何优点？
2. 简述红细胞输注的种类及适应证。
3. 简述冷沉淀的主要成分及输注适应证。
4. 比较治疗性红细胞单采术和治疗性红细胞置换术有何不同？

学习目标

1. 掌握自体输血技术概念、分类和优点;贮存式、回收式自体输血技术操作步骤、不良反应和注意事项。

2. 熟悉稀释式自体输血技术基本实施过程、不良反应和注意事项。

3. 了解步积式采血法、蛙跳式采血法、转换式采血法采血方案;稀释式自体输血的采血剂量;自体输血发展过程。

4. 能根据临床适应证,正确选择自体输血的方式,并能设计自体输血方案。

自体输血技术是指在一定条件下采集患者的血液或血液成分,并予以处理和保存,在患者需要时回输的一种输血治疗方法。自体输血技术是一种安全、经济、合理、科学和有效的输血方式,具有:节约血液资源,缓解血液资源紧张;避免肝炎、艾滋病、梅毒、疟疾等经血液传播的疾病;减少同种异体输血产生的不良反应,如非溶血性发热反应、过敏反应、溶血性输血反应、输血相关性移植物抗宿主病、输血相关性急性肺损伤等;解决稀有血型或者疑难交叉配血供血困难问题;避免异体输血前检查失误引起的差错事故。

根据自体血液采集方式不同,自体输血技术主要包括贮存式、稀释式和回收式自体输血三种方法(图 8-1)。临床输血技术规范规定:术前自体贮血由输血科(血库)负责采血和贮血,经治医师负责输血过程的医疗监护。手术室的自体输血包括稀释式自体输血、回收式自体输血等医疗技术由麻醉科医师负责实施。

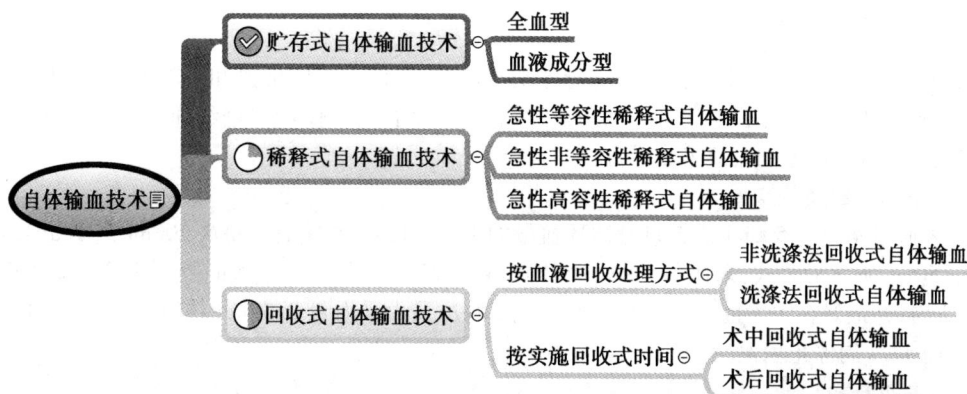

图 8-1　自体输血技术分类

第一节 贮存式自体输血技术

贮存式自体输血技术是指在患者择期手术前采集患者的血液或血液成分进行适当保存,当术中患者需要施行输血时,将其预先采集并贮存的血液或血液成分进行回输,以达到输血治疗的目的。术前多次自体采血还可刺激骨髓造血功能,增加红细胞生成。但部分患者采集的血液手术中未能使用而导致浪费。造血干细胞采集贮存也是一种贮存式自体输血技术。

贮存式自体输血技术依据采集血液种类的不同,分为全血型与血液成分型两类,血液成分型贮存式自体输血技术又可以根据成分的不同分为红细胞型、血浆型和血小板型等。

一、适应证和禁忌证

(一)适应证

只要患者身体一般情况良好,血红蛋白>110g/L 或红细胞比容>0.33,行择期手术,患者签字同意,都适合贮存式自体输血。儿童或年龄超过 70 岁的老人,应慎重考虑。

(二)禁忌证

1. 冠心病、严重主动脉瓣狭窄等心脑血管疾病急重症患者。
2. 有细菌性感染或正在使用抗生素的患者。
3. 有献血反应史及曾发生过迟发性昏厥者或有活动性癫痫病史者。
4. 有贫血(Hb<110g/L 或 HCT<0.33)或出血倾向的患者。
5. 有红细胞遗传缺陷性疾病的患者。
6. 一般情况下,儿童体重低于 30kg 不适合采血,孕妇应避免妊娠早期和晚期采血。

二、采血前的准备

(一)采血器材与相关急救物品

配备处理献血不良反应的急救药品与器材并定期检查,保证药品与器材在有效期内。基本急救药品主要包括强心、升压、呼吸兴奋、抗过敏、镇静、扩容等药品;基本急救器材包括开口器、氧气瓶、输氧套管、一次性无菌静脉输液器及输液针、无菌注射器及针头等。

(二)采血环境与人员准备

采血环境、设施应严格按《医院消毒卫生标准》Ⅲ类环境标准,执行定期清洁、消毒,每个采血工作位应有独立的采血、留样、记录、贴标签的操作设施和缜密流程。医护人员着装及手消毒参照血站采血要求。

(三)患者准备

自体输血前,需与患者沟通并征得患者同意,完成相关文件流程。采血前一晚避免饮酒和过饱进食,不吃高脂肪高蛋白食物,不过度疲劳,保证充足的睡眠。采血部位应无畸形、损伤、炎症、皮疹、瘢痕及其他不适于做局部穿刺的情况。采血前需对患者一般情况进行评估,制订采血计划。

三、采血剂量和采血方案

择期手术患者由临床医生根据患者的身体基本情况,预计手术中出血和需输血量,根据病人基本情况,与输血科共同制订完善的患者术前采血计划,决定是否需要使用促进红细胞生成药物等。如果手术临时改期,将严重影响血液采集贮存。

(一)采血剂量及频次

每次采血量不超过 500ml 或者自身循环血量的 10%~12%,通常成人每次 200ml 或 400ml;若患者体重小于 50kg,则参考公式:采血量=400ml×体重(kg)/50(kg)。采血频次间隔至少 3 天,大多每周 2 次,连续 3 周,并最好在手术前 3 天停止采血。儿童每次最大采血量 8ml/kg(体重),每周采血 1 次,最好在手术前 1~2 周停止采血。

(二)采血方案

贮存式自体输血技术采血方案常有步积式采血法、蛙跳式采血法、转换式采血法三种。

1. **步积式采血法(单纯式采血法)**　该法采集到的血液量有限,适用于较简单的手术。要求术前提供少量的自身贮存血或一些特殊群体的血液预存。血液采集后于 ACD 或 CPDA 液中保存,数次累积从而达到预定的血液量。步积式采血法常有四种采血方法(表 8-1)。

表 8-1　步积式采血法日程表

采血方法	采血总次/次	术前 3 周/ml	术前 2 周/ml	术前 1 周/ml	采血总量/ml
方法 1	2	400	400	—	800
方法 2	3	400	200	200	800
方法 3	3	400	400	200	1 000
方法 4	3	400	400	400	1 200

2. **蛙跳式采血法**　适用于较大或复杂的手术,要求术前贮存较多的自身血液量。通常在给予铁剂的情况下采用"蛙跳"方式采血,然后反复回输直至第 29 天,可得到表 8-2 中第 5、6、7、8 和 9 袋血液,每袋采血量 400ml,共计 2 000ml。在"蛙跳式"采血时,可补充晶体液、胶体液。经典的蛙跳式采血日程表见表 8-2。

表 8-2　蛙跳式采血日程表

采血日期	采血袋号	回输袋号	再采血袋号
第 1 天	第 1 袋	—	—
第 8 天	第 2 袋	第 1 袋	第 3 袋
第 15 天	第 4 袋	第 2 袋	第 5 袋
第 22 天	第 6 袋	第 3 袋	第 7 袋
第 29 天	第 8 袋	第 4 袋	第 9 袋

3. **转换式采血法(采血回输法)**　通过此方法至术前采集血液可达 1 000~1 500ml,能基本满足大部分手术血液需要。转换式采血法日程表见表 8-3。

表 8-3　转换式采血法日程表

采血时间	术前 4 周	术前 3 周	术前 2 周	术前 1 周	术前 0 周
采血次数	第 1 次	第 2 次	第 3 次	第 4 次	—
采血量(ml)	400	800	1 200	1 600	—
回输量(ml)	—	400	800	1 200	—
保存量(ml)	400	800	1 200	1 600	1 600

如若手术较大且复杂,要求术前提供较多的自体血,可以通过"蛙跳"式采血法进行,且"蛙跳"式采血法保存的血液较新鲜。如手术需要的自体血量相对较少,则可用步积式采血法。如要求术前提供较多的新鲜自体全血,则可采用转换式采血法。步积式采血法简单、易行,而"蛙跳"式采血法和转换式采血法比较烦琐。

(三)血液采集

1. **采血准备**　检查一次性采血袋,确保外包装严密、无破损、无霉变,在使用有效期内。开启、检查并校正采血仪。开启、检查高频热合机,调整合适的热合强度。采血者严格按照《临床输血技术规范》《医院感染管理规范》以及《消毒技术规范》的要求,认真做好采集前消毒准备工作和血液采集,确保患者的安全。采血前核对患者的基本信息等,检查《自体输血治疗知情同意书》《贮存式自体输血申请单》《贮存式自体输血征询表》等相关文件,确认主管医生及患者签名和拟采血量,在采血袋上明确标注。

文档:自体输血治疗知情同意书

文档:贮存式自体输血申请表

笔记

2. 采血操作　采血过程严格按照采血规范进行,采血过程中做好患者护理,与患者进行交流,注意观察患者的脸色、表情。如发现患者有面色苍白、恶心呕吐、出冷汗等异常情况,或发生局部血肿、针头阻塞时,应立即终止采血,会同主管医生及时采取相应措施。

3. 采血后处理　采血结束后做好采血相关记录,做好标记,规范存储。填写自体输血回执单交经治医师,作为领血凭据;临床医师做好患者采血相关记录,包括采血时间、采血过程、采血量、采血后患者病情评估、采血后注意事项、下次采血时间等;在血袋上写明自体献血者姓名、住院号、科室、床号、采血时间、有效期,确证无误后,输血科工作人员、护士、主治医生、自体献血者必须同时在血袋上签名;血袋标签与异体血液标签应有醒目的区分,标有"自体输血"字样,贮存于输血科专用冰箱;血液不可转让给他人使用。在需要血液回输时,严格按照《临床用血技术规范》《临床用血管理制度》的要求进行,做好患者病情评估,输血全程监护。

四、不良反应

(一)局部反应

1. 血肿　是最常见的局部不良反应。采血中若穿刺部位出现血肿,应立即停止采血,拔出针头,用消毒棉球或无菌纱布压迫穿刺部位,嘱患者抬高手臂至心脏水平以上,持续 10min 左右,以减少血肿程度。若采血后出现血肿,可在 12h 后热敷。

2. 局部感染　消毒不严格或某些化学物质可导致局部感染,采血部位可出现红、肿、热、痛等感染症状,严重者可出现疖肿、蜂窝织炎、静脉炎等,应按相应的治疗方法分别予以处理。

(二)全身反应

1. 血管迷走神经反应　多因紧张等精神因素所致,常见低血压、心动过速、肌肉痉挛或抽搐、恶心或呕吐、心功能紊乱、呼吸困难,严重者可出现昏厥。可将患者置于头低仰卧位,或用芳香胺脂类吸入治疗,也可给患者喝温糖水,经对症处理一般可以很快恢复。若恢复时间超过 15min,可能出现潜在危险,故采血时若患者感觉不适,要及时测量血压和心率,并及时对症处理。

2. 全身性感染　若局部感染处理不当可导致全身性感染。

(三)其他反应

血液回输时常见由于细菌污染血袋而导致菌血症,也可能出现因冰冻红细胞解冻时脱甘油不彻底而导致溶血反应,或回输血液速度过快等导致循环超负荷。

五、注意事项

1. 患者知情同意,签署自身输血同意书,经治医师须与患者及家属说明情况,包括自身输血目的、过程、危险性和可能出现的并发症等,以及可能出现的不可避免的意外原因(冰箱故障、污染,有异物、凝块、过期等)而需放弃自身血液等。

2. 每位自体输血者必须有病史详细记录,包括现病史和既往病史、传染病史及重要脏器体检、实验室检查及辅助检查结果。

3. 严格按照《临床输血技术规范》《医院感染管理规范》等进行无菌操作,以确保患者的安全。严格执行操作规程和核对制度,每次采血前认真核对各种记录,常规检验患者血红蛋白浓度和血细胞比容、血清铁、总铁结合力、血清铁蛋白等。不符合采血标准者,应暂缓采血。同时鉴定患者的 ABO 和 RhD 血型、不规则抗体筛查,以备患者特殊情况下使用同种异体血。

4. 建议口服铁剂治疗,以有利于采血后红细胞生成;也可应用重组人促红细胞生成素。

5. 采血后嘱患者平卧半小时以上,忌猛起身、猛抬头,可口服糖盐水 500~1 000ml,嘱病人在手术前多食营养、高热量食物。有明显不适表现者,应静滴平衡盐液或生理盐水,输液量一般为采血量的 2~3 倍。

6. 需要自体血回输时,医护人员凭取血凭证到输血科(血库)取血,双方认真核对患者与血袋上的信息,两者必须完全一致并签名确认后方可取血。为保障患者手术安全,采集血液 3 天后方可实施手术,输血时由经治医师负责输血过程的医疗监护。

第二节　稀释式自体输血技术

稀释式自体输血技术是20世纪60年代发展起来的一项输血技术,是指通过补充晶体液和胶体液将血液稀释到一定程度,从而在同样出血量情况下减少血液有形成分丢失,即减少出血量。

稀释式自体输血技术比较容易实施,除具有自体输血的一般优点外,还省去了复杂的血液处理程序和保存手续,降低每单位血量医疗费用;一般情况下抽取的血液不需要进行储存,基本保留所有血液成分的活性,可以说是真正的"新鲜血";避免了在血液储存过程中由于管理失误造成的风险;降低受血者血液黏滞度,改善手术时微循环灌注,增加组织摄氧量。血液稀释后,动脉氧含量下降,血液黏稠度降低,而引起血流动力增大。研究发现,血液稀释不超过一定的限度时,机体可以通过多种途径进行代偿,包括通过提高每搏量来实现心排血量增加,降低血黏度以增加微循环灌流,理论上提高了组织灌注。血液稀释时,血流重新分布,使组织能更有效地利用血液稀释后的有限氧供,以保证重要生命器官如心脏、脑的氧需求。

由于红细胞数量可反映血液主要成分比例,故通常用血细胞比容(HCT)来描述血液稀释程度。血液稀释程度分为五级(表8-4)。

表8-4　血液稀释程度分级

血液稀释程度	HCT
轻度	>30%
中度	30%~20%
中深度	20%~15%
深度	15%~10%
极度	<10%

稀释式自体输血技术一般分为急性等容性稀释式自体输血、急性非等容性稀释式自体输血、急性高容性稀释式自体输血三种。

1. **急性等容性稀释式自体输血**　是指在患者麻醉后手术开始前,采集一定数量血液在手术室常温保存,并用等容量的晶体液和胶体液补充循环血容量,使血液稀释,以减少术中血细胞丢失量。手术结束止血完全后,将之前采集的血液回输到患者体内,以达到不输异体血或少输异体血的目的。在美国急性等容性稀释式自体输血已被用作全髋置换的标准治疗方案。

2. **急性非等容性稀释式自体输血**　在麻醉前采集患者全血,采集量为循环血容量的10%~15%,随后快速补充约2倍采血量的晶体液和胶体液(1:2),以达到稀释血液的目的。采集的血液在需要时回输。急性非等容性稀释式自体输血多用于避免前负荷过大造成的急性左心衰。

3. **急性高容性稀释式自体输血**　是指不采集自体血液,仅在术前快速输注一定量的晶体液和胶体液,使机体血容量维持在超过基础血容量的20%左右,术中的出血用等量的胶体液补充,尿液、呼吸损失的水分、皮肤与手术野蒸发的水分用等量的晶体液补充,使手术过程中血容量始终维持在相对高容的状态,以降低HCT,减少术中红细胞的丢失,使手术中实际出血相对减少。此法操作简便,效果突出,在国内外使用越来越多。但此法需要一定的麻醉深度,如掌控不良,可能造成循环负荷过重,产生心脏意外。

一、适应证和禁忌证

（一）适应证

评估是否采取稀释式自体输血的关键因素是患者对低红细胞容量的耐受能力。一般要求:
1. 年龄在65岁以下,无心、肺、肝、肾功能异常。

2. Hb≥110g/L,HCT≥0.33,PLT≥100×10⁹/L,血小板功能正常。

3. 术前估计失血量≥800ml。

4. 稀有血型且备血困难、因宗教信仰而拒绝异体输血、产生不规则抗体或可能产生不规则抗体且须行手术治疗等各类疾病。

5. 真性红细胞增多症和慢性缺氧造成的红细胞增多。

（二）禁忌证

1. 严重贫血,HCT<0.30、PLT≤50×10⁹/L 或血小板功能异常。

2. 局部感染及有菌血症。

3. 凝血功能障碍。

4. 低蛋白血症血浆白蛋白低于 25g/L 时即可出现全身性水肿,如再进行血液稀释,必然使水肿加重,甚至发生急性肺水肿。

5. 有严重内脏疾病或功能不全,如肾衰竭、肝衰竭、心肌梗死等,但该脏器需要手术治疗时适当除外。冠状动脉搭桥术不是稀释式自体输血的绝对禁忌证,除非患者有不稳定性心绞痛或左冠状动脉主干病变等。

6. 老年或小儿患者应慎重考虑是否采用稀释式自体输血。70 岁以上老年人因重要器官退化、功能减退、机体代偿能力下降,如实施中度以上的血液稀释,可能会使重要器官发生缺血性损害,但这一禁忌不是绝对的,应根据患者全身情况和医疗监护条件等而定。儿童因体重小、血容量少等因素,一般不考虑行稀释式自体输血。

二、准备与实施

稀释式自体输血的血液采集场所为手术室,手术室的环境应能够满足开展手术的一般要求,整个技术过程由麻醉科医师监控进行。操作结束后,麻醉科医师应对操作全程进行记录。

（一）采血量

采血量一般为患者血容量的 20%~30%。以红细胞比容不低于 0.25,白蛋白 30g/L 以上,血红蛋白 100g/L 左右为限,采血速度约为 200ml/5min。以急性等容性稀释式自体输血为例说明,血液采集量理论计算公式:

$$V = 2V_0(H_0 - H_f)/(H_0 + H_f)$$

式中:V 为血液采血量;V_0 为血液采集前患者血容量;H_0 为血液采集前患者血细胞比容值;H_f 为血液采集后期望血细胞比容值。

体外循环心血管手术患者血液采集量理论计算公式:

$$V = [0.7W(H_0 - H_i)V_0H_i]/H_0$$

式中:V 为血液采集量;W 为患者体重;V_0 为血液采集前患者血容量;H_0 为血液采集前患者血细胞比容值;H_i 为体外循环时的最佳血细胞比容值。

血液采集前患者血容量 V_0 为成年男性或儿童体重 W 的 7%(L/kg),为成年女性体重 W 的 6.5%(L/kg)。临床实际血液采集量除依上述的理论值计算外,还应参照患者年龄、主要脏器(心、肺、肝、肾)功能以及手术类型确定。稀释式自体输血的血液采集一般在进行麻醉诱导及维持平衡后,在有效的循环检测条件下,于手术失血前经患者动脉、中心静脉或周围大静脉获取血液。在应用体外循环时,血液采集时间于体外循环开始后更为安全。

（二）稀释液的选择与应用

血液稀释是指在采集血液的同时,应用晶体、胶体液进行血容量补充。根据液体的性质,血液稀释液一般分为晶体液和胶体液。晶体液在进行血液稀释的同时,主要是补充离子,补充血容量,其在循环系统中滞留的时间极短,易进入组织间隙或经肾脏、皮肤排出,但大量输入易引起组织水肿。胶体液在进行血液稀释的同时,主要维持血液胶体渗透压,维持循环系统的稳定。胶体液扩容效果强,能迅速纠正血容量不足。胶体液与晶体液特点见表 8-5。

表 8-5　晶体液与胶体液特点比较

	优　点	缺　点
晶体液	价格便宜,对凝血、肝肾功能基本没有影响,快速补充血容量	扩容效果差,大量晶体液会致组织间液增多,引起组织水肿
胶体液	扩容效果强,迅速纠正血容量不足	有传播血液疾病的风险,人工胶体不良反应大,增扩血容量太快易引起颅内高压

为恢复血容量和维持胶体渗透压,通常晶体液和胶体液共同使用。常采用胶体液和晶体液比例为 1∶2,采血总量与稀释液总量的比例为 1∶2。同时应根据患者全身情况以及重要脏器功能做适当调整。临床常用的晶体稀释液有生理盐水、5% 葡萄糖液、乳酸钠林格液、乳酸钠林格葡萄糖液、乳酸钠林格山梨醇液等。常用的胶体稀释液有合成胶体液(右旋糖酐、羟乙基淀粉)、明胶多肽(胶体渗透压相当于白蛋白)、血浆、5% 白蛋白液等。

（三）采集方法

以急性等容性稀释式自身输血为例说明。

1. 血液采集　手术当天麻醉前或麻醉后,待患者病情稳定,按采供血机构采血方法进行无菌操作,通过一条动脉或静脉采取一定量的自体血。采血速度以动脉血压、心电图监护维持正常为条件,成人按 20~40ml/min 的速度抽取血液。血液收集于枸橼酸钠葡萄糖(ACD)保存液血袋中,一般情况下采集的血液置于手术室室温保存备用即可,采集的血液确保 4h 内完全回输。若手术时间较长,4h 之内血液不能回输,应置于贮血专用冰箱 4℃ 条件下保存。采血量根据患者的体重、HCT 及预期的失血量确定,身体状况较好的患者可采血达全身总血容量的 20%~30%。

2. 血液稀释　在采血同时另一条静脉快速补充相应量的胶体液和晶体液,以使血容量维持正常和稀释血液,血液稀释度以 HCT 为观察指标,一般以 HCT 不低于 0.25 为适度。

3. 血液回输　自体血回输的时机根据出血量及预测的 HCT 值决定,若术中不需要输血,术毕前应将所采血输回患者体内。手术后期患者出血量超过 600ml 时,以相反顺序回输自体血液,即先输最后放出的稀释血,最先放出的血富含红细胞、血小板和凝血因子,应留置在手术将结束时回输,以增加红细胞量,减少手术后出血。

三、不良反应

（一）血压下降

采血速度过快、血液过度稀释而导致血压下降,甚至出现低血压性休克。可通过控制稀释度,使 HCT 大于 0.25。当收缩压过低时,应输注血浆替代品或白蛋白补充循环血容量,同时给予利尿药。

（二）心律失常

无症状缺血性心脏疾病患者,常因放血与输注不同步而引起心肌缺血,导致心律失常、心率加快、呼吸加快,非全麻患者有心悸、胸闷等,应及时补充血容量,保持供氧,维持良好通气。

（三）急性肺水肿

输注量过多可导致术后循环负荷加重,尤其心脏负荷过重,会发生急性肺水肿,可术后给予利尿药缓解。

（四）出血倾向

因血液稀释,血小板和凝血因子相对减少或因放血速度过快而导致有出血倾向,应密切监控凝血功能的动态变化。

四、注意事项

1. 在麻醉状态下,肌肉松弛剂的作用可使外周循环系统扩张,所以一定要注意补充液体,维持有效循环血容量。

2. 实施血液释稀,首先要始终保证血容量正常或略微增高,保持尿量满意(每小时超过 50ml)是血容量补足的指标;需在实施过程中监测其他指标,如心电图、血气分析、皮肤温度和色泽以及收缩压和舒张压。实施稀释式自体输血时常见监测项目见表8-6。如果血容量不足,势必引起交感神经功能兴奋,可出现心率增快,提示需要加快输液,同时减缓采血速度,甚至暂停采血片刻。

表8-6 实施稀释式自体输血时常见监测项目

监测项目	生理功能
血流的动脉压	末梢组织的血流维持
中心静脉压	循环血容量
心电图	心肌供氧情况
动脉血血气分析	肺换气功能,组织血液灌流情况
静脉血血气分析	末梢组织供氧情况和心排血量
Hb 和 HCT	动脉血氧含量

第三节 回收式自体输血技术

回收式自体输血技术是通过血液回收装置,将患者体腔积血、手术中失血及术后引流血液进行收集,经过抗凝、滤过、洗涤等处理后再回输给患者的输血方式,是目前临床应用最广泛的自体输血方式。理论上本法可收集、处理和回输全部血液,当发生大量失血或者大量失血后输血成本过高时,本法是首选方案。血液回收必须采用合格的设备,回收处理的血必须达到一定的质量标准。体外循环后的机器余血应尽可能回输患者。

回收式自体输血技术按血液回收处理方式可分为非洗涤法回收式自体输血、洗涤法回收式自体输血,按回收处理时间可分为术中回收式自体输血、术后回收式自体输血。

(一)按血液回收处理方式分类

1. **非洗涤法回收式自体输血** 是指将手术中失血经回收、抗凝、过滤后回输于患者本人的方法。此法经济、简单,不去除血浆成分,能缩短循环血容量减少的时间。但应用此法,混入血液中的异物直接被输注体内,有可能引起以溶血为主的多种并发症,如高血红蛋白血症、肾功能障碍、败血症、DIC 及其他意外的血压下降。

2. **洗涤法回收式自体输血** 是指用血液回收机收集手术野的血液,经过滤、离心和洗涤后,将浓缩的红细胞悬液回输给患者。与非洗涤式相比,洗涤回收的红细胞寿命与异体库存血相近,2,3-DPG的含量显著高于异体库存血,红细胞悬液为弱碱性,钠、钾含量正常,去除了90%的游离血红蛋白,各种异物、组织碎片、肿瘤坏死因子-α、脂肪颗粒等也可以通过洗涤去除,但绝大多数的血小板和凝血因子等血浆有效抗凝成分也被洗涤清除,故大量输注时仍应需考虑补充凝血因子和血小板。洗涤回收式自体输血技术能显著减少非洗涤法回收式自体输血时以溶血为主的各种并发症,近年来洗涤式已被广泛应用。两者比较见表8-7。

表8-7 洗涤式与非洗涤式自体输血回收优缺点比较

	优点	缺点
非洗涤式	装置简单,血液回输迅速,能回输血浆	抗凝剂混合调节困难及应用拮抗剂,有异物混合,有发生 DIC 的危险
洗涤式	单纯的红细胞回收,彻底清除异物	实施费用较高,红细胞回输缓慢,血浆渗透压下降

(二)按实施回收式的时间分类

1. **术中回收式自体输血** 是指于患者手术过程中将手术区出血经处理后再回输给患者本人的一种输血方法。此时回收的血液有凝集性,必须使用抗凝剂。常用于心血管外科(如心脏体外循环中利用体外心肺机对术区血液回收)、整形外科、骨科、普通外科、妇科等手术中失血量较多者,此方式也包括外伤后(包含自发性出血)所致的滞留在胸腔或腹腔内的血液回收。

2. **术后(床旁)回收式自体输血** 对手术结束后手术部位后续流出的血液进行回收,此时被回收的血液无凝集性,不需要使用抗凝剂。

　　大量出血实施血液回收与回输时,应用血浆代用品或人体白蛋白液补充血液容量,补充凝血因子或凝血酶原复合物,给予同种异体输血也是必要的。

一、适应证和禁忌证

（一）适应证

　　适用于估计有大量出血的手术或已患贫血且有可能需要输血的手术,如创伤外科手术的大血管损伤、肝脾破裂、脊柱外伤;心血管外科手术中的心脏手术、动脉瘤切除术;普外科肝脏或脾脏切除术、门脉高压分流术中短时间内大量出血;矫形外科的脊柱侧弯矫正术、椎体融合术、髋关节置换术;器官移植术;妇产科异位妊娠破裂大出血等,除禁忌证以外的手术疾病均可为其适应证。

（二）禁忌证

　　1. 手术部位污染　手术部位有明显的细菌污染或其他不适合静脉输入物质,如腹腔脏器破裂导致胃肠液、胆汁、尿液等污染创面,以及开放性创伤超过 4h 的积血、非开放性创伤在体腔内超过 6h 的积血、其他污染(消毒液、创面有外用药物等)。

　　2. 严重溶血　发生严重溶血时,严禁使用回收式自体输血。

　　3. 恶性肿瘤　肿瘤手术中失血是否能回收尚存争议。理论上回收式自体输血可能引起肿瘤的血行播散,但研究表明一定的剂量放疗可杀死肿瘤细胞,不增加其血行播散风险。如果肿瘤较大,有骨髓转移和血液转移并有淋巴结肿大者,应视为禁忌。

　　4. 感染性疾病患者　HIV、乙肝、丙肝等感染性疾病,对操作者有污染的可能性,不适合使用回收式自体输血。

二、准备与实施

（一）血液回收前的准备

　　根据患者情况制订方案,完善相关检查,签署《自体输血治疗知情同意书》,与患者及家属充分沟通,检查回收式自体输血设备,按标准操作程序准备消耗材料、药品以及监测设备。

（二）操作步骤

　　目前回收式自体输血多用自体血液回收机完成。以洗涤式自体输血为例,简单介绍操作步骤。自身血液回输简易流程见图 8-2。

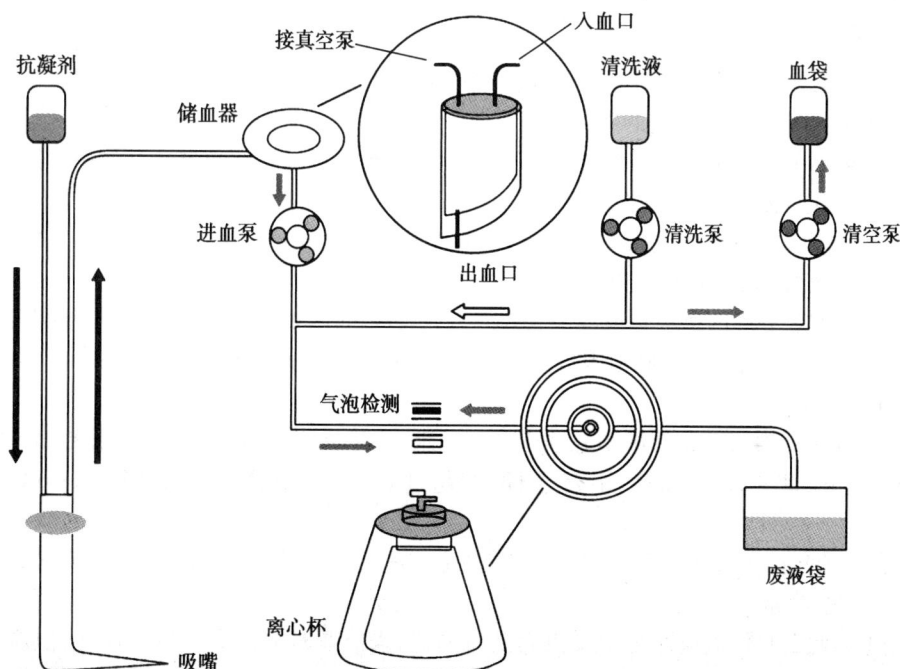

图 8-2　自身血液回输简易流程图

图片:血液回收机

1. **准备配套用品** 将一次性使用的配套物品准备好,并检查各管道是否安装正确。

2. **收集血液** 利用负压吸引使储血器形成持续负压,通过吸引头和吸血管把患者创口内血液吸入储血器中,并经多层滤网过滤。在吸血的同时,通过连在吸血管上的抗凝剂滴管,抗凝剂被吸入吸血管与血液混合,使血液不凝固。收集的血液和抗凝剂暂时储存在储血器内备用。真空吸引不能超过 150mmHg,以免红细胞在吸取过程中变形破坏,产生溶血,游离血红蛋白水平上升,影响回收率。

3. **洗涤和回收** 贮血罐内血液大于 800ml 时,血液回收机自动进入离心、分离及清洗程序,将所得细胞(红细胞、白细胞、血小板)离心浓缩于处理容器泵入储血袋中,每次 250ml 左右回输给患者,清洗液、抗凝剂、游离血红蛋白、细胞碎屑等则从处理容器中分离到废液袋内。

三、不良反应

(一)凝血功能障碍

经洗涤回收的血液含凝血因子、血浆蛋白和血小板明显减少,所以在大量回输自体血后,可产生稀释性凝血功能障碍,如 PT 延长等。若回收血量大于 3 000ml 时,应常规补充 3~4 个单位新鲜冰冻血浆和血小板,以免发生凝血障碍,造成术后大量渗血。因此,目前认为最适宜术中使用回收式自体输血技术的是估计出血量在 500~2 000ml 的手术。

(二)溶血

回收式自体输血的血液回收过程中可造成溶血。如果回输大量含有游离血红蛋白和红细胞基质的血液,会诱发肾脏损伤,导致出现血红蛋白尿症,所以对术前已有肾功能障碍的患者,必须应用洗涤法回收式自身输血。

(三)电解质紊乱

由于洗涤液的 Na^+、Cl^- 含量较高,大量输入可能会对内环境稳定造成一定的影响,导致高氯性代谢性酸中毒,甚至低钙、低镁,所以需监测患者的酸碱度和电解质变化。用林格液代替生理盐水可减轻或避免上述并发症。

(四)回收血综合征

回收血综合征(SBS)是指临床上有极少数病人在回输自体血后出现血压下降、术中或术后伤口弥散性出血、呼吸道阻力上升、肺顺应性和动脉氧分压下降、呼气末二氧化碳分压升高和肺水肿等类似急性呼吸窘迫综合征(ARDS)的表现,尽管非常罕见,但危害却是致命的。

四、注意事项

1. 血液回收必须采用合格的设备,操作时严格遵守操作规程,术中回收操作应严格执行无菌操作规范,回收处理的血必须达到一定的质量标准。

2. 体外循环后的机器余血应尽可能回输给患者,术中处理的血液不得转让其他患者使用。

3. 应用洗涤式自体输血法,回收血液时间相对较长。在洗涤过程中血小板、凝血因子、血浆蛋白等基本被清除,当回输血量超过血容量 2/3 时,可能造成稀释性凝血功能障碍,出现出血倾向,需同时输新鲜血浆、血小板或凝血因子,以免发生术后渗血。

4. 术中快速回收处理的血液若未经洗涤处理,其中含有抗凝剂,故应根据抗凝剂使用的剂量给予相应的拮抗剂。术中回收处理的血中若残留血红蛋白(特别是快速回收处理的血液),应视血红蛋白残留量给予相应的治疗。

5. 血液处理后的洗涤浓缩红细胞悬浮于生理盐水,应尽快输用;若暂不回输,按照 AABB 的保存时间标准:室温下(20~24℃)保存,不超过 6h;若超过 6h,应置于储血专用冰箱(2~6℃),不得超过 24h。

6. 外伤后被细菌污染的血液回收使用,导致败血症的可能性很大,行术中回收式自体输血的患者术后应常规使用抗生素。

7. 原则上回收的自体血应在手术结束后及时输完,未能及时输注的可带回病区,但应跟护士交班。回输时应使用标准的输血滤器,因回输袋内含有空气,严禁使用加压输注。在麻醉记录单上记录回输时间、回输量、不良反应。

本章小结

　　自体输血技术可分为贮存式自体输血、稀释式自体输血、回收式自体输血三种。贮存式自体输血技术是指在患者择期手术之前采集患者的血液或血液成分并进行适当的保存,在患者需要输血时,将其预先采集贮存的血液或血液成分进行回输,以达到输血治疗的目的,适用于大部分外科择期手术患者。稀释式自体输血技术是通过补充晶体液或胶体液,降低单位体积血液中的血细胞浓度,使在等量的外科出血情况下,减少血液有形成分丢失,即减少出血量。一般分为急性等容性稀释式自体输血、急性非等容性稀释式自体输血、急性高容性稀释式自体输血三种。回收式自体输血技术是指在患者手术过程中将患者在手术中或创伤后流失在术野或体腔内无污染的血液回收,进行回收、抗凝、滤过、洗涤等处理,再回输给患者的一种输血方法,是目前临床应用最广泛的自体输血方式。应根据患者的临床指征选择合适的输血技术,并关注其不良反应。

(牟凤林)

08章 扫一扫 测一测

扫一扫,测一测

思考题

　　1. 洗涤回收式自体输血技术与非洗涤回收式自体输血技术中,洗涤后血液与未洗涤血液成分有何不同?

　　2. 什么是稀释式自体输血技术? 有哪几种类型?

　　3. 什么是自体输血技术? 常见自体输血技术有几种方式?

笔记

第九章 输血不良反应

学习目标

1. 掌握输血不良反应的定义、分类;常见输血不良反应的病因及发病机制、诊断与鉴别诊断。
2. 熟悉输血不良反应的临床表现、治疗及预防。
3. 了解输血不良反应的检测和处理流程。
4. 具备一定的判断不同种类输血不良反应的能力,具有采取合适的预防措施避免特定输血不良反应发生的意识,在发生输血不良反应后能够及时调查和上报。

输血是临床治疗重要的组成部分,是抢救和防治疾病的主要手段之一。尽管血液以最严格标准进行筛查、采集、检测、贮存和输注,但是依然存在着不良反应,甚至危及生命,也可能传播危害严重的传染性疾病。

输血不良反应是指受血者在输入血液或血液制品过程中或者输血结束后出现了用原有疾病不能解释的某些新的临床症状和体征。临床输血不良反应发生率约为1%~10%。

输血不良反应按发生的时间可分为即发性输血不良反应(输血期间或输血后24h内发生反应)和迟发性输血不良反应(输血24h后甚至十几天后才发生反应);按发生原因可分为免疫性输血不良反应(发病与免疫因素有关)和非免疫性输血不良反应(发病与免疫因素无关)。常见输血不良反应分类见表9-1。

表9-1 常见输血不良反应分类

	即发性反应	迟发性反应
免疫性反应	发热性非溶血性输血反应 过敏反应 急性溶血反应 输血相关性急性肺损伤	迟发性溶血反应 移植物抗宿主病 输血后紫癜 血细胞或血浆蛋白同种异体免疫
非免疫性反应	细菌性输血反应 循环超负荷 空气栓塞 出血倾向 枸橼酸盐中毒 非免疫性溶血反应 电解质紊乱 肺微血管栓塞	含铁血黄素沉着症 血栓性静脉炎 输血相关感染性疾病

第一节　免疫相关输血不良反应

一、发热性非溶血性输血反应

发热性非溶血性输血反应(febrile non-hemolytic transfusion reaction,FNHTR)是指患者在输全血或血液成分期间或输血后15min~2h内体温升高1℃以上,并以发热、寒战、全身不适、恶心呕吐为主要临床表现,能排除溶血、细菌污染、严重过敏等其他可引起体温升高等原因。这是输血不良反应中最常见的一种,发生率约0.5%~3.0%,约占总输血不良反应的52.1%。FNHTR多见于反复输血的病人或多次怀孕的妇女,尤其是粒细胞或血小板输注。一般在数小时内恢复,偶尔反应会很严重,甚至威胁生命。有FNHTR病史者第二次输血时约15%可再次出现发热反应,多次输血可高达60%。

【病因及发病机制】

1. 致热原(pyrogen)　是指可引起机体发热反应的各种微量物质,包括采血器材或输血器上及血液抗凝液、保存液中残留的变性蛋白质、死细菌、细菌产物、药物中的杂质、某些有机或无机成分等,其中最重要的是细菌性致热原。随着消毒、灭菌技术的改进和一次性输血器、一次性采血袋等的应用,目前致热原引起的发热反应已很少见。但在输血技术落后的地区,采血和输血器具的工艺设备和技术条件达不到要求,缺乏必要的质量控制,致热原引起发热反应仍有可能发生。

2. 免疫性反应　多数免疫性发热性非溶血性输血反应主要由于白细胞抗体引起,它是重要和常见的原因之一,其次是血小板抗体。白细胞抗体是由妊娠、输血或移植,同种异体白细胞致敏产生的免疫性抗体。多次输血或妊娠使受血者逐渐产生同种抗体,其中HLA抗体最为多见,产生频率约为54.7%。当再次输入含有少量白细胞的血液制品,就可发生抗原抗体反应,细胞溶解并释放出内源性致热原,导致FNHTR。研究发现,血浆中的某些补体成分、中性粒细胞有关的脂质也可引起FNHTR。

3. 低温库存血产生的细胞因子　快速输入低温库存血可引起FNHTR,这可能与血液贮存中产生的细胞因子相关,如IL-1、IL-6、IL-8、TNF-α等。随着血液保存时间的延长,这些细胞因子含量逐渐增加,并与其中的白细胞数量成正比。

4. 原发病　病人本身具有血液病、肿瘤、炎症等疾病,而某些疾病本身就有发热症状,某些疾病可能因为输血后血液循环改善,导致病灶毒素扩散而发生发热反应。

【临床表现】　一般在输血开始15min~2h内突然畏寒、发冷或寒战,继而发热,轻者体温升高1~2℃,重者可达39~41℃,伴头痛、恶心、呕吐、颜面潮红、出汗、脉率快、心悸,持续时间几分钟至2小时不等,通常不会超过8~10h,然后恢复正常。血压可无变化。少数患者可出现口唇疱疹。多次输血者发热反应的发生不一定与正在输注的血液有关。发热反应持续18h以上,应考虑其他原因所致。

【诊断与鉴别诊断】

1. 诊断　①输血开始至2h以内体温升高1℃以上,并伴有发热症状,但不能单纯以体温是否升高作为判断依据;②受血者有多次输血史或妊娠史,既往有输血发热史。③实验室检查可检测出献血者血清(或血浆)中有HLA、粒细胞和血小板抗体,受血者外周血白细胞数可轻度升高。④排除其他可能引起发热的原因,如溶血反应、细菌污染等引起的发热。

2. 鉴别诊断　①FNHTR与溶血性发热反应的鉴别:前者多发生在输血期间至输血结束后1~2h内,血压一般不变化;后者一般在输入少量血液后即发生,还出现腰背酸痛、酱油色尿、血压下降,甚至发生休克、肾功能衰竭等,且可通过实验室检查如抗人球蛋白试验、游离血红蛋白检测来判断是否发生溶血反应。②FNHTR与细菌污染引起的发热反应鉴别:前者停止输血,对症处理病情很快缓解;后者还会有皮肤充血甚至休克,停止输血对症处理无效,且可通过从输注的血液制品中采样涂片作革兰染色查找细菌,或进行细菌培养进行判断。

【治疗】

1. 停止输血,保持静脉通畅　一旦发生FNHTR,应放慢输血速度或暂停输血,并缓慢输注生理盐水维持静脉通路。受血者仅出现轻度发热反应,因病情需要继续输血者,应重新更换血液制品予以输注,减慢输血速度,密切观察病情。一般每15~30min测体温、血压一次。

图片:内源性致热原

2. **积极排查病因** 送检受血者血样及未输注完毕的血液制品,排除是否为溶血性输血反应、细菌污染反应、感染性疾病等原因。

3. **对症治疗** 确定为 FNHTR 的患者,一般可采用物理降温、药物降温等对症治疗。严重高热者给予物理降温,也可用解热镇痛药如对乙酰氨基酚、复方阿司匹林(伴出血倾向患者禁忌)。对寒战期患者,注意保暖,严重时可用异丙嗪、哌替啶注射,10%葡萄糖酸钙(5~10ml)、氢化可的松静滴以缓解寒战。

【预防】

1. **去除致热原** 严格无菌操作,采用无热源技术配制血液保存液。

2. **输血前预防用药** 易患 FNHTR 或既往有过敏反应史的受血者,可在输血前用抗致热原性药物,如对乙酰氨基酚或阿司匹林,可减轻发热反应。

3. **输注去除白细胞的血液制品** 用离心洗涤法或去白细胞滤器去除血液制品中的白细胞,使每单位血液或血液制品中白细胞含量低于 $5.0×10^6/L$,能有效预防 FNHTR。

4. **白细胞交叉配合试验** 有 HLA 抗体的患者,可用淋巴细胞毒交叉试验或 HLA 配型筛选供血者,以寻找相配合的血液制品。一般应用粒细胞免疫荧光结合试验检测粒细胞特异性抗体以及淋巴细胞毒性试验检测 HLA 抗体。

二、过敏性输血反应

过敏性输血反应(anaphylactic reactions)是常见的输血不良反应之一,发生率为 1%~3%,约占全部输血不良反应的 45%。多数受血者在输全血、血浆或血液制品后或即将结束时发生以荨麻疹为主的不良反应,轻者只出现单纯的荨麻疹,重者可出现血管神经性水肿(颜面部为主)和更严重的呼吸障碍、过敏性休克,甚至死亡。

【病因及发病机制】 过敏反应大多数由于血浆蛋白过敏所致,包括 IgA 缺乏患者多次免疫刺激产生的抗 IgA 抗体、IgE 抗体特异性所致的过敏体质、被动获得性抗体、免疫球蛋白多聚体等。

1. **IgA 缺乏患者** 异体 IgA 通过多次输血或妊娠进入患者机体,使缺乏 IgA(或 IgA 亚型)的患者受到抗原刺激,产生特异性抗 IgA 抗体,当再次输入含 IgA 的血液制品时可引起过敏反应,是产生过敏反应的主要原因。主要表现为数秒至数分钟即出现寒战、高热、头痛、恶心、面色苍白、呼吸困难及血压下降、过敏性休克等临床症状。

2. **过敏体质者** 患者平时对某些物质如花粉、尘埃、虾蟹、牛奶、鸡蛋等过敏,输入含有此类变性蛋白的血浆,可形成免疫反应,发生过敏。过敏体质者初次接触到变应原(过敏原)后,体内产生大量亲细胞性 IgE 抗体(反应素),其 Fc 段与肥大细胞和嗜碱性粒细胞表面受体结合,使人体处于致敏状态。当已致敏的人体再次接触到相应的变应原时,变应原即与结合在肥大细胞和嗜碱性粒细胞上的 IgE 的 Fab 段相结合,激发细胞内酶反应,导致细胞脱颗粒,释放组胺、激肽、慢反应物质(SRS-A)、嗜酸性粒细胞趋向因子和血小板凝聚因子等。这些物质可引起腺体分泌增多、平滑肌痉挛、毛细血管扩张及通透性增加,临床上常表现为荨麻疹,即Ⅰ型变态反应即刻反应型。

3. **被动获得性抗体** 过敏体质献血者血液中已经产生的抗体通过输血传递给受血者,当受血者接触到相应抗原时,即可发生过敏反应,如青霉素抗体;或供血者血液含有高效价的 HLA 抗体,如将其血液输注给受血者,也可使受血者发生严重的过敏反应。

4. **免疫球蛋白多聚体** 低丙种球蛋白血症患者肌注免疫球蛋白易发生过敏反应甚至休克。静脉注射的免疫球蛋白如果多聚体含量较高,可激活补体并释放血管活性物质。此外,免疫球蛋白制品还可能含有较多的炎性介质、纤维蛋白溶酶、激肽释放酶原激活物等,也可激活补体,引起过敏反应。

5. **其他血浆蛋白抗体** 过敏反应还可能由其他血浆蛋白抗体所致,如 IgG、IgE、结合珠蛋白、C3 等。

【临床表现】 过敏性输血反应一般发生在输血数分钟后,也可在输血中或输血后立即发生。其表现轻重不一,轻者仅为单纯荨麻疹,局部或全身出现荨麻疹(颈部及躯干上部多见),皮肤瘙痒,无其他系统症状、体征,一般对患者无危险。症状可以有皮肤潮红、出汗、脉搏增快、血压降低、胸骨疼痛、关节痛等,也可出现寒战、发热、血液嗜酸性粒细胞增多。重者常发生于输血开始后 45min 以内,可出现血管神经性水肿,多见于颜面,如眼睑、口唇高度水肿,喉头水肿,出现畏寒、发热、支气管痉挛、哮喘、发绀、胸骨后疼痛、肺部有气喘性啰音、血压下降、呼吸困难等,严重者可发生过敏性休克。

【诊断与鉴别诊断】

1. **诊断** ①患者曾有过敏史,并出现荨麻疹、血管神经性水肿、关节痛、胸闷、气短、呼吸困难、低血压休克,有上述症状其中的一项者即确诊为过敏反应。②外周血中嗜酸性粒细胞绝对值明显增高。

2. **鉴别诊断** 过敏性输血反应特别严重者应注意与循环超负荷、输血相关性急性肺损伤(TRALI)相鉴别。①与循环超负荷鉴别:前者有红斑、荨麻疹等过敏的皮肤表现;后者心肺症状更为严重,可有频咳、咳泡沫样痰、出现奔马律等。②与TRALI鉴别:前者一般发生在输血的早期,喉头水肿,呼吸困难,一般无肺损伤,有荨麻疹、低血压,抗过敏治疗有效;TRALI无喉头水肿,因肺水肿而咳嗽、气喘,有肺损伤(两肺细湿啰音)。

【治疗】

1. 对单纯荨麻疹的轻度过敏反应患者,一般无须特别处理,可不停止输血,但需减慢输血速度,观察病情变化,口服抗组胺药,症状可很快消失。

2. 对于严重过敏反应者,要立即停止输血,输生理盐水维持静脉通路,根据医嘱皮下或静脉注射1:1 000肾上腺素、氢化可的松、镇静剂等,并给予补液、升压、吸氧治疗,反应严重者给予皮质激素。发生血管神经性水肿时,应使用氢化可的松。有循环衰竭时,用抗休克治疗。喉头水肿伴有严重呼吸困难者,应作气管插管或气管切开术,准备吸氧。

【预防】

1. **药物干预** 对有既往输血过敏史者,可在输血前半小时口服抗组胺药物,如苯海拉明、异丙嗪或类固醇类药物。

2. **选择适当的血液制品** 首选自体输血方式。若需输注异体血,对于IgA或其亚型缺乏患者,应输注IgA缺乏献血者的血液;对于体内有特异性抗体的患者,应选用经过专门处理去除IgA的血液制品,如洗涤红细胞、冷冻红细胞、洗涤血小板等。

3. **选择合适的献血者** 尽可能选择无过敏反应史,未服用或注射任何药物的献血者,对于血浆中检测出抗IgA阳性或HLA阳性献血者的血液应禁用。

三、溶血性输血反应

溶血性输血反应(hemolytic transfusion reaction,HTR)是由于患者接受不相容的红细胞,或输入对其自身红细胞有同种抗体的供血者血浆,使输入的供血者红细胞或受血者自身红细胞在体内发生异常破坏,而引起的输血不良反应。以ABO血型不合的输血最为多见,是最严重的输血反应,也是死亡率最高的输血反应。溶血性输血反应可根据溶血发生的缓急分为急性溶血性输血反应(acute hemolytic transfusion reaction,AHTR)和迟发性溶血性输血反应(delayed hemolytic transfusion reaction,DHTR);根据发生机制不同可分为免疫性和非免疫性溶血性输血反应;根据溶血发生部位不同可分为血管内溶血和血管外溶血。溶血的严重程度取决于输入不相容的红细胞的量、输血速度、血浆中抗体浓度(效价)和激活补体的能力、补体浓度、抗原的特性、抗体的特性、单核-吞噬细胞系统的功能等。

(一)急性溶血性输血反应

急性溶血性输血反应通常多由ABO血型系统不相容的输血引起,也可由非免疫性因素引起。一般在输血开始数分钟至数小时内发生,为急性血管内溶血。

【病因及发病机制】

1. **免疫性因素** 大多数是由ABO血型系统不相容输血引起,引起反应抗体多为IgM,少数为补体结合性IgG。发生机制主要是血型抗原抗体结合所形成的免疫复合物激活补体,形成膜攻击复合物,导致红细胞溶解,发生急性血管内溶血。在发生溶血的过程中,主要触发了一系列病理生理变化,活化了神经内分泌、补体和血液凝固系统三个系统。补体激活后,产生的过敏毒素(C3a、C5a)、血管扩张物质(组胺、5-羟色胺)及细胞因子(IL-1、IL-6、IL-8、TNF)等引起血压下降、血管收缩、休克、急性肾功能衰竭等临床表现。免疫复合物可引起血小板活化,释放出血小板第3因子(PF3),激活FⅫ,启动内源性凝血途径。IL-1和TNF可诱导内皮细胞产生组织因子,启动外源性凝血系统。另外,因红细胞破碎而释放的红细胞基质、膜磷脂因具有凝血活酶样特性,使体内形成高凝状态,最终在多因素作用下导致 DIC 及消耗性凝血障碍。

少数 AHTR 与 Kidd、Kell、Duffy 血型抗体有关。献血者之间血型不相容也会引发 AHTR,见于大量输血或短期内输入多个献血者的血液。

2. 非免疫性因素 包括血液保存、运输或处理不当(如血液低渗、冰冻或加热红细胞等)、液体输注、献血者/受血者红细胞本身有缺损等因素而导致发生 AHTR,临床较少见。

【临床表现】 通常在输血后数分钟至数小时出现,由于红细胞凝集,阻塞部分小血管,病人出现四肢麻木、烦躁、头痛、胸闷、腰背痛、恶心呕吐等;随着红细胞溶解、血红蛋白散布到血浆,出现血红蛋白尿、黄疸,伴有寒战、发热、呼吸困难、心动过速及血压下降;最后血红蛋白从血浆进入肾小管变成结晶体,临床出现急性肾衰、休克及 DIC,表现为烦躁不安、面色苍白、大汗、脉细弱、皮肤潮冷、低血压、全身出血(包括皮肤瘀点、穿刺处出血、伤口渗血)及凝血障碍等,严重者可致死亡。新生儿、不成熟儿等无自主意识的患者,临床表现不明显甚至没有。使用麻醉剂的患者可能仅表现为手术止血困难,应该考虑 AHTR 的可能性。

【诊断与鉴别诊断】

1. 诊断

(1) 根据临床表现,如出现腰背疼痛、脸色潮红、寒战发热、酱油色尿液等,麻醉患者发生原因不明的血压下降、伤口渗血不止等。

(2) 根据实验室检查,怀疑发生 AHTR 时:①要核对患者和献血者输血前标本,检查血袋及标本有无溶血,血液储存条件是否正确;从患者另一只手臂重新采集血液,用血袋中剩余血和配血试管中的血重做血型鉴定以及交叉配血,观察有无血型错误或交叉配血不相合的现象。②重做不规则抗体筛选及鉴定。③取患者红细胞做直接抗人球蛋白试验,溶血反应时该试验常为阳性。④测定血清结合珠蛋白含量是否降低、游离血红蛋白是否升高、胆红素含量是否升高。⑤患者外周血检测可发现血红蛋白下降、网织红细胞增多、白细胞总数及中性粒细胞增多,伴核左移。⑥检测反应后第一次尿液,血红蛋白尿呈浓茶或酱油色,约 1 周后尿含铁血黄素阳性。⑦输血袋内血液进行细菌涂片检查,分别在 4℃、22℃和 37℃进行细菌培养,以排除细菌污染性输血反应。根据临床表现、实验室检查可进行 AHTR 的诊断。

2. 鉴别诊断 结合临床表现和实验室检查,AHTR 的诊断并不困难,但应与发热反应及细菌污染性输血反应和过敏性休克相鉴别,必要时做 DIC 的筛选试验。

【治疗】 AHTR 治疗的关键是早期诊断,积极治疗,防治休克、急性肾衰竭、DIC 等并发症。

1. 立即停止输血,维持静脉通道,监测血压、尿量、尿色并注意出血倾向。

2. 静脉输入晶体液、使用适量的血管活性物质维持循环、纠正低血压、防止急性肾衰竭,在保持血容量及血压稳定的前提下用利尿剂,重者可行血液透析。

3. 使用大剂量肾上腺皮质激素抑制机体内免疫反应。

4. 预防及纠正 DIC,监测凝血状态,适时使用低分子肝素。

5. 需要继续输血的患者,根据患者血红蛋白情况,输入 O 型洗涤红细胞或相配合的新鲜同型血,重者应尽早进行血浆置换。

6. 四肢厥冷时要保暖,发热时行物理降温(切忌酒精擦浴),呼吸困难或肺气肿时应保持呼吸道通畅,可给氧吸入。

【预防】

1. 严格执行输血环节的质量控制 包括标本采集、运送、核实病人身份、复查 ABO 和 Rh 血型,交叉配血试验及不规则抗体筛检等环节。

2. 严格遵守操作规程及技术规范 输血前要确认病人和输血量的正确无误;对血液制品的标签、配血管标签和患者的血标本、试管标签应仔细正确书写;输血中和输血后要密切观察病人;血液发放、输注必须严格执行核对制度,避免发生差错,并严格执行血液保存要求。

(二) 迟发性溶血性输血反应

迟发性溶血性输血反应又称慢性溶血性输血反应,大多由 ABO 血型系统之外的不规则抗体(Rh

血型及其他稀有血型系统抗体)不合引起,其溶血程度与抗体效价和输入的红细胞量成正比。少数情况可由受血者、供血者原有溶血性疾病引起。

【病因及发病机制】 多见于有妊娠史或输血史的患者。多由 Rh(如 D、E、c)血型及 Kidd、Duffy、Kell、Diego 等血型不合引起,反应抗体多为 IgG,为不完全抗体,一般不激活补体或只能激活 C3,产生的炎性介质水平很低,症状通常比 AHTR 轻。

Rh 阴性受血者第一次接受 Rh 阳性血液后红细胞被致敏,约 4~8 周或者几个月后产生同种抗体(如抗 D),此时大多数输入的红细胞已不存在,一般不发生溶血反应。随时间推移,抗体水平逐渐减低,输血前抗体筛查实验常表现为阴性,交叉配血相容。当机体再次输入相关抗原的红细胞后,1~5 天患者体内产生回忆性反应,产生大量回忆性 IgG 抗体,使带有相关抗原的红细胞在输注后 5~10 天内破坏,导致溶血。

【临床表现】 DHTR 症状较 AHTR 临床症状轻微,多为血管外溶血,易漏诊,但也有致死性。常表现为不明原因发热、输血数日后(3~7 天)出现黄疸、网织红细胞升高等反应,偶见血红蛋白血症及血红蛋白尿、肾功能衰竭、DIC。如果再次输入配型不合的血液,抗体效价更高,可引起 AHTR。

【诊断与鉴别诊断】

1. 诊断 ①凡有输血史、妊娠史或器官移植的患者,在输血后出现不能用原发病解释的贫血症状或血红蛋白下降;②意外抗体筛选试验发现相应抗体;③血清胆红素明显升高,以游离胆红素增高为主;④患者细胞涂片可发现大量球形红细胞;⑤红细胞直接抗球蛋白检测输血后 3~7 天开始为阳性,约 14 天之后转阴性。

2. 鉴别诊断 DHTR 多发生在有输血史、妊娠史的患者,根据临床表现及实验室检查可与 AHTR 进行鉴别。

【治疗】 迟发性溶血反应大多无须治疗,少数反应严重者应补液,必要时可输交叉配血相合的血液。如有休克、DIC、肾功能衰竭发生时,则按照相应的规则进行处理,处理基本同急性溶血性输血反应。

【预防】

1. 详细询问患者的妊娠及输血史 对有输血史、妊娠史者,输血前除盐水介质配血外,必须应用蛋白酶法、聚凝胺法或抗球蛋白法交叉配血,及时发现意外抗体。

2. 严格执行 Rh 定型、不规则抗体的筛查和鉴定技术标准 短期内多次输血者,至少每 2~3 天重复抗体筛选试验。

3. 提倡自体血液的输注。

四、输血后紫癜

输血后紫癜(post-transfusion purpura,PTP)是输入不相容的血小板后发生的急性、免疫性和暂时性的同种免疫不良反应。多发生于有妊娠史和输血史的女性患者。

【病因及发病机制】 血小板抗原(HPA-1a)阴性患者因多次妊娠、输血接触或输入 HPA-1a 阳性的血小板,产生同种抗体,再次输入 HPA-1a 阳性血液时,抗原抗体结合形成免疫复合物。一方面,该复合物附着到受血者血小板表面,导致血小板被单核-吞噬细胞系统破坏。另一方面,该复合物还可激活补体系统,破坏输入的和患者自身的血小板,引发紫癜。抗 HPA-1b 和抗 HPA-3a 也可引起输血后紫癜,但极少。

【临床表现】 一般在输血后 1 周左右患者突然出现发冷、寒战、高热、荨麻疹,重者出现头痛、胸痛、呼吸困难、支气管痉挛等,甚至休克。主要表现为不同部位皮肤黏膜淤点淤斑、出血,或全身紫癜,重者有内脏和颅内出血,个别患者因颅内出血而死亡。

【诊断】 根据临床表现和体征检查,怀疑 PTP 时,应立即进行实验室检查:①血小板严重减少为本病特征,常少于 10×10^9/L,严重者可少于 1.0×10^9/L,出血时间延长。②血清中 HPA-1a 抗体阳性,PAIgG 增高,可持续数月。③骨髓巨核细胞数正常或增多,部分患者减少或有成熟障碍。

【治疗】

1. 输血后紫癜为自限性疾病,停止输血后血小板减少持续 2 周,一般会自行恢复正常。

2. 病情严重者可使用大剂量肾上腺皮质激素,减轻症状但不能缩短病程。也可静脉输注丙种球蛋白治疗,多于 3~4 天后恢复。如无效,可行血浆置换,是疗效较快的治疗方法。

3. 患者发生输血后紫癜,应尽量避免输血。若必须输血,并应给予 HPA-1a 阴性的血小板。

【预防】 PTP 患者应尽量避免输血,确需要输血治疗者,应给予对应抗原阴性的血小板。

五、血小板输注无效

血小板输注是预防和治疗血小板减少或血小板功能缺陷引起出血的一种有效治疗方法。然而在临床输注血小板过程中,某些患者在初次或几次输注血小板时疗效明显,反复输注后疗效逐渐下降,输注后血小板增加值明显低于预期值,最终导致输注无效,称为血小板输注无效(refractoriness to platelet transfusion, PTR),是血小板输注中最主要的并发症。

血小板输注无效患者在连续 2 次接受保存未超过 72h 的 ABO 同型且足够剂量的血小板输注后,仍处于无反应状态,临床出血表现未见改善,血小板计数未见明显增高,有时反而会下降的状态。

【病因及发病机制】

1. 免疫性因素 反复输注血小板或有妊娠史的妇女,患者血清中可产生血小板同种抗体(HLA 和 HPA 抗体),当再次输入具有相应抗原血小板后,会产生血小板抗原和抗体的免疫反应,导致输入的血小板被大量吞噬细胞所吞噬,引起血小板迅速破坏,计数不升反降,从而导致临床疗效不佳。血小板表面也存在红细胞抗原,其中以 ABO 抗原最重要,所以输注 ABO 血型不合的血小板也会影响血小板输注效果。

2. 非免疫性因素 主要有 DIC、发热、感染、脓毒血症、肝脾大等导致血小板消耗增加,另外应用某些抗生素(万古霉素、两性霉素 B 等)、骨髓移植及放化疗后也可以导致血小板输注后计数不增高的无效状态。

【临床表现】 患者出现畏寒、发热等症状,输入的血小板迅速被破坏,血小板计数不仅未达到预期值,反而下降,甚至比输血前还要低,出现血小板输注无效状态,即患者至少连续 2 次输注过 10 个单位以上的浓缩血小板或 1 单位的单采血小板后,分别检测输注 1h 及 24h 后的血小板计数增加校正指数(CCI)低于预期值:1h CCI<7.5×10^9/L,24h CCI<4.5×10^9/L,即为输注无效状态。

【诊断】 血小板输注无效诊断的关键是出血表现未得到改善和血小板计数未见增高(包括 API、CCI、PPR 三大指标),再通过实验室检查判断是由于非免疫因素引起还是免疫性因素引起的血小板输注无效状态(表9-2)。首先要排除由于 DIC、发热、感染等非免疫性因素引起的 PTR;若存在,则进行对症治疗。若怀疑由于免疫性因素引起 PTR,则需要做以下实验室检查:①采取 SEPSA、ELISA 等方法进行血小板抗体筛选,检查血清中是否存在血小板抗体,以确定是否为免疫性因素引起的 PTR;②血小板抗体筛选阳性患者,进行抗体特异性鉴定,检测 HLA 和 HPA 抗体,并分析其特异性,若存在 HLA 抗体,则需清除掉血清中 HLA 抗体后再进行 HPA 抗体的分析。

表9-2 血小板输注效果判断公式及 PTR 诊断标准

指标	计算公式	诊断标准
API	输注后血小板计数-输注前血小板计数	输注后:1 或 24h<10×10^9/L
CCI	(输注后血小板计数-输注前血小板计数)×体表面积/输入的血小板总数	输注后:1h<7.5×10^9/L 20~24h<4.5×10^9/L
PPR	(输注后血小板计数-输注前血小板计数)×血容量/输入的血小板总数	输注后:1h<30% 20~24h<20%

注:API 为绝对血小板增加值;CCI 为血小板计数增加校正指数;PPR 为血小板回收率。

【治疗】 根据是否由免疫性因素引起的 PTR 分为两种治疗手段:

1. 非免疫性因素的 PTR 以原发病治疗为主,同时为了提高输注效果,也可增加血小板的输入量。

2. 免疫性因素引起的 PTR 以预防为主,最佳治疗手段是血浆置换,使血小板抗体下降,同时输注"配合"的浓缩血小板。

【预防】　为了避免 PTR 的发生,提高血小板输注疗效,可采取如下措施:

1. 建立 HPA 与 HLA 已知型供者资料库,实行同型输注血小板,可由血液中心提供已知 HLA、HPA 分型的单采血小板。

2. **血小板输注时的血液选择**　最好选择 ABO 血型同型的血小板进行输血治疗;RhD 阴性患者最好输注 RhD 阴性供者的血小板,但在紧急情况下 RhD 阳性供者的血小板可以输注给 RhD 阴性患者,可以提前注射 Rh 免疫球蛋白,但育龄妇女除外。

3. 为避免 PTR(包括 PTP)的发生,应滤除血小板中的白细胞、紫外线灭活 APC、去除 HLA 抗原等,可有效地预防或减少同种异体免疫反应。

4. 既往有输血史或妊娠史的患者,输血前需要进行血小板抗体筛查和交叉配合性试验。

六、输血相关移植物抗宿主病

输血相关移植物抗宿主病(transfusion associated graft versus host disease,TA-GVHD)是指受血者接受含有免疫活性淋巴细胞的血液或血液成分后,不被受血者免疫系统识别,在体内植活并增殖,将受血者组织器官视为非己物质,作为靶目标进行免疫攻击、破坏的一种致命性迟发性免疫性输血并发症。TA-GVHD 潜伏期短,在输血后 8～10 天即可发生,虽然发病率低(0.01%～0.1%),但死亡率极高(90%～100%),并缺乏特异性的治疗手段,容易漏诊,是输血最严重的并发症之一。

【病因及发病机制】　正常情况下,供血者的淋巴细胞进入受血者体内后,受血者体内会对供血者淋巴细胞作为"异己"加以排斥,使供血者淋巴细胞不能在受血者体内植活、增殖、分化。因此,通常输注血液制品不发生 TA-GVHD。TA-GVHD 的发生主要包括三个方面:受血者免疫状态、输注的血液制品中免疫活性淋巴细胞的数量、供受者白细胞相关抗原(HLA)不相容。

1. **受血者免疫状态**　TA-GVHD 通常发生于免疫系统严重缺陷或严重抑制的受血者,如早产儿、肿瘤患者放化疗后及造血干细胞移植患者。当受血者因先天性或继发性细胞免疫功能低下或受损时,输入含有大量免疫活性淋巴细胞的血液时,受血者不能识别(或没有能力排斥)供血者的淋巴细胞,使其在体内存活并分裂、增殖,并把受血者的某些组织当作异体组织来攻击和破坏,进而发生复杂的免疫反应,引起 TA-GVHD。

2. **输注的血液制品中免疫活性淋巴细胞的数量**　当输入的 T 淋巴细胞 $\geq 8 \times 10^4/kg$,即可发生 TA-GVHD。输入供血者淋巴细胞数量越多,病情越重,死亡率越高。目前临床上应用的全血、红细胞、血小板和浓缩粒细胞中所含淋巴细胞数 $\geq 2 \times 10^9/L$,明显具有诱发 TA-GVHD 的可能性。即使经过白细胞过滤器、洗涤等方式去除大部分白细胞,但仍然残留 $10^6 \sim 10^8$ 个淋巴细胞,对于免疫抑制或缺陷的患者足以发生 TA-GVHD。

3. **供、受者白细胞相关抗原(HLA)不相容**　输血时不做 HLA 配型,所以供血者与受血者的 HLA 多数不相符。多发生在一级、二级亲属间输血,其中一级亲属间(父母与子女)输血合并 TA-GVHD 的危险性比非亲属间输血高 18～21 倍,发病主要与供受者的 HLA 单倍型基因有关。

4. **其他相关因素**　研究表明,受血者的 CD4+、CD8+T 淋巴细胞和自然杀伤细胞(NK)可能与 TA-VHD 的发生有关。

【临床表现】　TA-GVHD 临床表现较为复杂,多表现为全身性疾病,症状极不典型,缺乏特异性,容易漏诊和误诊。主要表现为皮肤、胃肠道、肝和骨髓作为靶器官受损。

TA-GVHD 常于输血后 2～30 天起病,平均 21 天,一般于输血后 7～14 天出现临床症状。皮肤往往是第一个受累器官,早期多出现红斑和细小斑丘疹,逐渐向周身蔓延,伴有发热、恶心、呕吐、腹泻,重者全身红皮病、大水疱,出现肝脾大和肝区疼痛、贫血、出血、黄疸,多死于严重感染。临床以高热和皮疹多见,无明显肝功能及消化道损害,可被误诊为感染或药物反应。在婴儿可能出现淋巴组织退行性变、淋巴结病变或肝脾大。

【诊断】　凡输血后 2～30 天出现不明原因的发热、贫血、皮疹、肝脾大、肝和骨髓功能障碍等,不能用原发病来解释的,都要考虑 TA-GVHD。诊断依据如下:

1. **进行病理组织活检**　皮肤部位表现为基底部细胞的空泡变性,表皮与真皮交界部位单核、淋巴细胞浸润,表皮层过度角化或角化不良;肝脏部位表现为肝细胞空泡变性,肝门处有单核、淋巴细胞浸润；骨髓表现为造血细胞减少，淋巴细胞增多，骨髓纤维化。

2. **遗传学分析**　进行染色体核型分析、PCR基因扩增或HLA定型法等是唯一的确诊方法。在受体内检测出供体淋巴细胞植活的证据，可以作为TA-GVHD的可靠依据。如果供、受者性别不同，受者体内有供者T淋巴细胞的性染色体核型也可确诊。

【治疗】　TA-GVHD至今仍无有效的治疗手段，主要应用大剂量皮质激素、抗淋巴细胞球蛋白及其他免疫抑制剂如环磷酰胺、环孢素等，但效果欠佳，常因感染而死亡，所以要注重预防。

【预防】

1. **严格掌握输血适应证**　尽量避免亲属间输血（提倡成分输血、自身输血）。临床证明，输注未经辐照处理的亲友血液更易发生TA-GVHD。因为血缘关系越近，供者淋巴细胞的部分抗原特性与受者的相同或相似，容易逃避受者的免疫监控，在受者体内植活、增殖而发生TA-GVHD。因此，开展亲友互助献血时，应对亲友的捐献血液进行辐照处理，或者等量换取无血缘关系的其他供者血液输注。

2. **去除白细胞**　采用洗涤、沉淀及使用白细胞滤过器等方法，可去除大部分白细胞。床边输血时，应用第三代白细胞滤除器，滤除率在99%以上，能降低TA-GVHD发生率。但仅仅去白细胞是不够的，因为非常少量的活的白细胞仍旧可以造成输血相关移植物抗宿主病。

3. **灭活淋巴细胞**　除新鲜冰冻血浆和冷沉淀凝血因子外，临床输注的其他血液成分均需要辐照处理。γ射线辐照血液是目前认为唯一有效的预防手段，经25Gy射线照射有细胞的血液成分，可预防TA-GVHD的发生。不含细胞的成分如血浆、冷沉淀等不会引起TA-GVHD。

七、输血相关急性肺损伤

输血相关急性肺损伤（transfusion-related acute lung injury，TRALI）是临床输血并发的急性呼吸窘迫综合征，因输入含有与受血者白细胞抗原相应的HLA抗体或粒细胞特异性抗体（HNA）的全血或含血浆的血液成分，发生抗原抗体反应，引起突发的急性呼吸功能不全或非心源性肺水肿。一般在输血后6h内发生，与年龄、性别和原发病无关，发生率大约0.02%，死亡率为5%~8%。是输血反应常见的致死原因之一。

【病因及发病机制】　病理机制至今尚未明确。目前认为，TRALI发生与血液制品中存在的某些白细胞抗体密切相关，大多数是因供血者血浆抗体与受者白细胞抗原反应，少数是受血者血浆中的抗体与供血者白细胞抗原反应。一般受血者输入含有HLA抗体或HNA抗体的全血或含血浆的血液成分后，与受血者白细胞抗原形成HLA或HNA免疫复合物，在肺微循环中聚集滞留，致中性粒细胞聚集，激活补体系统而被活化。活化的中性粒细胞变形粘连到肺内皮细胞，释放蛋白酶、酸性脂质和氧自由基，损伤内皮细胞及肺泡上皮细胞，导致肺毛细血管通透性增加，造成呼吸困难、肺水肿或呼吸窘迫综合征（ARDS）。若受血者血浆中已存在抗HLA抗体和抗HNA抗体时，输入浓缩粒细胞，同样易引起急性肺损伤。研究表明，除了免疫因素的影响，也存在非免疫因素，由此提出了"二次打击"学说，但目前仍然存在争论。

【临床表现】　常在输注含血浆的血液制品后1~6h内突然发热、进行性呼吸窘迫，伴咳嗽、气喘、发绀、血压下降、两肺细湿啰音，气管插管可见大量泡沫状痰，X线示双肺浸润，但血管无充血，无心力衰竭。TRALI临床症状和体征呈多样性，其肺损伤为可逆性。急性呼吸困难、低氧血症、非心源性肺水肿、中度的低血压和发热是输血相关性急性肺损伤的五联症，严重可导致休克、死亡。

【诊断与鉴别诊断】

1. **诊断**　①输注任何血制品（新鲜冰冻血浆、血小板、红细胞）1~6h内发生呼吸困难和低氧血症（$PaO_2/FiO_2 \leq 300mmHg$或氧饱和度$SpO_2 < 90\%$），患者输血前无急性肺损伤，排除其他急性肺损伤原因，应该考虑TRALI。②献血者和受血者有多次妊娠或输血史，尤其是献血者有3次以上妊娠史者，并在血浆中检出HLA抗体或粒细胞特异性抗体，是输血相关性急性肺损伤的最有利证据。

2. **鉴别诊断**　①与过敏性输血反应的鉴别：过敏性输血反应一般发生迅速，常在输血后几秒或几分钟内出现喉头水肿、呼吸困难，但一般无肺损伤，有荨麻疹、低血压，抗过敏治疗有效；TRALI无喉头水肿，因肺水肿而咳嗽、气喘，有肺损伤（两肺细湿啰音）。②与循环超负荷如心源性肺水肿的鉴别：后者呼吸困难与体位有关，剧烈咳嗽、气喘、咳粉红色泡沫痰，两肺底可闻及中细湿啰音或水泡音，对强心利尿等治疗效果较好。③与溶血性输血反应鉴别:后者偶尔伴发急性呼吸困难,其寒战、高热、腰背酸痛甚至出现急性肾功能衰竭、休克、DIC 等表现,TRALI 一般不出现。

【治疗】 发生 TRALI 大部分患者如果治疗迅速,在 48~96h 内缓解,一般不留后遗症,所以 TRALI 治疗的关键在于明确诊断、加强监护、及时改善缺氧。

1. 一旦发生 TRALI,应立即停止输血,主要采用呼吸支持性疗法,充分补充氧,监控血氧分压,必要时可用气管插管或使用呼吸机提供氧气,并维持血压稳定。此外,输血相关性急性肺损伤与肺泡受损有关,而非体液超载,故不建议使用利尿剂和强心剂。

2. 可应用肾上腺皮质激素,根据病情使用抗组胺药、肺泡表面活性剂。

【预防】 TRALI 预防的关键在于识别高危患者,检出可能引起 TRALI 的供血者及血液制品。

1. 严格掌握输血适应证,避免不必要的输血。

2. 尽可能不要采集有多次输血或多次妊娠史的献血者的血液。

3. 尽量采用少或不含血浆成分的血液制品,需要输注含血浆成分较多的血液制品如血小板、血浆、冷沉淀凝血因子等,最好选无输血史的男性和初产妇献血者。

4. 改良血液制品制作工艺,减少血浆含量,减少贮存时产生脂类物质。

5. 若抗体来自受血者,可采用少白细胞的血液制品进行输注,条件允许可采用贮存式自体输血,浓缩白细胞输注时一定要慢速滴注,密切观察。

6. 受血者血液中有抗 HLA 抗体者,需要输血,尤其是输注浓缩白细胞时最好作 HLA 抗体测定。

第二节　非免疫性相关输血不良反应

一、细菌性输血反应

细菌性输血反应(bacteria transfusion reaction)是由于细菌污染血液或血液制品,输入患者血液循环后引起严重的输血不良反应(如败血症),甚至危及生命。随着一次性塑料血袋和输血器的广泛使用,特别是多联塑料血袋的使用、血液的分离、制备和保存都在密闭环境中进行,细菌性输血反应发生率已明显降低。但近年来因为血小板制品的输注越来越多,血小板需在温度为 22~24℃振荡条件下保存,而在此温度下细菌极易生长,所以细菌性输血反应又有增加的趋势。

污染的细菌多为革兰阴性杆菌,最常见细菌是大肠埃希菌、铜绿假单胞菌、变形杆菌、类白喉杆菌和其他革兰阴性杆菌,少数为革兰阳性杆菌和球菌。多数细菌在 2~6℃生长受到抑制,少数嗜冷菌可在 2~6℃生长,特别危险。

【病因及发病机制】 血液的采集、成分分离和制备、血液保存、发放、输注等各个环节都有可能发生细菌污染。

1. 菌血症献血者 献血员在献血时可能存在菌血症,献血者血液带菌可能是由于献血者发生急性或慢性感染正处于潜伏期或恢复期,无明显症状,但处于菌血症状态。

2. 献血者采血处皮肤带菌 皮肤消毒不规范或消毒液不符合要求,导致皮肤消毒不彻底,皮肤细菌很容易污染血液。

3. 输血器材不清洁 保存液、贮血袋、采血器具和输血器具消毒灭菌不严,或者在进行冰冻血液制品水浴融化时水不清洁带有大量细菌并伴有血袋破损时,就可能造成血液污染。

4. 血液制品贮存温度不当 血液贮存温度过高(要求 2~6℃),血液在贮存前或输血前在室温中放置太久,导致血制品变质。由于血小板保存温度为 22~24℃,该温度下适宜于细菌生长繁殖,所以也可能出现细菌污染。

5. 血液在贮存前或输血前在室温中放置太久。

【临床表现】 细菌性输血反应一般在输注开始后迅速出现症状,也可延迟至数小时后发生。反应程度随细菌种类、毒性、输入量和受血者机体抵抗力不同而异。轻者可不发生反应或只发生发热反应,重者可突然发生寒战、高热、头胀、面部潮红、气促、发绀等,也可有恶心、呕吐、血压下降、腹痛、腹泻等症状,甚至出现中毒性休克、DIC、急性肾功能衰竭等。

案例分析

【诊断与鉴别诊断】

1. 诊断 ①当细菌毒力强,数量多而机体抵抗力差时,输入较少量(10~20ml)血液即可发生急剧反应(高热、休克、DIC 和肾衰),手术麻醉状态下以渗血、血压降低、尿少为主要表现;②血袋内的血呈暗紫色,有浑浊、絮状物、气泡,特别是有凝块及溶血时,提示血液已被细菌污染;③对剩余血直接涂片染色镜检找到细菌;④对余血和输血反应后患者的血作细菌培养(不同温度 4℃、20℃、37℃,需氧及厌氧),两者细菌一致可确诊;⑤患者 WBC 增高。

2. 鉴别诊断 ①与发热性非溶血性输血反应鉴别:FNHTR 病情较轻,血压无变化,对症治疗有效;细菌性输血反应病情较重,血压下降,对症处理无效;②与溶血性输血反应鉴别:两者均会出现寒战、高热、低血压及休克等症状,但溶血性输血反应还会出现黄疸、血红蛋白尿等溶血表现,细菌学检查阴性。

【治疗】

1. 立即停止输血,保持静脉通路通畅,保持呼吸道通畅,并给予高浓度面罩吸氧。

2. 严密观察病情变化,定时测量体温、脉搏、呼吸和血压,高热者给予物理降温。

3. 若发生感染、休克等并发症,进行抗休克和抗感染治疗。

4. 将未输完的库血和病人的血标本送化验室,作血培养和药敏试验,尽早联用大剂量广谱抗生素。

【预防】

1. 加强献血者筛选 加强献血前献血者的病史问询和体检,排除可能处于菌血症状态的献血者参加献血。

2. 规范采血处皮肤消毒 提高医护人员的消毒意识,严格执行采血处皮肤消毒操作规范,确保消毒杀菌效果。

3. 排除采血最初期的少量血液 采血时针头穿刺皮肤时形成的皮肤碎片可能随血液通过针头进入血袋。如果皮肤碎片特别是皮肤深层组织碎片带菌,就会造成血液的细菌污染。

4. 控制血液保存条件 尽量缩短血液库存时间,确保正确的贮存和运输温度,血液出库后及时输注。

5. 加强常规外观检查 发血前和输注前仔细观察血液外观,包括颜色、溶血、凝块、气泡、是否浑浊等。

6. 细菌检测 除了输血前作常规外观检查,细菌检测是减少细菌性输血反应的有效方法。

7. 提高去除和杀灭血液中细菌的技术。

二、输血相关循环超负荷

输血相关循环超负荷(transfusion-associated circulation overload, TACO)是指由于输血速度过快、输血量过大或患者潜在心肺疾病,不能有效接受血液输注容量等所致急性心功能衰竭,可出现发绀、气急、心悸、听诊闻及湿性啰音或水泡音等表现。

【病因及发病机制】

1. 心功能不全 老年人心功能较差,儿童特别是婴幼儿心功能尚不建全,血容量较少,不能耐受大量输血。

2. 原发病 原有心肺疾病,血浆胶体渗透压降低(如低蛋白血症)或肺血管渗透压增加的患者(如大面积肺炎),即使输入少量血液,也能引起血管内压升高,易出现肺水肿。

3. 快速大量输血或输液 输血或输液过多、过快,超过了患者心血管系统的负荷能力。

【临床表现】 输血中或输血后 1h 内突然呼吸困难、心动过速、端坐呼吸、头部剧烈胀痛、频咳、咳大量泡沫样或血性泡沫样痰、血压增高、发绀、烦躁不安、大汗淋漓、脉搏细弱、两肺布满湿啰音,有颈静脉怒张、中心静脉压增高、全身水肿等。X 线胸片可见肺水肿。可有各种心律失常甚至室颤或心跳骤停,严重者可于数分钟内死亡。

【诊断与鉴别诊断】

1. 诊断 输血过程中突然出现收缩压迅速增加 50mmHg 以上,即可诊断。

2. **鉴别诊断**　①与输血相关性急性肺损伤鉴别:TRALI以肺水肿为主,患者有发热、干咳、哮喘、呼吸困难和发绀等,可伴血压下降,而循环超负荷一般血压增高。②与过敏性输血反应鉴别:过敏性输血反应一般无发热,通常在开始输入血浆蛋白制品或血浆后几秒到几分钟内即可发生红斑综合性皮疹,常出现严重的低血压,无肺水肿。

【治疗】

1. 立即停止输血,保留静脉通道。

2. 让患者采取半坐位,两腿下垂以减少静脉回流,减轻心脏负担。

3. 给予对症治疗,高压吸氧可减低肺泡内泡沫的表面张力,使泡沫破裂消散,从而改善肺部气体交换,减轻缺氧症状。

4. 遵医嘱给予镇静、扩血管、强心、利尿药物,必要时行放血治疗。

【预防】

1. 对于严重贫血患者,应输浓缩红细胞,要严格控制输血速度[维持在 $1\sim2ml/(kg\cdot h)$]

2. 患者心脏功能有障碍时,如病情确实需要输血,应少量、多次、缓慢输注,避免短时间心脏负荷突然增加。

3. 输注冷藏血前可适当加温,严密监测。

三、大量输血相关并发症

(一)枸橼酸盐中毒

枸橼酸盐中毒(citrate toxicity)是由于一般情况下血液保养液中的枸橼酸钠等成分输入人体后在肝内很快代谢为碳酸氢钠,故缓慢输入不致引起枸橼酸中毒,但当大量快速输入血液制品,超出机体的代谢能力和速度时,枸橼酸钠可出现代谢障碍,在血液中堆积,造成枸橼酸中毒。枸橼酸可与钙结合,导致血钙下降,患者出现血压下降、手足抽搐,并伴有心律失常、出血倾向,甚至死亡。患者一旦出血枸橼酸中毒及低钙血症时,应立即减慢输血速度,静脉注射10%葡萄糖酸钙或氯化钙10ml,严密监测病情变化。

(二)高钾血症

大量快速输血患者可能出现高钾血症(hyperkalemia)或低钾血症。高钾血症是由于血液保存在 $2\sim6℃$ 环境中,红细胞内 K^+ 逸出,红细胞内 K^+ 减少而血浆中 K^+ 浓度明显增高。低钾血症是在机体形成代谢性碱中毒时引起的。

(三)高氨血症

库存血在保存过程中由于血氨含量逐步升高,形成高氨血症(hyperammonemia)。因此,对于肝功能不全、肝昏迷的患者,肝脏不能及时将大量氨代谢出体外,会引起患者血氨增高,出现肝性脑病。

(四)低钙血症

全血及血液成分大多采用以枸橼酸钠为主要成分的抗凝剂。大量输血或实施血液成分置换术时,易引起患者机体血钙离子浓度明显降低,出现低钙血症(hypocalcemia)。

(五)酸碱平衡失调

库存血保存液 pH5.0~5.6,随着保存时间增加,葡萄糖分解和红细胞代谢产生乳酸和丙酮酸也随之增加;库存血由于血钾增高,发生细胞内外氢钾交换,也使血浆呈酸性,使库存血 pH 更低。因此,短时间输入大量库存血会更加重患者酸血症。

大量输血时,患者机体内的代谢较为复杂,可能出现酸中毒,也可能出现碱中毒。患者休克状态低灌流时产生的酮体、乳酸消耗了碳酸氢根,而肝肾不能在短时间内代谢和排出酸性物质,造成机体代谢性酸中毒。酸中毒可降低凝血系统的活性。持续性、进行性酸中毒常提示预后不良。治疗时必须根据实验室实时检测结果和临床表现,不断调整输血方案和治疗方案(可考虑每输血 500ml 加入5%碳酸氢钠 35~70ml)。

(六)凝血功能障碍

凝血功能障碍(coagulation dysfunction)是由于患者在大出血时损失大量血小板和凝血因子,剩余的血小板和凝血因子又在止血过程中被消耗,短时间内再大量快速输血,同时有大量的枸橼酸钠输入体内,与血液中的游离钙结合,使血钙下降,引起毛细血管张力减低,血管收缩不良。加之库血中的血小板数量和活性均减低,凝血因子不足,均可导致出血。其临床表现如伤口持续出血、皮肤淤斑,甚至胃肠道出血。应及时检测血小板数、凝血酶原时间和纤维蛋白原含量。大量输血时应间隔输入一个单位新鲜血液,并根据患者血小板及凝血因子缺乏情况补充有关凝血因子和血小板。输血在1 000ml以上时,可加用10%葡萄糖酸钙10ml作静脉注射。

(七)低体温

快速大量输入冷藏库血,病人体温迅速下降(如每5min输入量达1L时,正常体温将降至30℃以下),血红蛋白对氧的亲和力增加而影响氧的交换释放,可发生心室纤颤(特别在低钙高钾的情况下更易发生)。故大量输血前将库血在室温下放置片刻,使其升温至20℃左右再行输入。

四、肺微血管栓塞

肺微血管栓塞(microembolization of pulmonary vessels)主要是由输注血液中的微聚体所引起。血液在贮存过程中(1周后),库存血中的白细胞、血小板、红细胞碎片与变性蛋白及纤维蛋白等共同形成大小不等、直径为10~164μm的微聚体,随着血液保存时间的延长而增加。大量输血时,微聚体可以通过孔径为170μm的标准输血滤器而进入血液循环,广泛阻塞肺毛细血管,引起肺损伤。患者表现为在输血过程中烦躁不安、严重缺氧、极度呼吸困难或呼吸衰竭,甚至死亡。实施心脏等体外循环手术时,输进的血不经肺处理,这些微聚体直接到脑,导致脑栓塞发生。目前还没有有效的方法完全避免肺微血管血栓,可采用20~40μm的微孔滤器、输注保存7天内的血液制品等措施以预防肺微血管栓塞。

五、含铁血黄素沉着症

含铁血黄素沉着症又称铁超负荷(iron overload),是由于长期反复输血(红细胞)使体内铁负荷过重的一种输血不良反应。1ml血约含铁0.5mg,患者大量或长期输血,过剩的铁就会以铁血黄素的形式沉积于细胞内,引起广泛组织、器官损害。主要表现为皮肤色素沉着、心肌炎、甲状腺功能亢进、关节变形及肝硬化等。含铁血黄素沉着症的治疗原则主要包括铁螯合剂治疗(去铁胺或乙二胺四乙酸)和对症治疗,促使铁从尿液和粪便中排出。

第三节 输血不良反应发生的处理流程

医疗卫生单位应规范输血不良反应监测、发生、报告、调查、处理及追踪回访的基本程序,以确认是否发生输血不良反应,确保输血不良反应得到及时、准确的处理,最大限度减轻输血不良反应对患者造成的伤害。

一、输血反应监测

输血反应监测流程见图9-1。

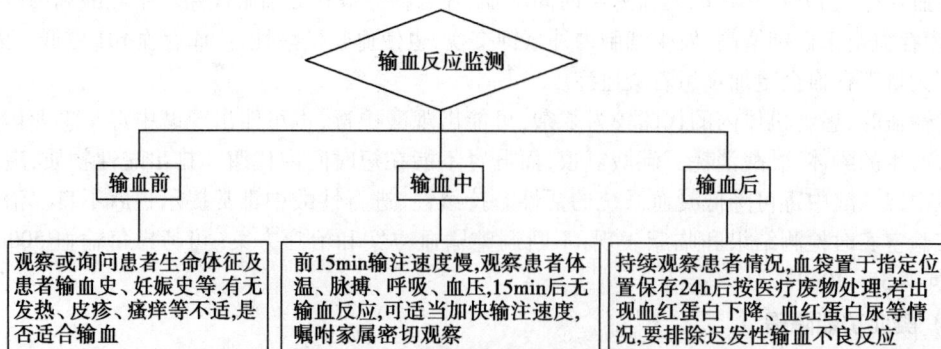

图9-1 输血反应监测流程

二、输血反应报告、调查程序

（一）输血反应报告

临床医护人员发现输血患者出现输血不良反应后,应立即停止输血。在积极处理的同时,要及时向输血科通报输血反应发生情况,与输血科共同调查、分析输血不良反应发生的原因,以确定进一步的处理、治疗方案,逐项详细填写输血情况回报单,持续观察 24h 后完善输血情况回报单并送至输血科备案保存。患方提出疑义时,经治医护人员应该与患方共同封存剩余血液、血袋及输血器材等,双方签字后由输血科保管备查。

（二）输血反应调查程序

输血科工作人员接到临床输血反应报告后,应仔细询问患者输血量、输血速度以及输血后出现的临床症状与体征,协助临床医护人员调查、分析输血不良反应发生的原因以及性质,对临床科室提出初步的处置参考意见。对于严重输血反应,输血科应指派具有相应资质的科室负责人到临床进行会诊,协助临床查找原因,制定救治方案,观察处置疗效。具体处理程序见图 9-2、图 9-3。

三、输血反应回报

输血科接到临床急性输血反应报告,在进行常规处理后,应对发生输血反应的患者进行跟踪、回访。次日收到输血情况回报单要及时汇总,登记在《输血不良反应登记本》上,以便进一步明确输血反应发生的类型、原因及处理措施是否得当。

输血科应如实记录并保存临床输血不良反应的反馈、调查与处理记录表,并每月分类统计上报医务科与供血机构。

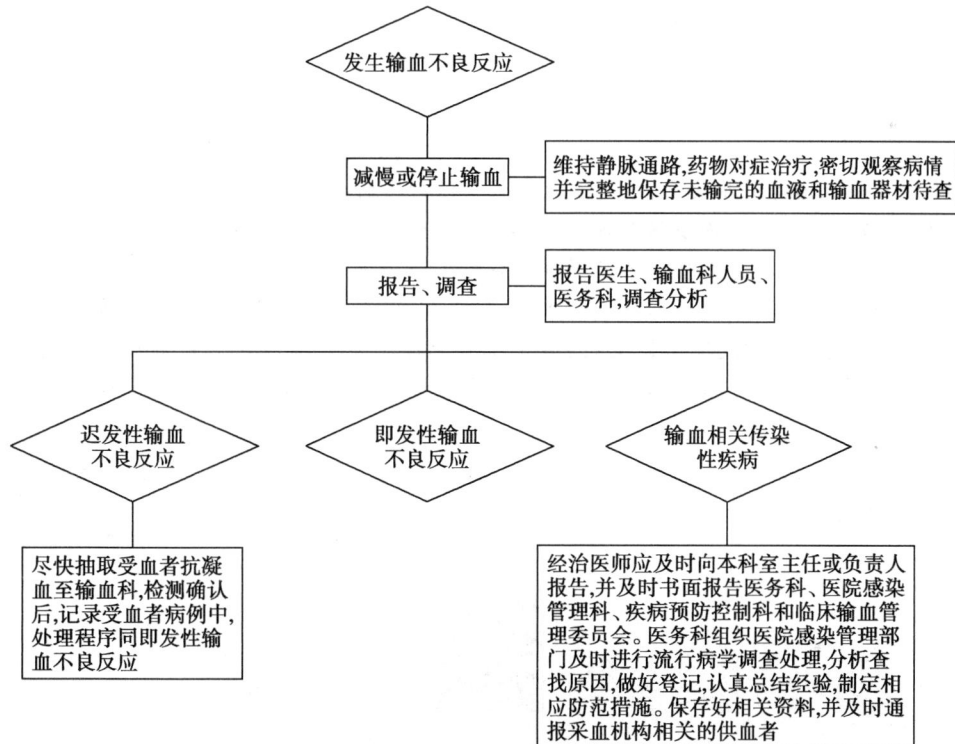

图 9-2 输血反应调查流程

即发性输血不良反应

怀疑为过敏性或非溶血性输血反应:临床医生对症处理,要与细菌污染性输血反应鉴别

怀疑为细菌污染性输血反应:停止输血,积极治疗,观察血袋剩余血液的物理性状,抽取血袋中剩余血液及输血反应发生后受血者标本连同输液器做细菌学检验,对受血者进行外周血白细胞计数

怀疑为溶血性输血反应

①复查标签和记录:复查血袋《临床输血申请单》、血袋标签和《输血记录单》,以验证受血者和所输血液成分有无核对错误。

②采集实验室检查用标本:采集受血者输血前、后抗凝和非抗凝标本,连同输血器材及输血反应后尿液标本,一同送检。

③相关实验室检测:抗凝标本分离血浆,观察颜色,测定游离HB含量、HP含量,非抗凝标本检测血清TB、LDH、高铁血红蛋白;尽早检测血、尿常规、尿HB及尿BIL;必要时,发生5~7h后测血清、尿液BIL及尿HB

④输血科实验室检测:核对输血申请单、血袋标签、交叉配血记录、发血单;核对供受者ABO及Rh血型。分别用保存于冰箱中的供受者标本及新鲜采集供受者标本重新进行血型鉴定、交叉配血(盐水与非盐水)、不规则抗体筛查试验。对输血反应后的标本,离心观察有无溶血现象,并做DAT及抗体效价检测。

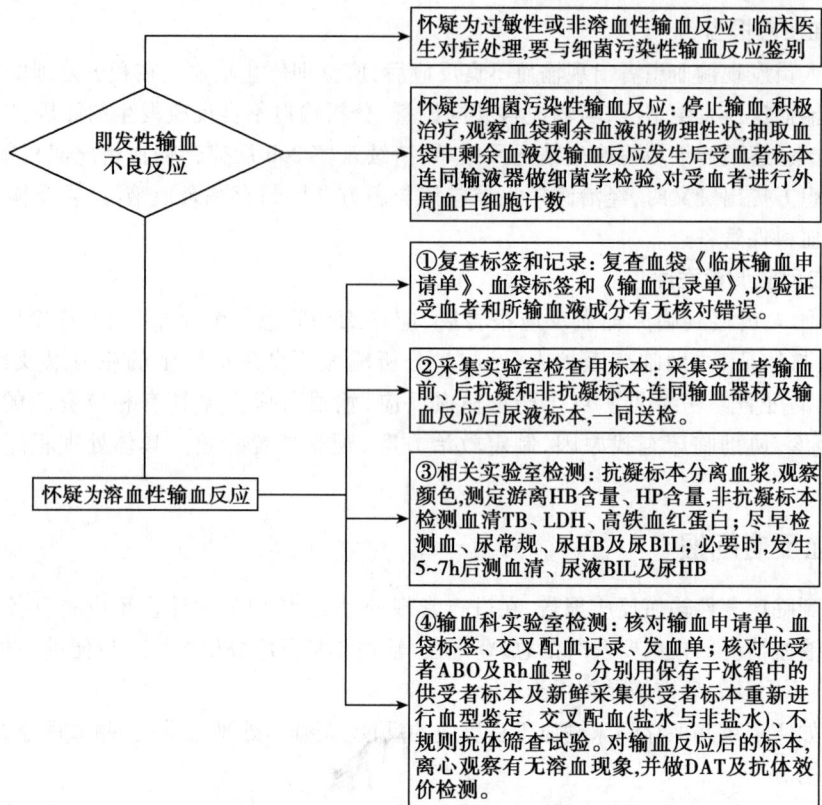

图9-3　即发性输血不良反应调查流程

本章小结

　　输血作为临床治疗的重要手段,是现代急救和治疗多种疾病不可或缺的手段之一。但是输血并非绝对安全,也会引起许多的不良反应,甚至具有致命性。输血不良反应按病因及发病机制可分为免疫性和非免疫性输血不良反应;按发生时间可分为即发性和迟发性。输血工作人员及临床医生要对各种输血不良反应的发病机制、临床表现、诊断依据、预防及治疗方法充分掌握,保证能够及时发现病情变化,做出正确判断与治疗措施。医疗卫生单位对于输血不良反应发生要做好相关基本程序,规范输血反应检测、发生、报告、调查、处理与回报等一系列程序。

（陶玲　吕长坤）

扫一扫,测一测

思考题

1. 预防免疫性溶血反应的发生,应在输血前做哪些免疫血液检查?
2. 免疫性溶血反应的机制是什么?
3. 如何进行适合性血小板输血治疗?
4. 简单说明非溶血性发热性输血反应的发生机制。
5. 为了预防细菌性反应可以采取哪些方法和措施?

笔记

第十章 新生儿溶血病实验室检查

学习目标

1. 掌握新生儿溶血病的定义、实验室检查项目的原理、方法、结果判断。
2. 熟悉新生儿溶血病的发病机制、临床表现。
3. 了解新生儿溶血病的治疗和预防。
4. 能够正确选择新生儿溶血病实验室检查项目并能规范操作。具备应用所学知识对检查结果进行综合分析。

第一节　新生儿溶血病

胎儿新生儿溶血病(hemolytic disease of the fetus and newborn,HDFN)原称胎儿有核红细胞增多症,包括母婴血型不合引起的胎儿或新生儿溶血病、遗传性红细胞异常引起的溶血病、由感染引起的红细胞获得性缺陷以及早熟、葡萄糖醛酸转移酶不足造成的黄疸。通常新生儿溶血病主要是指母婴血型不合,母亲体内存在针对胎儿红细胞抗原的抗体,这种抗体通过进入到胎儿体内,从而导致胎儿或新生儿红细胞免疫性破坏。此病始于胎儿时期并能造成胎儿死亡。本章主要讨论由红细胞血型系统引起的新生儿溶血病。

一、发病机制

新生儿溶血病是由于胎儿从父体遗传获得母体缺乏的显性抗原,此类抗原可在妊娠时或生产时通过胎盘进入母体,刺激母体产生相应的免疫性抗体,此抗体多为IgG抗体,分子量小,可通过胎盘进入胎儿体内,与胎儿红细胞膜上的相应抗原结合,导致胎儿红细胞破坏,出现黄疸、贫血、水肿、肝脾大等症状,严重者可引起死胎、流产、早产或新生儿死亡。在我国HDFN中,大部分是因ABO血型不合引起的,Rh血型不合者较少见,其他血型系统如Kell、Duffy、Kidd、MNS、Diego系统等也有报道,但极为少见。

(一)ABO血型不合的HDFN

导致ABO血型不合HDFN的抗体主要是IgG型抗A、抗B、抗AB。这些抗体常常"天然"存在于O型人体内,而A型或B型人体内的抗B或抗A主要是不能通过胎盘的IgM类抗体,所以ABO血型不合的HDFN主要见于孕育了A型、B型或AB型胎儿的O型母亲。ABO血型不合的HDFN可发生在第一胎。ABO血型抗原在胚胎第6周时就开始出现,但抗原表达较弱,故虽然ABO血型不合的可能性大,但HDFN的发病率却不高,症状也较轻。ABO新生儿溶血病发病率和严重程度与母体内IgG抗A、抗 B 效价有关,除此之外还受新生儿 A、B 抗原的强弱、胎盘的屏障作用及 IgG 亚类等因素的影响。因此,ABO 血型不合的 HDFN 产前准确预测存在一定难度。

（二）Rh 血型不合的 HDFN

Rh 血型系统主要有 D、C、c、E、e,其抗原性强弱依次为 D>c>E>C>e,所以 Rh 血型不合溶血病中多见于 D 抗原不合,母亲为 RhD 抗原阴性或 D 变异型,而胎儿为 RhD 抗原阳性。Rh 抗体多为非"天然"存在的免疫性抗体,一般情况下母亲体内不会产生 IgG 类 Rh 血型抗体。即使在妊娠期间,胎儿红细胞经胎盘进入母体也是少量的,且母亲经免疫产生抗体一般需要 2~6 个月,此时妊娠过程已结束,故 Rh 血型系统的 HDFN 极少发生在第一胎,多从第二胎起发病。若母体有 RhD 抗原不合输血史或母亲的母亲(外祖母)为 RhD 抗原阳性,母亲出生前已被致敏,则第一胎也可发病。因 Rh 血型抗原在出生时已经发育成熟,结合抗体的能力强,所以 Rh 血型不合的新生儿溶血病严重程度与 Rh 血型抗体效价密切相关,效价越高,胎儿受到的伤害越严重。当同时有母婴 ABO 血型不合时,对 Rh 血型不合的 HDFN 有一定的保护作用。Rh 阳性胎儿红细胞进入 Rh 阴性母体后,由于同时存在 ABO 血型不合,母体内 ABO 血型抗体可破坏带有相应 ABO 血型抗原的胎儿红细胞,减少胎儿 Rh 血型抗原对母体的刺激和相应抗体产生,减轻 Rh 溶血。由于白种人 Rh 阴性血型较黄种人高,Rh 血型不合的 HDFN 发生率也比黄种人高。在我国新疆、云南一些少数民族中,Rh 阴性血型比例明显较汉族人高,因而 Rh 血型不合的 HDFN 发生率也较高。

视频:新生儿溶血病发病机制

二、临床表现

HDFN 的胎儿红细胞破坏增多,机体运输氧的能力下降,造成组织缺氧,引起一系列病变。临床主要表现为水肿、黄疸、贫血和肝脾大,黄疸严重者可能并发胆红素脑病,也称核黄疸(表 10-1)。症状轻重一般取决于母亲抗体效价、抗体亚类、胎儿红细胞抗原发育程度、抗体与红细胞结合力、胎儿代偿性造血的能力以及免疫功能等诸多因素。

表 10-1 ABO 与 Rh 血型不合 HDFN 的临床表现

临床特点	ABO 血型不合 HDFN	Rh 血型不合 HDFN
发生频率	常见	不常见
发生的母子血型	主要发生在母亲 O 型,胎儿 A 型或 B 型	母亲缺少任一 Rh 抗原,胎儿具有该 Rh 抗原
发生胎次	第一胎可发病(约半数)	一般发生在第二胎,但第一胎亦可发病
下一次情况	不一定	大多数更严重
临床表现	较轻	较重,严重者死胎
黄疸	一般出生后 2~3 天	24h 内出现并且迅速加重
贫血	较轻	严重贫血伴心力衰竭
肝脾大	少见	多有不同程度的肝脾大
晚期贫血	少见	可发生,持续至出生后 3~6 周

（一）水肿

病情严重者多出现水肿,Rh 血型不合的 HDFN 约占 10%~20%。孕妇在妊娠期体重增加迅速。水肿儿多会早产,少数足月娩出,在母体或出生后全身水肿,胸腔、腹腔和心包腔内出现积液,皮肤苍白,肝脾大,呼吸困难,预后差,死亡率高。ABO 血型系统新生儿溶血病此症状较少见。

（二）黄疸

新生儿溶血病的一个特征性症状就是进行性黄疸增高,患儿刚出生时接近正常,随后几天快速增高。其原因是患儿红细胞因被致敏而迅速破坏,产生大量游离胆红素。未出生前胆红素由母体代谢,出生后,新生儿肝脏未完全发育成熟,因红细胞迅速破坏而产生的大量胆红素超过了患儿肝脏代谢水平,游离胆红素不断积累,表现为黄疸加深。黄疸出现越早、增长越迅速,病情越严重。ABO 血型不合与 Rh 血型不合 HDFN 的黄疸在出现时间、病情程度上有明显差异。ABO 引起的 HDFN 黄疸发生在 2~3 天,症状轻,易被误诊为生理性黄疸。Rh 血型不合的 HDFN 黄疸出现在 24h 内,症状重。

（三）贫血

患儿可有不同程度的贫血,表现为气促、呻吟、心率快、发绀和肝脾大,有核红细胞和网织红细胞增高,几天后逐渐消失。ABO 血型不合 HDFN 的贫血轻,症状不明显。Rh 血型不合的 HDFN 贫血重,症状明显,患儿出生后精神萎靡、嗜睡、少吃、少哭;有的出生后不久即发生心力衰竭。

（四）肝脾大

由于贫血严重,体内进行代偿性造血,导致髓外造血,引起肝脾大。Rh 血型不合的 HDFN 肝脾大更明显。

（五）胆红素脑病

若患儿胆红素明显增高,通过血脑屏障进入脑中破坏基底部神经核,出现胆红素脑病。患儿出现发热、嗜睡、吸吮反射减低、痉挛、肌张力低下或增高,甚至死亡。病死率高,存活的患儿恢复后期可出现运动障碍、智力不全等后遗症。

第二节　新生儿溶血病的实验室检查

一、常规检查

（一）血常规检查

红细胞、血红蛋白可正常或下降,网织红细胞常增多。外周血涂片可见有核红细胞,可见球形红细胞。白细胞计数可增高,血小板计数可正常。

（二）血液胆红素测定

胆红素增高,以未结合胆红素升高为主。若溶血病患儿出生后黄疸逐渐加深,应动态监测胆红素。

（三）羊水胆红素含量测定

正常羊水透明无色,严重溶血病时羊水呈黄色。测定羊水胆红素含量有助于估计胎儿病情及考虑母体终止妊娠时间。由于羊水中胆红素的含量随孕周增加而改变,所以不同孕周所测得的数值具有不同的临床意义。

二、新生儿溶血病产前血型血清学检查

目前新生儿溶血病的诊断主要以血清学试验为主。检测分为产前免疫血清学检测和产后新生儿检测两部分,前者主要是预测新生儿溶血病发生的可能性及严重程度,后者是直接确认新生儿是否患病。产前血型血清学检测项目:

1. 夫妇 ABO、RhD 血型。

2. 夫妇 ABO 血型不合时,检测母亲 IgG 抗 A(B)抗体效价。

3. 母亲意外抗体筛查试验。

4. 意外抗体筛查试验结果阳性者,进行抗体鉴定。

5. 根据抗体特异性,检测父亲是否携带对应抗原,如果父亲对应抗原阳性,则需对抗体效价进行监测。

（一）血型鉴定

血型鉴定包括夫妻双方的 ABO 血型系统和 Rh 血型系统,以预测母婴之间是否可能存在血型不合。条件允许,可做胎儿羊水 ABO 血型物质检查,进一步排除 ABO 血型不合的 HDFN。若母亲与胎儿 ABO 血型相同或 ABO 血型不同但胎儿为 O 型,即可以排除 ABO 血型不合的溶血,但不能排除其他血型系统的溶血可能。夫妻 ABO、Rh 血型是否相合的判断见表 10-2。

表 10-2 夫妻 ABO、Rh 血型是否相合的判断

妻子血型	丈夫配合血型	丈夫不配合血型
O	O	A、B、AB
A	O、A	B、AB
B	O、B	A、AB
AB	O、A、B、AB	—
Rh 阳性	Rh 阳性、Rh 阴性	—
Rh 阴性	Rh 阴性	Rh 阳性

（二）母亲 IgG 类抗 A（B）效价测定

检查母体中针对来自于父体血型抗原的 IgG 类 ABO 血型抗体。当母亲血清中 IgG 抗 A 或抗 B 效价≥64 时，提示其血型不合，胎儿有可能发生溶血。因此，检测母亲血清中有无 IgG 性质的抗体并测定其效价，即可预测 ABO-HDFN 发生的可能性。血清中的抗 A 或抗 B 往往是 IgM 和 IgG 的混合物，须将 IgM 类抗体裂解后，检测到的抗体即为 IgG 抗 A 或抗 B。通常 ABO 血型不合溶血病的效价 64 作为疑似病例，但也有效价为 8 时就发病的个案报道。

【原理】 血清以 2-巯基乙醇（2-Me）或二硫苏糖醇（DTT）处理后，IgM 抗体分子裂解为 6~7s 亚单位。此种亚单位虽然仍保持与抗原结合的能力，但已失去与其相应红细胞凝集的作用。IgG 抗体分子则不被 2-Me 或 DTT 灭活，采用抗人球蛋白法检测 IgG 类抗 A 或抗 B 效价。

【标本】

（1）推荐使用 EDTA 抗凝全血，也可用不抗凝血，标本量≥3ml。

（2）标本标识清晰、完整、规范。

（3）无血液稀释、细菌污染，离心后无溶血及重度乳糜。

（4）不能及时检测时，可将血浆或血清离心后冰冻保存。

【仪器、试剂与耗材】

（1）仪器：血清学专用离心机、37℃水浴箱、显微镜、移液器、微柱凝胶卡专用孵育器、微柱凝胶卡离心机等。

（2）试剂：生理盐水、0.1mol/L 2-巯基乙醇（2-Me）或 0.01mol/L 二硫苏糖醇（DTT）、抗球蛋白血清试剂、2%~5%A、B 型红细胞悬液、微柱凝胶抗人球蛋白卡。

（3）耗材：试管架、试管（10mm×60mm）、玻片、记号笔、一次性塑料滴管、移液器吸头等。

1. 经典抗人球蛋白法

【操作】

（1）0.01mol/L DTT（或 0.1mol/L 2-Me）与待测血清或血浆 1:1 混合，37℃水浴 30min。

（2）小试管两排，每排 10 支，根据稀释度依次标记试管，如第一排标记为 A1、A2、…、A10；第二排标记为 B1、B2、…、B10。每一排的第 2 管起每管加生理盐水 0.1ml。

（3）每排第 1 管加 2-Me 或 DTT 处理血清 0.2ml，吸出 0.1ml，移至第 2 管内，混合，从第 2 管吸出 0.1ml 移至第 3 管内，混匀，以此类推，做倍比稀释至第 10 管，最后一管混匀后，吸出 0.1ml 丢弃。上述 1~10 管稀释浓度分别为：1:2、1:4、…、1:1 024。

（4）第 1 排每管各加 2%~5% A 型红细胞悬液 50μl，第 2 排每管各加 2%~5% B 型红细胞悬液 50μl，置 37℃水浴箱温育 30min，取出以 1 000g 离心 15s，观察有无凝集现象并记录。用显微镜判断凝集强度，1+以上红细胞凝集为阳性，出现阳性管的最高稀释度的倒数为裂解后的 IgM 抗 A 或抗 B 盐水效价。

（5）将试管内红细胞用生理盐水洗涤 3 次，最后一次上清液弃去，控干细胞扣。

（6）在每管中加入抗人球蛋白血清试剂 1 滴，混合。

（7）以 1 000g 离心 15s，轻轻摇动试管，观察结果。用显微镜判断凝集强度，1+以上红细胞凝集为阳性，阳性管的最高稀释度的倒数为 IgG 抗 A 或抗 B 效价。检测结果判断标准：

4+:红细胞凝集成结实大凝块,背景清晰透明,无游离红细胞。

3+:红细胞凝集成数个凝块,背景尚清晰,极少游离红细胞。

2+:红细胞凝块分散成许多中小凝块,背景稍浑浊,周围可见到游离红细胞。

1+:肉眼可见大颗粒,背景浑浊,镜下许多凝集,有较多游离红细胞。

-:红细胞呈均匀悬液,镜下未见红细胞凝集,红细胞均匀分布。

(8)裂解后的 IgM 抗体效价<IgG 抗体效价强度,且<2 个滴度以上,认为检测结果可靠。否则需重新检测,可适当延长裂解时间。

【质量控制】

(1)稀释操作时要准确,避免稀释不匀,出现"跳管"现象。

(2)2-Me 或 DTT 应用液未用完时放回 4℃冰箱保存。

(3)IgG 抗 A(B)效价测定,第 1 管的血清是用等体积的 2-Me 或 DTT 应用液破坏,所以血清被稀释一倍,起始效价为 2。

2. 微柱凝胶抗人球蛋白法

【操作】

(1)血清或血浆经巯基试剂处理及倍比稀释过程同经典抗人球蛋白法操作步骤(1)~(4)。

(2)取微柱凝胶抗人球蛋白卡,标记被检者的姓名、性别、年龄及编号,同时表明 A1~A10 孔和 B1~B10 孔。

(3)后续步骤严格按照微柱凝胶抗人球蛋白卡使用说明书的要求进行操作。

(4)结果判断:红细胞抗原与相应抗体在微柱凝胶中形成的特异性抗原抗体复合物悬浮在凝胶表面或凝胶中为阳性反应;沉于凝胶的尖底部为阴性反应,以出现 1+阳性反应的最高稀释度的倒数为 IgG 抗 A 或抗 B 效价。检测结果判断标准:

4+:凝集的红细胞全部集中在介质的顶部,基本上处于同一平面上。

3+:凝集的红细胞绝大部分集中在顶部位于介质顶部,在上半部分有少量凝集红细胞,呈"拖尾"状态。

2+:凝集的红细胞分布于整个柱体,微柱底部可见少量红细胞。

1+:凝集的红细胞大部分位于凝胶下半部分,微柱底部少量红细胞。

-:红细胞完全沉积在凝胶管底部,形成一个平整的红细胞聚集带。

(5)裂解后的 IgM 抗体效价<IgG 抗体效价强度,且<2 个滴度以上,认为检测结果可靠。否则需重新检测,可适当延长裂解时间。

【质量控制】

(1)微柱凝胶卡必须保存在室温中,使用前应检查微柱凝胶卡是否胶质均匀、胶面整齐、有无气泡等。

(2)红细胞标本避免受细菌污染,否则易出现假阳性。

(3)在微柱凝胶卡中出现溶血现象,提示为红细胞抗原抗体反应,但也不排除其他原因所致溶血,需作认真分析。

【方法学评价】 见表 10-3。

表 10-3 母亲血清中 Ig 抗体效价测定

方法	评价
抗人球蛋白法	成本低,但操作繁琐,不能保存,不利于复查
微柱凝胶介质法	检测灵敏度高,结果观察直观准确,且可长时间保存,但受反应体系中存在的颗粒物质或血液标本中血浆蛋白异常的干扰影响,且需要专用设备,检测成本较高,目前此法无参考效价范围

(三)母亲意外抗体筛查试验

当经产或因输血后产生意外抗体的妇女,在妊娠时孕育相应抗原阳性胎儿时,抗体会通过胎盘进入胎儿体内,导致严重的新生儿溶血病的发生。因此,需要进行红细胞同种抗体筛选,通常选择 2~3

组具有能覆盖常见的、有临床意义的血型抗原的 O 型红细胞,检测孕妇血清(血浆)中是否存在意外抗体。如果存在意外抗体,血清中的 IgG 抗体与携带其对应抗原的红细胞结合后,在抗人球蛋白抗体搭桥作用下形成细胞凝集团块,出现阳性反应。推荐使用微柱凝集抗人球蛋白法。

(四)母亲意外抗体鉴定试验

当意外抗体筛查试验阳性,应进行抗体鉴定试验,以确定其特异性。意外抗体鉴定试验原理与意外抗体筛查试验原理基本相同,操作步骤相近,一般选择由 8~20 单人份的已知血型表型的 O 型红细胞组成的配套谱细胞。根据谱细胞的反应格局,可以鉴定常见抗体特异性。

(五)父亲特异性血型抗原鉴定

根据意外抗体特异性,检测父亲是否携带对应抗原。如果对应抗原阳性,则需对意外抗体效价进行监测。

(六)意外抗体效价监测

将母亲灭活 IgM 抗体后的血清倍比稀释,加入含相应抗原的 O 型红细胞悬液,用间接抗人球白试验测定效价。对于抗 D 阳性的 RhD 阴性孕妇建议在妊娠 16 周时进行抗体效价测定,以便明确抗体基础水平。以后每隔 2~4 周重复一次,若 28 周前抗体效价持续上升,未行任何治疗,28 周后效价不升反降,提示胎儿可能发生 Rh 血型不合的 HDFN。通常 RhD 抗体效价≥16 者作为疑似病例。

三、新生儿溶血病产后血型血清学检查

新生儿溶血病产后血清学检测主要包括"三项试验",即新生儿红细胞直接抗人球蛋白试验(DAT)、游离抗体试验和释放试验。

(一)红细胞直接抗人球蛋白试验

红细胞直接抗人球蛋白试验简称直抗试验,是检测新生儿红细胞上是否存在致敏血型抗体。在体内红细胞即使仅仅结合少量的球蛋白,也会被脾脏逐渐清除掉,引起血管外溶血。因此,一旦发现新生儿红细胞 DAT 结果阳性,即可作为诊断新生儿溶血病的有力证据。Rh 新生儿溶血病的直抗结果都相对强,一般≥2+。而 ABO 新生儿溶血病的直抗呈弱阳性甚至阴性。因此,新生儿直抗强弱是区别 ABO 和 Rh 新生儿溶血病的常用标志。

【原理】 在盐水介质中,不完全抗体可以致敏人红细胞,但不能让红细胞凝集。借助抗人球蛋白试剂的桥梁作用,使已被不完全抗体致敏的红细胞出现凝集,而未被抗体包被的红细胞则不会出现凝集。

【标本】

(1)推荐使用新生儿 EDTA 抗凝静脉血,也可用不抗凝血,采血量≥2ml。

(2)标本标识清晰、完整、规范。

(3)标本无血液稀释、细菌污染及重度乳糜。

【仪器、试剂与耗材】

(1)仪器:血清学专用离心机、37℃水浴箱、显微镜、移液器、微柱凝胶卡专用孵育器、微柱凝胶卡离心机等。

(2)试剂:多特异性抗球蛋白试剂或抗 IgG 和抗 C3d 单价抗球蛋白血清、IgG 抗 D 致敏的 2%~5% RhD 阳性红细胞悬液、2%~5%正常人红细胞悬液、生理盐水、微柱凝集抗人球蛋白卡、LISS 液。

(3)耗材:试管架、试管(10mm×60mm)、玻片、记号笔、一次性塑料滴管、移液器吸头等。

1. 试管法

【操作】

(1)取患儿红细胞,用生理盐水洗涤 3 次,最后一次洗涤后将上清液弃去,控干细胞扣,加入生理盐水配成 2%~5%红细胞悬液。

(2)取小试管 3 支,分别标明被检管、阳性对照、阴性对照。

(3)被检管加受检者 2%~5%红细胞盐水悬液 1 滴,阳性对照管加 IgG 抗 D 致敏的 2%~5% RhD 阳性红细胞悬液,阴性对照管加 2%~5%正常人红细胞悬液 1 滴。

(4)在 3 管中分别加入抗多特异性球蛋白试剂 1 滴,混匀后以 1 000g 离心 15s,观察有无红细胞

动画:红细胞直接抗人球蛋白试验

165

凝集,记录结果。

（5）阳性对照管凝集、阴性对照管不凝集、受检红细胞凝集者,为直接抗人球蛋白试验阳性,不凝集者为阴性。

（6）阳性者应继续用单特异性抗球蛋白血清检测,方法同多特异抗球蛋白试剂。

2. 微柱凝胶介质法

【操作】

（1）将受检者红细胞、IgG 抗 D 致敏的 RhD 阳性红细胞和正常人 RhD 阳性红细胞配制 0.8%～1.5%红细胞悬液。

（2）取微柱凝胶抗人球蛋白卡,标记检测孔、阳性孔和阴性孔。

（3）参照微柱凝胶抗人球蛋白卡使用说明书的要求进行操作。

【质量控制】

（1）要证实直接抗球蛋白试验(DAT)阳性不是补体体外致敏的结果。用 EDTA 抗凝的标本抗凝后应立即试验,以免时间放置过长,引起假阳性结果。

（2）每次试验必须设立阴性和阳性对照。所用红细胞被污染、凝集或自身冷凝集血液标本,均可出现假阳性结果。

（3）标本若为直抗阳性,则须区别直抗类型,即用单特异性 IgG 抗体、C3d 抗体重复上述操作,以鉴别致敏在细胞上的免疫分子种类。

（二）血浆（血清）游离抗体试验

检测新生儿血浆(血清)中是否存在与其红细胞不相合的血型抗体。如果新生儿血清中检出的抗体能够与其红细胞反应,判断为阳性。游离试验阳性只能确定新生儿血清中存在某种血型抗体,并不能证实新生儿溶血病,要证实新生儿溶血病,必须参考直抗试验和释放试验(表 10-4)。

表 10-4　游离抗体检测意义

指示红细胞			意义
A	B	O	
阳性	阴性	阴性	游离的抗 A
阴性	阳性	阴性	游离的抗 B
阳性	阳性	阴性	游离的抗 A、抗 B 或有抗 AB
阳性/阴性	阳性/阴性	阳性	游离的 ABO 系统以外抗体
阴性	阴性	阴性	无游离抗体

【原理】　用新生儿血清加上 A、B 型试剂红细胞悬液(疑为 ABO 新生儿溶血病时)或抗体筛选红细胞(疑为 ABO 系统以外新生儿溶血病时),做酶法或间接抗人球蛋白试验,并以此试验来验证新生儿血清中是否存在与其红细胞不配合的 IgG 抗 A 或抗 B 或其他意外抗体,这些来自于母亲的 IgG 抗体可与新生儿红细胞结合,引起新生儿溶血病。

【标本】　同直抗试验。

【仪器、试剂与耗材】

（1）仪器:血清学专用离心机、37℃水浴箱、显微镜、移液器、微柱凝胶卡专用孵育器、微柱凝胶卡离心机等。

（2）试剂:多特异性抗球蛋白试剂或抗 IgG 和抗 C3d 单价抗球蛋白血清、2%～5% ABO 标准红细胞、生理盐水、微柱凝胶抗人球蛋白卡。

（3）耗材:试管架、试管(10mm×60mm)、玻片、记号笔、一次性塑料滴管、移液器吸头等。

1. 试管法

【操作】

（1）离心分离血浆(血清)备用。

（2）取 3 支试管,分别标记 A1c、Bc、Oc(或Ⅰ、Ⅱ、Ⅲ)管。

（3）于每支试管中各加入待检血清2滴,在相应标记管中分别加入2%~5% A_1、B、O型试剂红细胞悬液(或筛选细胞)各2滴,混匀,37℃致敏30min。

（4）以1 000g离心15s,肉眼或显微镜下观察凝集结果并记录。若某管出现凝集,说明该管有相应的盐水抗体,不必继续下面操作。

（5）若无凝集,用生理盐水洗涤3次后,末次扣干,加入多特异性球蛋白试剂1滴,1 000g离心15s,肉眼及显微镜下观察有无凝集或溶血,并记录结果。

2. 微柱凝胶介质法

（1）离心分离血浆(血清)备用。

（2）取微柱凝胶抗人球蛋白卡,分别标记 A_1c、Bc、Oc孔(或Ⅰ、Ⅱ、Ⅲ孔)。

（3）参照微柱凝胶抗人球蛋白卡使用说明书的要求进行操作。

【质量控制】

（1）微柱凝胶卡式法检测血清游离抗体时应根据说明书配制红细胞悬液浓度。

（2）游离试验阳性常发生在新生儿溶血病早期或病情较严重时,应在出生后3~7天内进行检查,避免致敏红细胞被破坏所导致的假阴性结果。但游离试验阴性并不说明病情较轻,该试验在新生儿溶血病检测中仅起到辅助诊断作用。

（3）游离抗体实验阳性必须是可以检测到能与患儿红细胞起反应的抗体,不依据患儿血型,则无法准确判定该实验的结果。

（4）抗球蛋白试剂的是否失效,可以在阴性结果试管中加入IgG致敏的阳性对照红细胞1滴,1 000g离心15s。离心后应出现红细胞凝集现象,说明抗球蛋白试剂有效;若未出现红细胞凝集现象,说明试剂失效。

（三）红细胞抗体放散试验

与DAT相同,也是用来检测新生儿红细胞上是否有致敏的血型抗体,只是方法不同。放散试验是利用一定技术手段,将致敏在新生儿红细胞上的抗体释放下来,再检测放散液中的抗体。如果在放散液中检测到了与新生儿红细胞抗原不相合的抗体,可为新生儿溶血病的诊断提供依据。

红细胞抗原与血清中的抗体在适当的条件下能发生凝集或致敏,这种反应是可逆的。如果改变某些条件,抗体又可以从结合的细胞上放散下来,再用相应红细胞鉴定放散液内抗体的种类。常用的放散方法有热放散法、冷放散法和乙醚放散法。

1. 热放散法

【原理】　结合在红细胞上的抗体可以采用加热的方式进行分离,然后再进行抗体种类鉴定。用生理盐水洗涤待检标本红细胞,将离心后形成的比容红细胞放入56℃水浴中振摇一定时间后,再高速离心后取上清液与已知红细胞反应,看是否凝集,来鉴定放散液中抗体的种类。

【标本】　同直抗试验。

【仪器、试剂与耗材】

（1）仪器:血清学专用离心机、56℃水浴箱、显微镜、移液器、微柱凝胶卡专用孵育器、微柱凝胶卡离心机等。

（2）试剂:生理盐水、2%~5%指示红细胞、多特异性抗人球蛋白试剂等。

（3）耗材:试管架、试管(10mm×60mm)、玻片、记号笔、一次性塑料滴管、移液器吸头等。

【操作】

（1）将受检者红细胞用生理盐水洗涤3次,以3 000r/min离心5min,弃去上清液。在比容红细胞中加入等量的生理盐水,混匀。

（2）将试管置于56℃水浴振荡箱不断振摇10min。离心转子提前于56℃温育。

（3）取出试管,立即1 000g离心3min。

（4）分离上清液置于另一支试管中,即为放散液。

（5）取洁净试管3支,分别标记 A_1c、Bc、Oc(或Ⅰ、Ⅱ、Ⅲ)管。各管加入放散液2滴,然后按标记各管加入相应的2%~5% A、B、O型试剂红细胞(或筛选细胞)1滴,混匀,置37℃水浴箱孵育30min。

（6）孵育后用生理盐水洗涤3次,弃上清液,各管加入多特异性抗人球蛋白试剂1滴,1 000g离心

动画:红细胞抗体放散试验

15s,肉眼观察结果。

【质量控制】

（1）56℃温度要准确,在加热中应不断振荡试管,使抗体从红细胞上完全分离下来。温度过高,抗原抗体变性;温度过低,已被放散出的抗体会重新与红细胞结合。因此,在离心时要使用经过预热的离心杯。

（2）制备得到的放散液应立即进行鉴定,否则放散液中的抗体容易变性。如果需保存,应在放散液中加入 AB 型血清或牛血清白蛋白。

（3）最后一次洗涤液中应检查是否有残存抗体,如果最后一次洗涤液中检出了残存抗体,说明洗涤不充分,会影响放散效果。

（4）抗球蛋白试剂的是否失效,可以在阴性结果试管中加入 IgG 致敏的阳性对照红细胞 1 滴,1 000g 离心 15s。离心后应出现红细胞凝集现象,说明抗球蛋白试剂有效;若未出现红细胞凝集现象,说明试剂失效。

2. 乙醚放散法

【原理】　乙醚是一种较强的有机溶剂,与红细胞结合后破坏并溶解红细胞,从而使结合在红细胞膜上的抗体解离下来,再应用标准谱红细胞测定放散液中抗体的特异性。可检测吸附于红细胞上的各种 IgG 抗体。

【标本】　同直抗试验。

【仪器、试剂与耗材】

（1）器材:试管架、记号笔、微量加样器、塑料滴管、洁净小试管(内径 10mm×75mm)、37℃水浴箱、离心机等。

（2）试剂:无水乙醚、标准谱红细胞。

（3）耗材:试管架、试管(10mm×60mm)、玻片、记号笔、一次性塑料滴管、移液器吸头等。

【操作】

（1）将受检者红细胞用生理盐水洗涤 3 次,以 3 000r/min 离心 5min,弃去上清液。在比容红细胞中加入等体积的生理盐水和 2 倍体积的无水乙醚,用塞子塞紧试管口,充分混匀振摇 10min(注意:乙醚沸点低,间歇放气,应防止爆炸)。

（2）1 000g 离心 5min,轻轻取出试管,离心后液体分为三层,上层为乙醚层,中间层为红细胞层,下层为放散液层。

（3）将下层深红色的放散液移至另一支试管中,置于 37℃孵育 30min,除尽乙醚。

（4）取另一支试管,加入放散液 2 滴,再加标准谱红细胞悬液 1 滴,37℃孵育 30min,充分洗涤后,弃去上清液,加入多特异性抗人球蛋白血清 1 滴。

（5）1 000g 离心 15s,轻轻取出试管,轻摇试管,观察有无凝集和溶血情况,必要时在显微镜下观察,记录结果。

【质量控制】

（1）操作过程中应注意安全,注意实验室通风,乙醚为危险化学试剂,防止放散液溢出。

（2）与所有标准谱红细胞均发生凝集,可能是由于自身抗体所致。因此,用标准谱红细胞鉴定放散液中抗体时应同时做自身对照试验。

（3）抗球蛋白试剂的是否失效,可以在阴性结果试管中加入 IgG 致敏的阳性对照红细胞 1 滴,1 000g 离心 15s。离心后应出现红细胞凝集现象,说明抗球蛋白试剂有效;若未出现红细胞凝集现象,说明试剂失效。

【方法学评价】　ABO 血型不合的 HDFN 采用热放散法,由于 Rh 血型抗体与红细胞结合能力较强,热放散效果不佳。Rh 血型及其他血型系统的 HDFN 通常采用乙醚放散法。乙醚放散试验所用致敏红细胞浓度高,所以在"三项试验"中该试验敏感度最高。

【临床应用】

抗体检测是诊断 HDFN 的关键。直接抗人球蛋白试验主要检查新生儿红细胞是否已被母亲血液中不完全抗体致敏;游离抗体试验是检测新生儿血清中是否有游离的 IgG 血型抗体;放散试验是检查新生儿致敏红细胞上释放到放散液的抗体。"三项试验"的优化组合可对 HDFN 作出诊断,并对制定治疗方案提供实验室依据。HDFN 血清学"三项试验"组合及临床意义见表 10-5。

表 10-5　HDFN 血清学"三项试验"组合及临床意义

直抗试验	游离试验	放散试验	意义
阴性	阴性	阴性	排除 HDFN
阳性	阴性	阴性	可疑为 HDFN
阴性	阳性	阴性	可疑为 HDFN
阴性	阴性	阳性	确诊为 HDFN
阳性	阴性	阳性	确诊为 HDFN
阳性	阳性	阴性	确诊为 HDFN
阴性	阳性	阳性	确诊为 HDFN
阳性	阳性	阳性	确诊为 HDFN

第三节　新生儿溶血病的治疗和预防

一、新生儿溶血病的治疗

治疗新生儿溶血病的目的:一是预防或缓解胎儿产生严重贫血、水肿,降低胎死宫内概率,从而缓解胎儿出生后的一些严重并发症;二是预防或缓解新生儿因高胆红素血症引起的脑部损伤。

（一）光疗

多采用蓝色荧光灯进行治疗。注意保护好双眼及外生殖器。

（二）药物治疗

肾上腺皮质激素、酶诱剂、丙种球蛋白、中药等。

（三）血液治疗

1. 换血疗法　ABO 血型不合溶血症选用 O 型悬浮红细胞与 AB 型血浆混合后的血液。Rh 血型系统不合溶血病选用 ABO 同型（O 型）、Rh 抗原阴性全血。

2. 血液制剂输注　输注血浆或白蛋白,可与非结合胆红素结合,预防胆红素脑病。

二、新生儿溶血病的预防

（一）胎儿期

提前分娩、血浆置换、宫内输血、终止妊娠、药物预防等。

（二）出生后

RhD 抗原阴性妇女在娩出 RhD 阳性新生儿后 72h 内肌注 IgG 抗 D 血清,再次妊娠 29 周时可再肌注 1 次效果更好,可避免抗体的产生。

本章小结

新生儿溶血病（HDFN）是指母婴红细胞血型不合引起的新生儿同种免疫性溶血性疾病,母婴 ABO 血型和 Rh 血型不合是临床最常见最重要的原因。实验室检查包括常规检查和血型的血清学检查。常规检查的内容为血液常规检查和胆红素检测。血型的血清学检查包括血型鉴定、母亲血清中 IgG 抗体效价和新生儿血清学"三项试验"。通过 ABO、Rh 血型鉴定可以预测胎儿的血型以及判断母婴是否血型不合。母亲血清不规则抗体及效价检测可预测 HDFN 发生的可能性。新生儿溶血病"三项试验"即直接抗人球蛋白试验、游离试验、放散试验是诊断新生儿溶血病的主要实验。直接抗人球蛋白试验主要检查新生儿红细胞是否已被母亲血液中不完全抗体致敏;游离抗体试验是检测新生儿血清中是否有游离的 IgG 血型抗体;放散试验是检查新生儿致敏红细胞上释放到放散液的抗体。"三项试验"的优化组合可对 HDFN 作出诊断,并对制定治疗方案提供实验室依据。

（孟德娣　邱芳）

扫一扫,测一测

思考题

1. 患儿,女性,足月,在县级医院经剖宫产出生,2 天后因皮肤黄染转送至市某医院。入院查血清总胆红素 309μmol/L,血红蛋白 152g/L。医院怀疑该患儿系母婴血型不合引起的新生儿溶血病,将患儿及其母亲的血液标本送至血液中心进行血型检查,患儿及其父母血型检测结果如下:

组别	正定型			反定型		
	抗 A	抗 B	抗 D	Ac	Bc	Oc
患儿	4+	0	4+	0	4+	0
母亲	0	0	4+	4+	4+	0

患儿与母亲的血型判断正确的有:

A. 患儿 A 型,Rh 阳性　　　　　　　　B. 患儿 B 型,Rh 阳性

C. 母亲 O 型,Rh 阴性　　　　　　　　D. 母亲 O 型,Rh 阳性

E. 患儿 A 型,Rh 阴性

2. 某产妇本次妊娠前已育有一个 5 岁女儿,本例患儿为第 2 胎,先兆早产,孕 33^{+6} 周,于外院产钳助产娩出男婴,羊水、胎盘、脐带无异常,男婴出生体重 1 500g,身长 43cm。该患儿因“早产儿,低体重儿”收治住院。第 2 天总胆红素 151.3μmol/L,血红蛋白 148g/L,第 3 天总胆红素 258μmol/L,血红蛋白 107g/L。该产妇血型为 O 型,Rh 阳性。患儿血型为 A 型,Rh 阳性。医生怀疑患者发生新生儿溶血病。

请问什么是新生儿溶血病? 有哪些依据? 还需要做哪些实验室检查来确诊?

11章 PPT

1. 掌握输血相容性试验包括的检查项目、程序及质量控制的主要内容。
2. 熟悉血液预订、入库、贮存、发放、输血等各个过程的相关内容。
3. 了解临床输血相关机构的设置及主要职责;血液预警的相关内容;输血相关法律法规相关内容。
4. 能够对医疗机构临床用血管理程序充分了解,明确临床用血管理组织机构的设置及其职能。
5. 具备分析输血环节中出现的质量控制失误原因的能力。

第一节　临床输血管理组织结构与功能

临床用血管理贯穿整个临床用血过程,需要医疗机构多个部门参与,各个部门在临床用血中均发挥着重要作用。临床用血管理组织结构包括临床用血管理委员会、医务处(科或部)、输血科(血库)及临床用血科室等。

一、医院用血管理委员会及其职能

(一)组织管理

1. **设置要求**　二级以上医院和妇幼保健院应当设立临床用血管理委员会,负责本机构临床合理用血管理工作。其他医疗机构应当设立临床用血管理工作组,并指定专(兼)职人员负责日常管理工作。

2. **人员要求**　临床输血管理委员会设主任 1 人,副主任 2~3 人,委员若干人,秘书 1~2 人。主任委员由院长或者分管医疗的副院长担任,成员由医务部门、输血科、麻醉科、开展输血治疗的主要临床科室、护理部门、手术室等部门负责人组成。医务、输血部门共同负责临床合理用血日常管理工作。临床输血管理委员会每年应召开一次以上的工作会议,若遇到特殊情况,可由主任委员或副主任委员召集临时会议,常设机构在医务处(科或部)。

(二)委员会职责

委员会的职责包括:①认真贯彻临床用血管理相关法律、法规、规章、技术规范和标准,制订本机构临床用血管理的规章制度并监督实施;②评估确定临床用血的重点科室、关键环节和流程;③定期

笔记

171

监测、分析和评估临床用血情况,开展临床用血质量评价工作,提高临床合理用血水平;④分析临床用血不良事件,提出处理和改进措施;⑤指导并推动开展自体输血等血液保护及输血新技术;⑥承担医疗机构交办的有关临床用血的其他任务。

二、输血科（血库）及其主要职责

（一）科室管理

1. **设置要求** 医疗机构应根据有关规定和临床用血需求设置输血科或血库。一般三级综合医院、三级肿瘤医院、三级心血管医院、三级血液病医院等用血量较大的医院应设置输血科;三级中西医结合医院、三级儿童医院、三级传染病医院、二级肿瘤医院、二级综合医院等可设置血库;用血量小的医疗机构应当安排专(兼)职人员负责临床用血工作。

2. **人员要求** 输血科(血库)从业人员应为具有国家认定资格的卫生技术人员。其中高、中、初级不同职称人员按一定比例组成,三级医院输血科一般要求专职人员 8 人以上,血库专职人员 2 人,按工作量增加专(兼)职人员。输血科主任应具备大学本科以上学历、中级以上卫生技术职称,或中级以上卫生技术职称并从事输血专业工作 10 年以上,具有丰富的输血相关临床专业知识及管理能力。

（二）输血科（血库）主要职责

1. **负责血液预订、入库、贮存、发放工作** 主要包括制订用血计划、安全贮血量、血液分型分品种贮存和实施冷链监控管理。安全储血量是指库存各型血液的最低贮存量一般不少于 3 天常规医疗用血量。用血计划是指根据血液库存量和用血患者血液需求量决定血站供血的血型种类和血液数量,包括年度用血计划、月用血计划和周用血计划。

2. **负责输血相关免疫血液学检测** 主要分为输血相容性检测和特殊血清学检测。

(1) 输血前相容性检测:血型鉴定(ABO 血型正反定型实验和 RhD 血型定型实验)、抗体筛查试验和交叉配血试验。

(2) 特殊血清学检测:疑难血型鉴定、疑难配血试验、抗体效价测定、抗体鉴定、血小板抗体检测、新生儿溶血病的免疫学试验、HLA 相容性检测、输血不良反应与相关疾病监控等。

3. **参与推动自体输血等血液保护及输血新技术** 积极推进自体血回输,防止输血传播性疾病的发生;积极推动输血新技术的开展,节约用血,保护血液资源。

4. **参与特殊输血治疗病例的会诊** 参与输血方案的制定,为临床合理用血提供咨询服务。

5. **参与开展血液治疗相关技术** 随着现代输血技术的发展,输血从过去的单一输注治疗,逐渐演变为成分输血、血浆置换术、治疗性血细胞成分去除术、自身输血以及干细胞移植等。

6. **参与临床用血不良事件的调查** 查找出问题所在,避免临床用血不良事件的发生。

7. **参与无偿献血宣传** 充分利用自身专业知识,及时科学地向有关人员宣讲血液有关政策法规、输血相关知识及无偿献血常识,推动输血事业的发展。

8. **教学与科研** 开展临床用血的教学和科学研究工作。

三、医务部门及临床科室主要职责

医务部门是临床用血管理的职能部门,负责临床用血管理的具体工作。临床科室医务人员应认真执行临床输血技术规范,严格掌握临床输血适应证,根据患者病情和实验室检测指标,对输血指征进行综合评估,制订输血治疗方案。

第二节　输血环节质量控制

一、血液预订、入库、贮存管理

（一）血液预订

1. **血液预订内容**　血液预订（blood order）是指根据各血型血液品种的平均日用血量、安全血液库存量、最佳血液库存量、最高血液库存量及实际库存量进行比较，确定补充库存血液的品种和数量，通过电话、传真或网络向供血机构预订，并确定送（取）血时间。医疗机构只能向当地卫生健康行政部门指定的血站预订血液。

2. **血液预订管理**

（1）安全血液库存量：是指库存的各型血液能满足医疗机构向血站发出抢救用血申请单后至血站送血到达或取回血液并完成血液相容性检测的时间段内对血液需求的最低贮存量。安全库存量一般不少于 3 天常规医疗用血量。

（2）最佳血液库存量：随着血液保存时间的延长，血液中的一些有效成分如 2,3-二磷酸甘油酸、三磷酸腺苷等含量逐渐减少，而一些细胞代谢成分如血钾、血氨逐渐增加。因此，血液在贮存较短的时间内用于临床输注，能更好地保证输血治疗效果。血液库存管理重要的是优化血液库存及提高短时贮存血液的用出率。最佳血液库存量一般为 7 天常规医疗用血量。

（3）应急血液库存量：是指输血科某种类型血液的库存量只能维持在医疗机构向血站发出抢救用血申请至血站送血到达医院之前时间段的最低贮存量。应急库存量一般不少于 1 天常规医疗用血量。

（4）周转库存量：是指在血液供应充沛的前提下能够提供临床需求的所有品种、规格血液的库存量。周转血液库存量一般为 3~7 天常规医疗用血量。

（5）择期用血评估：主要针对手术用血，是根据申请用血的手术实际用血情况来对医生申请用血的数量及血液贮存时间的要求进行测算，确定由血站调配的血液数量，平衡医院血液库存的评估方式。

（二）血液入库

血液入库前要认真核对验收。核对内容包括运输条件、物理外观、血袋封闭及包装是否合格、标签内容填写是否清晰齐全等。

1. **运输条件**

（1）运输温度：全血及红细胞成分血应维持在 2~10℃。血小板应尽可能维持在 20~24℃。冰冻血浆、冷沉淀凝血因子维持在冰冻状态。冰冻红细胞应维持在 -65℃ 或以下温度。

（2）血液运输箱：维持在适宜温度的时间应至少比最长运输时间长 2h。血液运输箱的标示内容要清晰，至少包括血站名称，最大承重量，放置方向、防摔、防晒、防雨、最多叠放层数，血液种类，运输目的地，血液保存的温度等。血液运输箱应定期做细菌和温度检测。

（3）运输记录：血液运输过程记录应有可追溯性，内容应包括血液的品名、数量、规格，血液的发出地和运输目的地，血液发放日期、时间、负责发放人员的签名，血液接受日期、时间、负责接收人员的签名，运输的设备，温度监控记录等。

2. **物理外观**　血液外观是否正常，有无凝血、溶血、脂血等现象，血袋有无破损、漏血。

3. **血袋标签**　内容包括采供血机构名称及其许可证号、血液条码编号及血型、血液品种、容量、采血日期、血液成分的制备日期及时间、有效期及时间、贮存条件等内容。

（三）血液贮存

1. **环境要求**　空间应满足整洁、卫生和隔离的要求，具有防火、防盗和防鼠等安全措施；应有双路供电或应急发电设备；应有足够的照明光源。

2. **设备要求**　血液贮存设备应运行可靠,温度均衡,有温度记录装置和温度超限声、光报警装置。根据储存要求将不同品种和不同血型的血液分开存放,并具有明显标识。贮血冰箱内严禁存放其他物品,每周用含氯消毒剂擦拭消毒一次;冰箱内空气培养每月一次,要求无霉菌生长或血培养皿(90mm)细菌生长菌落<8CFU/10min 或<200CFU/m³ 为合格。

3. **温度要求**　不同的血液成分保存条件和保存期均有不同,如红细胞成分要在 2~6℃ 保存不超过 35 天,血浆 -20℃ 以下保存 1~5 年,冷沉淀在 -20℃ 以下保存 1 年,血小板要求 20~24℃ 振荡保存等。

4. **温度监控**　贮血冰箱应均有温度控制(或自动控制)记录和报警装置。其温度监控主要分为两大类:一是冰箱自备的温度显示和温度记录纸;二是为单独安装的数字化温度管理系统。如使用人工监控,则至少每 4h 监测记录温度 1 次;如使用自动温度监控管理系统,至少每日人工记录温度 2 次,2 次记录间隔 8h 以上;血液储存设备的温度监控记录至少保存到血液发出后 1 年,以保证记录的可追溯性。

二、血液发放管理

(一)输血记录单

根据交叉配血结果,确定血液是相合与不相合或相容与不相容。填写输血记录单后核对发血。相合则可随时发血,相容则应根据临床患者输血治疗的迫切程度和国家规范规定及本医疗机构临床用血管理规定决定是否相容性发血,此属应急用血管理范畴。

(二)发血前核对

接到取血单后,按照输血记录单上血液相关信息从贮血冰箱中取出相对应的血液成分。取出前首先通过血浆与红细胞分界来认真观察血液有无溶血现象,确认无误后取出血液,检查是否存在凝血块或有肉眼可见的细菌污染表现;检查血袋有无渗漏;认真核对血袋标识是否清晰,与输血记录单(发血单)是否完全对应。再次核对与受血者血型及与既往血型(电脑里存档)是否一致。无误后与输血记录单(发血单)一起放入专用运送箱(有保温功能的)内,等待取血。

血液发放前输血科应作目视检查,凡有下列情形之一的,一律不得发出:①标签破损、字迹不清;②血袋有破损、漏血;③血液中有明显凝块;④血液呈乳糜状或暗灰色;⑤血浆中有明显气泡、絮状物或粗大颗粒;⑥未摇动时血浆层与红细胞的界面不清或交界面上出现溶血;⑦红细胞呈紫红色;⑧过期或其他须查证的情况。

冰冻血浆与冷沉淀凝血因子发放前需在冰冻血浆解冻箱内融化后方可发往临床。血液一经发出,不得退回输血科(血库)。输血后的血袋应交回输血科 2~6℃ 保存至少 1 天,然后按照医疗废物管理的有关规定处理,做好相关记录。

三、用血过程管理

(一)输血治疗决策

临床医师在决定为患者输注异体血治疗时,除结合临床指征外,还应综合考虑以下几个方面的因素:临床整体治疗进程的时限;对该患者最合适的治疗方法,输血是否为唯一可选择的决定;是否有其他有效方法替代异体输血;输血治疗的缺陷和血液成分疗法的潜在危害;血液成分的质量和安全性如何;输血危险的风险能否被避免或减少到最小;血液成分的剂量是多少;应该如何管理和监控血液成分;患者是否应完全知晓医疗决定、潜在的益处和风险,患者是否拒绝输血等。

(二)输血知情告知

建立并实施输血告知程序,签署《输血治疗知情同意书》。内容至少包括输血目的、输血方式的选择、输血品种、风险、患者或受委托人是否同意等。无自主意识患者且无家属签字的紧急输血,以患者最大利益原则决定输血治疗方案,报医疗机构医务部门或主管领导批准后实施,备案并记入病历。在临床情况不确定时,以不输血为首选原则。

签署《输血治疗知情同意书》是输血治疗过程中重要的医疗环节,一方面证明受血者(患者)或被授权人了解输血相关的不良反应,是对患者在医疗行为中个性化权利的尊重,是对患者自主权和自我决定权的保护;另一方面是医师履行对患者进行输血治疗说明的告知义务,对医疗机构和医护人员可起到减少纠纷、规避风险的作用。

（三）输血申请

《临床输血申请单》应由经主治医师逐项填写,经主治医师以上主管医师核准签字,连同受血者血标本在预定输血日期前送交输血科(血库)备血。填写内容至少包括受血者姓名、性别、年龄、病案号、科别、病区、床号、临床诊断、输血目的、继往输血史、妊娠史、受血者属地、预定输血成分、预定输血量、预定输血日期、受血者血型、血红蛋白、HCT、PLT、ALT、HBsAg、Anti-HCV、Anti-HIV$_{1/2}$、梅毒、申请医师签字、主治医师审核签字、申请日期等。

（四）输血申请单的审核

建立并实施输血申请的审核程序。输血科应对输血申请单进行审核,内容包括受血者个人信息、血型、临床诊断、输血指征、目的等。如果发现属于不合理输血或有其他疑问时,应当及时与临床联系。

（五）血液成分的选择

根据临床输血目的,确定最适当的血液成分,用于最需要的患者。同时根据病种选择相应库存时间的血液,对库存时间无要求的病种输血时,按采血日期采用先进先出的原则,避免过期而浪费血液。

（六）发血与领血

建立并实施发血与领血程序。取血人持取血单到输血科(血库)取血,发血人将核对完毕的输血记录单和相应血液成分移交给领血者,取血人认真核对相关内容全部无误后,双方在输血记录单上签字,同时在发出血液后放行。

（七）临床核对与输血

1. 血液到达病房后应当立即送到临床输血护士手中,并做好交接手续。取回的血应尽快输用,不得自行贮血。

2. 输血前由两名医护人员核对交叉配血报告单及血袋标签各项内容,检查血袋有无破损渗漏,血液颜色是否正常,准确无误方可输血。

3. 输用前将血袋内的成分轻轻混匀,避免剧烈震荡。血液内不得加入任何药物,如需稀释只能用静脉注射用生理盐水。

4. 开始输血时,由两名医护人员携带病历共同到患者床旁核对,确认与输血记录单相符,再次核对后,用符合标准的输血器进行输血。

5. 输血过程中应先慢后快,再根据病情和年龄选择适宜的输注速度,并严密观察受血者有无输血不良反应,如出现异常情况应及时处理。

6. 输血完毕,医护人员应认真填写输血反应回报单,对有输血反应的回报单应立即送达输血科(血库)保存,并将输血记录单贴在病历中。

（八）输血病历记录

输血完成后,主管医师应对输血相关情况在病历中进行详细记录,包括输血时间、输注血液的血型、成分种类、血量、输注过程是否顺利、有否输血反应等。病程记录中应对输血疗效进行描述。护理记录中负责护士应对血液输注进行记录和签字。

（九）输血指征控制及效果评价

输血指征控制是通过对申请单的审核、输血前相关检测项目及对输注后输血效果指标的监测,对临床输血的恰当程度和患者输注效果的管理过程。其目的是节约血液资源,控制输血风险。包括输血决策条件分析,输血前相关指标检测,全血及成分血的适应证符合率,血液输注效果评价,单病种用

图片：临床核对与输血

血分析,临床专业科室用血分析等相关控制管理指标。

临床用血管理流程见图 11-1。

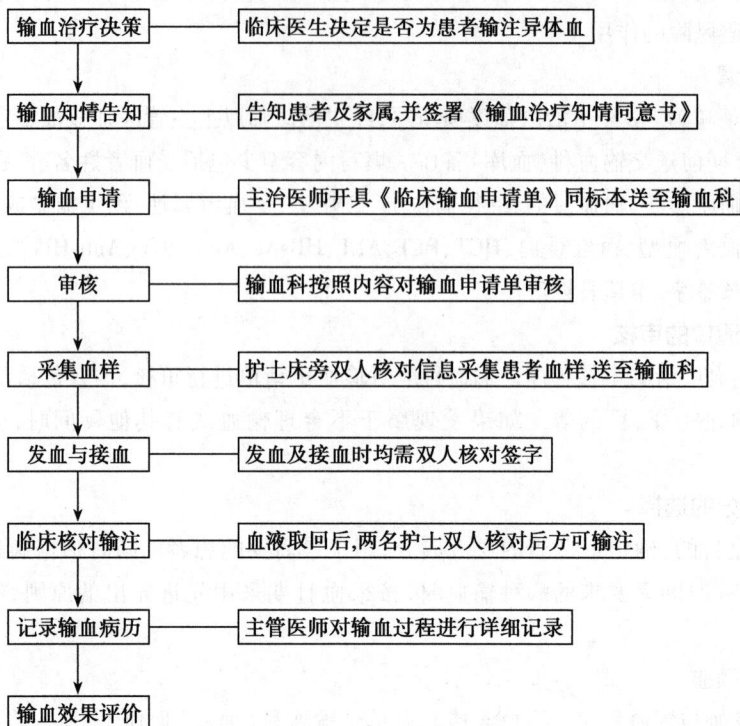

```
┌──────────────┐     ┌─────────────────────────────────┐
│  输血治疗决策  │─────│  临床医生决定是否为患者输注异体血   │
└──────────────┘     └─────────────────────────────────┘
        │
        ▼
┌──────────────┐     ┌─────────────────────────────────┐
│  输血知情告知  │─────│  告知患者及家属,并签署《输血治疗知情同意书》 │
└──────────────┘     └─────────────────────────────────┘
        │
        ▼
┌──────────────┐     ┌─────────────────────────────────┐
│   输血申请    │─────│  主治医师开具《临床输血申请单》同标本送至输血科 │
└──────────────┘     └─────────────────────────────────┘
        │
        ▼
┌──────────────┐     ┌─────────────────────────────────┐
│    审核      │─────│  输血科按照内容对输血申请单审核      │
└──────────────┘     └─────────────────────────────────┘
        │
        ▼
┌──────────────┐     ┌─────────────────────────────────┐
│   采集血样    │─────│  护士床旁双人核对信息采集患者血样,送至输血科 │
└──────────────┘     └─────────────────────────────────┘
        │
        ▼
┌──────────────┐     ┌─────────────────────────────────┐
│  发血与接血   │─────│  发血及接血时均需双人核对签字       │
└──────────────┘     └─────────────────────────────────┘
        │
        ▼
┌──────────────┐     ┌─────────────────────────────────┐
│  临床核对输注  │─────│  血液取回后,两名护士双人核对后方可输注 │
└──────────────┘     └─────────────────────────────────┘
        │
        ▼
┌──────────────┐     ┌─────────────────────────────────┐
│  记录输血病历  │─────│  主管医师对输血过程进行详细记录      │
└──────────────┘     └─────────────────────────────────┘
        │
        ▼
┌──────────────┐
│  输血效果评价  │
└──────────────┘
```

图 11-1　临床用血管理流程

四、临床输血相容性检测管理

输血相容性检测是临床输血前一个关键环节,质量水平直接决定输血安全。高质量的检测能最大限度地减少输血风险。检测结果决定临床能否进行输血治疗,其结果的正确性决定临床输血治疗能否成功。为确保输血安全有效,应根据临床诊断和治疗情况选择适宜的相容性检测项目和方法。常规选择输注全血、红细胞、白细胞、血小板、血浆等成分,应进行 ABO 血型和 RhD 血型同型相容性检测。

（一）建立和实施检测项目组合管理程序

内容包括依据预定输血成分决定的相容性检测组合以及根据检测结果确定的继续增加检测的项目。其各种检测组合为:

1. 申请含有红细胞成分项目组合为　受血者 ABO 正反定型、RhD 血型测定、抗体筛检;供血者 ABO 血型正反定型复核、RhD 血型复核;主次侧交叉配血。

2. 申请血浆时项目组合为　受血者 ABO 正反定型、RhD 血型测定;供血者 ABO 血型反定型复核。

3. 申请血小板时项目组合为　受血者 ABO 正反定型、RhD 血型测定;供血者 ABO 血型反定型复核,必要时需做血小板血清学交叉配血。

4. 抗筛阳性结果时,进行抗体鉴定,同时对供血者进行阳性抗体对应的抗原测定,抗原阴性的供血者与受血者进行主次侧交叉配血。

5. ABO 正反定型不符时,进行疑难血型鉴定（含亚型）,正定型增加抗 A_1 和抗 H,反定型增加 A_2、O 细胞进行检测,确定血型后选择相同或交叉配血相容的血液进行输血。

（二）建立和实施受血者血标本采集与送检标准操作规程

包括患者采血前准备、标本采集、运送、接收与储存等影响检测质量的相关环节。

（三）建立受血者血液检测实验的血标本采集程序

根据受血者情况制定血液检测实验血标本采集时限。包括确定输血后,医护人员持输血申请单床旁当面核对患者姓名、性别、病案号、病区床号、血型、试管标签;实施血标本采集时再次核对试管标签。由医护人员或专门人员将受血者血标本与输血申请单送交输血科(血库),双方进行逐项核对并签收。

（四）建立标本的接收和保存管理程序

包括标本的标识、状态、与申请单是否一致、重抽血液标本的条件、标本的保存条件及时限等。输血科(血库)必须只接收完整、准确和标识清晰的血标本,必须确认输血申请单的所有识别信息与血标本标签内容一致,当发现不一致或有疑问,必须另外抽取血标本。

（五）建立和实施输血前相关检测管理程序

选择正确的检测项目和方法,确保检测条件、人员、操作、设备、结果判读以及检测数据传输等符合要求。

（六）建立和实施血液相容性检测的程序

为确保输血安全有效,应根据临床诊断和治疗情况选择适宜的相容性检测项目和方法。常规选择输注全血、红细胞、血小板、血浆等成分应进行 ABO 血型和 RhD 血型同型相容性检测。

1. 预期输血的患者应进行 ABO、RhD 血型检测。输血前受血者应再次进行 ABO 正定型、反定型、RhD 血型复核检测。

2. 交叉配血前,应对受血者血标本进行抗体筛选检测。当受血者、供血者血标本抗体筛选检测均为阴性时,可采用盐水交叉配血方法。若未进行供血者或受血者抗体筛选检测,交叉配血试验必须采用能检出不完全抗体的配血方法。

（七）建立和实施与检测项目相适应的室内质量控制程序

以保证检测结果达到预期的质量标准,应包括质控品的技术规则定义、质控品常规使用前的确认、实施质控的频次、质控品检测数据的适当分析方法、质控规则的选定、试验有效性判断的标准、失控的判定标准、调查分析、处理和记录。

（八）室间质量评价

输血科(血库)应参加省级及以上室间质量评价机构组织的输血前相关血液检测室间质量评价。

1. 输血科(血库)参加室间质量评价应当按常规检测方法与常规检测标本同时进行,不得另选检测系统,保证检测结果的真实性。输血科(血库)对于室间质量评价不合格的项目,应当及时查找原因,采取纠正措施。

2. 输血科(血库)应当将尚未开展室间质量评价的检测项目与同级别或上级别的输血科(血库)的同类项目进行比对,或者用其他方法验证其结果的可靠性。检测项目比对有困难时,输血科(血库)应当对方法学进行评价,包括准确性、精密度、特异性、稳定性、抗干扰性、参考范围等,并有质量保证措施。

（九）建立和实施检测报告签发的管理程序

对检测报告的责任人及其职责、检测结果分析、检测结论判定标准和检测报告的时间、方式和内容等做出明确规定。

1. 检测结果的分析和检测结论的判定应由经过培训和评估可以胜任并得到授权的技术人员进行。

2. 签发报告前,应对整个检测过程以及关键控制点进行检查,以确定检测过程的正确性和有效性。

3. 检测报告应完整、明晰。检测报告至少应包括检测实验室名称、受血者血标本信息、送检时间、检测项目、检测日期、检测方法、检测结论、检测者签名、复核者签名和签发时间。

（十）建立和实施检测后标本的保存管理程序

检测后标本的保存时间应符合国家有关规定,并建立标本的保存记录。

（十一）建立和实施标本的销毁程序

标本销毁程序应符合国家的相关规定，并保存标本的销毁记录。

第三节 血 液 预 警

一、血液预警系统概述

（一）概念

血液预警系统（haemovigilance system）是近年来出现的为保障血液安全而建立的信息反馈系统。它是由一系列通过共同认可的程序来完成对临床输血的指导与应用，以及输血不良反应的报告、追踪、鉴定与处理的血液监控与管理系统。血液预警系统与药品预警系统、医疗设备预警系统一样，都是医疗卫生预警系统中的一部分。

（二）范围

血液预警系统的范围包括全部的采供血过程，即从选择献血者开始一直到为患者输血的整个过程。

（三）组成

血液预警系统主要由血液质量确认体系、不良反应的监控以及应用流行病学和实验室资料进行评估等要素组成。

（四）条件

建立完善的血液预警网络系统要求血液预警系统能够进行准确的追踪工作，加强医院与采供血机构的紧密合作，确保机构报告的规范性以及大量资料的分析。

1. 追踪工作　追踪要求能够确定发放的每一袋成分血用于哪一位病人；反过来，还能够确定用于病人的血液分别来自哪一位献血者。

2. 采供血机构与医院的合作　要做好对输血不良反应的报告和分析，就需要采供血机构和医院输血机构的紧密合作。合作的基础工作是确保对任何输血不良反应做完整的调查。采供血机构参与调查的人员可以是负责提供成分血的医生或专门负责血液预警工作的医生；医疗机构参与的人员可以是病人的主管医生、负责实验室调查的医生或专门负责血液预警工作的医生。

3. 报告规范性　所有参加血液预警网络的机构所出具的报告应采用同一方式，这就要求对报告人要进行相同内容的培训，以保证所有参与者都以同一方式来报告所遇到的案例。

4. 资料分析　所有的报告都应在汇入血液预警资料库之前进行认真的分析，这些资料可供不同的层次使用，如供采供血机构使用、供地区水平使用、供国家水平或国际上使用。无论血液预警网络多大，每个参与机构都应不断地积累自己的资料。

（五）作用

1. 向医务界有关部门提供来源可靠的发生输血不良反应的情况。

2. 为预防在输血过程中再出现不良反应而提出纠正措施。

3. 用较多的不良反应的实例（与传播感染性疾病有关的病例，与血袋、保存液和血液加工过程有关的病例等）来警示医院和输血服务机构。

二、血液库存预警

输血科应在医院输血管理委员会的统一领导下，合理统计分析近期和历史上同期临床用血情况，适时向血液中心（血站）上报用血计划，维持血液最佳库存量，最大限度地满足临床科学、合理的用血需求，避免出现偏型短缺和过期浪费。当血液库存总量或某一血型库存量低于基础库存血量以及区域性重大突发事件已经或可能影响临床急救用血时，按照临床用血预警方案，及时发布预警信息并严格按照预警等级要求发放临床用血。

（一）预警等级设置

输血科应按照所在区域人口数量、医疗机构床位数和人口血型分布情况,设置血液及血液制剂安全库存血量。一般根据安全库存血量将预警分为三个等级,分别是Ⅲ级(轻度紧缺)、Ⅱ级(中度紧缺)、Ⅰ级(严重紧缺),并依次用黄色、橙色、红色表示。

（二）预警阶段的供血原则

1. **Ⅲ级预警(黄色)**　仅供符合输血指征的平诊(含手术和非手术病人)、重诊、急诊。鼓励符合要求的手术病人采取自体输血技术(包括储存式、回收式、稀释式)以及鼓励病人家属参加亲友互助献血。

2. **Ⅱ级(橙色)预警**　仅供急诊(脾破裂、宫外孕等用血)、重症患者。

3. **Ⅰ级(红色)预警**　输血科以最严格方式限制临床用血,优先且仅供给最危急重症患者用血。

（三）预警的启动、级别调整与终止

输血科预计库存接近预警临界值或预期库存将恢复正常时,应当及时告知临床科室,并将结合当期血液中心(血站)供血趋势决定启动、调整级别及终止预警,并报医院输血管理委员会。

（四）预警的发布方式

相关预警信息由输血科以电话形式及时告知临床相关科室,还可通过文字、发送电子邮件、在医院信息系统发布公告等方式告知。

第四节　输血相关法律法规

为了加强临床输血质量管理,就必须依托国家相应的法律法规,使医疗机构用血及采供血机构管理更加规范。为此我国出台了一系列输血相关的法律法规。

一、采供血管理相关法律法规

采供血管理相关法律法规包括:①《中华人民共和国献血法》;②《血液制品管理条例》;③《血站管理办法》;④《血站质量管理规范》;⑤《血站实验室质量管理规范》;⑥《血站基本标准》;⑦《全血及成分血质量标准》;⑧《血站技术操作规程》。

二、临床用血管理相关法律法规

临床用血管理相关法律法规包括:①《临床输血技术规范》;②《医疗机构临床用血管理办法》。

本章小结

临床用血管理组织机构包括临床用血管理委员会、输血科(血库)、医务处(科或部)临床用血科室等,各个部门均在临床用血中扮演着不可或缺的角色。其中,输血科(血库)一方面要做好与采供血机构的信息沟通,及时掌握血液的供应信息;另一方面根据血液供应预报信息,按血型和种类及时调整血液库存的数量,并按照供应情况分血型对需要输血治疗的患者进行合理安排。输血环节的质量管理是输血管理的关键,建立覆盖输血全过程的输血管理程序,确保临床安全有效输血。输血质量管理包括血液的预订、入库、贮存、发血、输血等各个环节的管理。输血相容性检测是临床输血前一个关键环节,质量水平直接决定输血安全,高质量的检测能最大限度地减少输血风险。应重视血液预警系统的建立,为临床输血的顺利进行做好保障。加强临床用血的管理,必须在输血相关法律法规的基础上进一步提升和完善。

（陶玲　吕长坤）

笔记

思考题

医院输血委员会的职责是什么?

参 考 文 献

［1］胡丽华.2015.临床输血学检验技术［M］.北京:人民卫生出版社.

［2］孙晓春,龚道元.2014.临床输血检验技术［M］.北京:人民卫生出版社.

［3］邱艳.2003.全血成分血质量要求与血液标准化［M］.北京:中国标准出版社.

［4］黄蒿.2003.血液检验技术、血制品制备技术及输血技术临床应用与血库建设实务全书［M］.长春:吉林音像出版社.

［5］刘海田.2003.血液制品采集检测技术标准及质量控制实务全书［M］.北京:北京中软电子出版社.

［6］尚红,王毓三,申子瑜.2015.全国临床检验操作规程［M］.北京:人民卫生出版社.

［7］庄文,陈镇奇.2008.献血与输血及临床应用［M］.北京:中国科学技术出版社.

［8］安万新.2006.输血技术学［M］.北京:科技文献出版社.

［9］兰炯采,贠中.2011.输血免疫血液学实验技术［M］.北京:人民卫生出版社.

［10］高峰.2007.临床输血与检验［M］.2版.北京:人民卫生出版社.

［11］王培华.1998.输血技术学［M］.北京:人民卫生出版社.

［12］刘达庄.2002.免疫血液学［M］.上海:上海科学技术出版社.

［13］刘景汉,汪德清.2011.临床输血学［M］.北京:人民卫生出版社.

［14］魏琴,王娟.2013.临床输血指南［M］.北京:科学出版社.

［15］付涌水.2013.临床输血［M］.3版.北京:人民卫生出版社.

［16］张印则,徐华,周华友.红细胞血型原理与检测策略［M］.北京:人民卫生出版社.

［17］杨江存,曹晓莉.2010.临床输血质量管理［M］.北京:人民卫生出版社.

［18］胡丽华.2015.临床输血学检验技术实验指导［M］.北京:人民卫生出版社.

中英文名词对照索引